KB112157

한 권으로
정복하는

핵심
지역사회간호

한 권으로 정복하는 핵심 지역사회간호

발행일 2022년 2월 3일

편저자 장혜영
펴낸이 손형국
펴낸곳 (주)북랩
편집인 선일영
편집 정두철, 배진용, 김현아, 박준, 장하영
디자인 이현수, 김민하, 허지혜, 안유경
제작 박기성, 황동현, 구성우, 권태련
마케팅 김회란, 박진관
출판등록 2004. 12. 1(제2012-000051호)
주소 서울특별시 금천구 가산디지털 1로 168, 우림라이온스밸리 B동 B113~114호, C동 B101호
홈페이지 www.book.co.kr
전화번호 (02)2026-5777
팩스 (02)2026-5747

ISBN 979-11-6836-039-6 13510 (종이책) 979-11-6836-040-2 15510 (전자책)

2022년
최 신 판

한 권으로 정복하는
핵심 지역사회 간호

장혜영 편저

간호직 공무원

보건진료직 공무원

간호사 국가고시

북랩 book Lab

간호직 전공과목의 양은 상당합니다. 당장의 봐야 할 수험서가 두꺼우면 막판에는 암기에 질리게 됩니다. 이 책은 간호직 공무원 전용 수험서로 엮었습니다. 모든 내용을 표로 정리하여 가독성이 뛰어나고 적은 두께로 많은 양을 외우기에 최적화되어 있습니다. 간호직과 보건진료직 전공과목은 이 책 하나면 충분하다고 자부합니다. 또한 간호사 국가시험용으로도 적합합니다.

이 책은 서브노트는 아닙니다. 메인으로 봐도 부족함이 없습니다. 요약집도 아닙니다. 모든 내용을 적은 페이지에 다 담았습니다. 그렇다고 이론서도 아닙니다. 한 번만 익히면 되는 잡다한 설명은 제외했기에 외우기만 하면 되는 알맹이만 있습니다. 또한 실무자들도 출제와 검토에 참여한다는 것을 고려하였을 때, 제가 간호직 공무원으로서 일하며 실제 업무에 꼭 필요하다고 생각되는 내용 또한 강조하였습니다.

많은 업무량과 공부에 치여 지푸라기라도 잡는 심정으로 이 책을 펼친 우리 간호사들과 간호학도들…. 이 책을 수험서로 선택해줘서 매우 감사하며, 저의 합격에도 큰 도움이 되었듯이 여러분에게도 그럴 것이고 목표했던 공직으로 가는 지름길이 되어 줄 것입니다. 병원과는 다른 길이 곧 펼쳐질 것입니다. 꼭 그렇게 될 겁니다.

장혜영

목차

IX. 학교보건 … 177

X. 산업보건 … 187

XI. 모자보건 … 205

XII. 인구와 가족계획 … 215

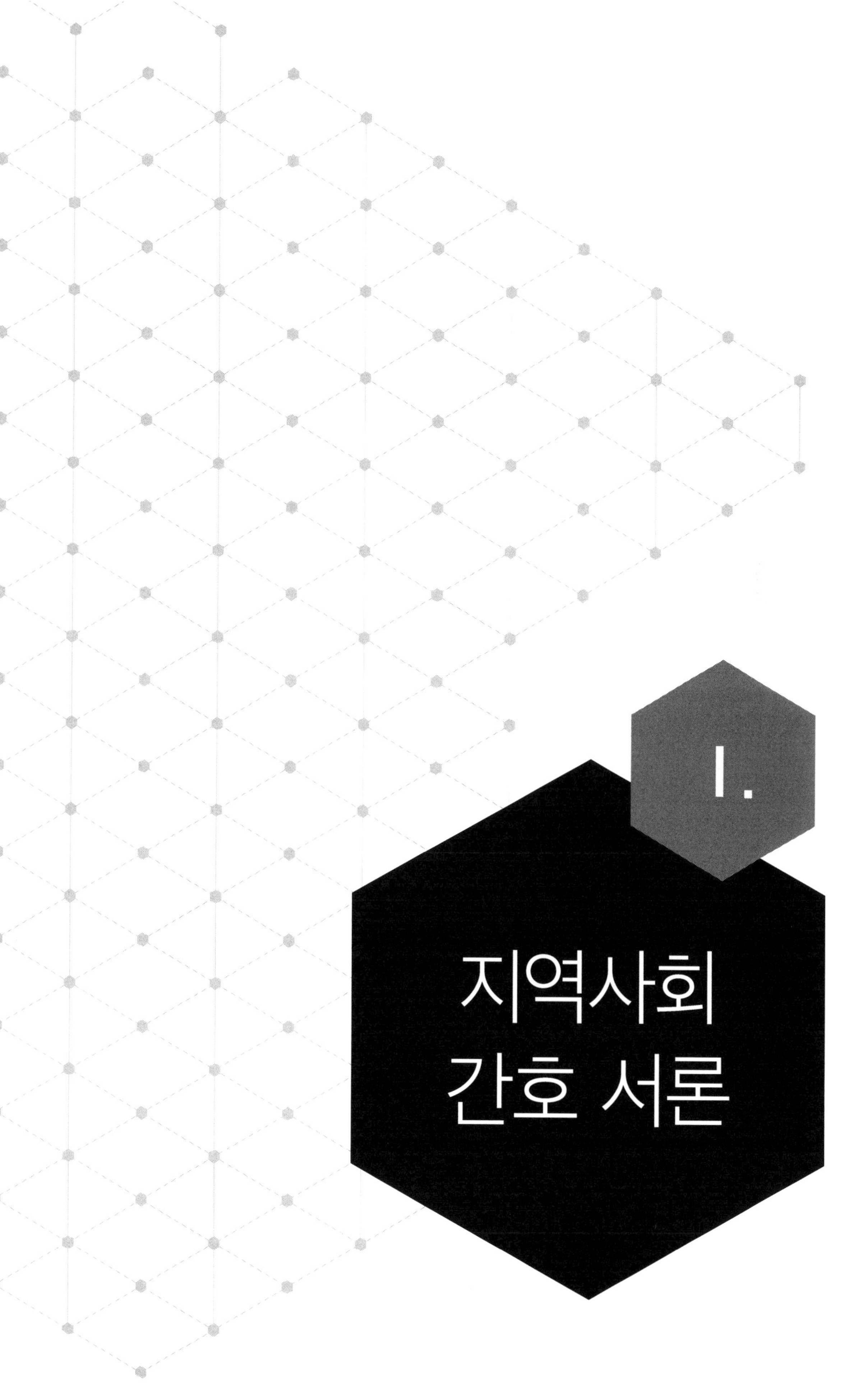

Ⅰ. 지역사회 간호 서론

01 지역사회의 이해

지역사회 의미

<table>
<tr><td rowspan="3">지역사회</td><td colspan="2">• 지역사회
㉠ 지리적 경계 또는 공동가치와 관심에 의해 구분되는 사회집단으로 서로 상호작용하면서 특정 사회구조 내에서 기능하며 새로운 규범, 가치, 사회제도를 창출함(WHO, 1974)
㉡ 비슷한 관심, 위치, 특성으로 함께 모여 상호작용하는 인간 공동체로 인간의 집합 이상의 것을 의미함
㉢ 지역사회의 3가지 속성: 지리적 영역의 공유(문화권, 공동생활권), 사회적 상호작용, 공동유대감</td></tr>
<tr><td>지역사회의 기능</td><td>• 경제적 기능: 지역사회 내에서 생산, 소비, 분배가 이뤄짐
• 사회화 기능: 일반적 지식, 사회적 가치, 행동양상 창출·유지·전달
• 사회통제 기능: 스스로 규범과 규칙을 형성하여 통제
• 상부상조 기능: 도움이 필요한 상황에서 서로 지지하며 조력
• 참여적 사회통합기능: 충성심 가지고 문제해결을 위한 공동협력 및 결속</td></tr>
<tr><td>지역사회의 특성</td><td>• 분리성: 다른 지역과 지역적 경계
• 독특성: 다른 지역사회와 구별되는 문화적 독특성
• 동질성: 주민들과 문화를 공유함
• 합의성: 공동의 목표를 가지고 합의함
• 자조성: 지역사회의 궁극적 목표로, 스스로 공동의 목표를 가지고 달성함</td></tr>
</table>

지역사회 유형(분류)

구분	유형	설 명	예 시
구조적 지역사회	지역사회 주민들 간 시간적·공간적 관계에 의하여 모여진 공동체		
	집합체	• 모인 이유와 상관없는 집합 그 자체 • 공동의 위험에 노출된 집단은 지역사회 간호에서 주의해야 할 집단	방사능 위험노출 집단, 미혼모 집단, 광산촌
	대면 공동체	• 지역사회의 **기본적**인 집단으로 구성원 간 서로 **대면**하는 공동체 • 상호교류가 빈번하여 친근감, 공동의식을 가짐	가족, 이웃, 교민회 등
	생태학적 공동체	• 지리적 특성, 기후, 자연환경 등과 같은 **동일한 생태학적 문제**를 가진 집단	지진, 대기오염, 수질오염 등의 문제로 묶임
	지정학적 공동체	• 법적·지리적 경계(합법적인 지리적 경계) 기준의 **행정적 관할구역** 단위 • 법적·정치적 힘의 통제를 받음	「지역보건법」상 **보건소 설립기준**, 도·특별시·광역시, 시·군·구, 읍·면·동 등
	조 직	• **특정 목표**를 추구하며 일정한 환경 속에서 **일정한 구조**를 가진 사회단위	**보건소(설립 목적상)**, 병원, 학교, 산업장
	문제해결 공동체	• 문제를 **확인**하고 **공유**하며 **해결**할 수 있는 **범위 내의 구역(지역)** • 해당 문제를 가지고 있는 지역뿐만 아닌, **이용 가능한 자원을 가진** 다른 지역사회 및 문제해결 지지체계도 포함됨	해당 문제가 발생한 지역과 정부기관, 이용가능한 자원을 가진 다른 지역 등
기능적 지역사회	지리적 경계를 넘어 **공동의 문제해결**과 **목표성취**라는 과업의 결과로 나타나며 지역주민의 관심과 목표에 따라 유동적임		
	동일 요구 공동체	• **공통의 문제 및 요구**에 기초하여 나타나는 공동체(동일 요구 공동체) • 생태학적 공동체, 특수흥미 공동체와 공통분모를 가짐 • **지역사회 간호대상**	축산폐수 오염지역과 동일한 영향을 받은 인근지역, 장애아동 집단, 모자보건 대상 집단
	자원 공동체	• **지리적인 경계를 벗어나** 어떤 문제를 위해 **자원의 활용범위**를 토대로 모인 공동체(자원의 동원 가능 범위)	경제력, 인력, 물자 등 자원의 활용범위로 모인 집단
감정적 지역사회	동일한 감정과 관심을 기반으로 모인 지역사회 공동체		
	소속 공동체	• **자기가 속한 장소가 어디인가** 하는 관점에서 구분되는 공동체 • **정서적 감정**으로 결속된 지역사회	종친회(혈연), 동기회(학연), 고향(지연) 등
	특수흥미 공동체	• 특수 분야에 대해 **동일한 요구와 관심**을 가지고 모인 공동체 • **특별한 주제**가 생기는 경우 더욱 부각됨	대한간호협회(전문직 단체), 산악회, 취미단체, 암환자 자조모임 등

02 지역사회간호의 이해

지역사회 간호

[지역사회간호 개념의 변화: 공중보건 → 보건간호 → 지역사회보건 → 지역사회간호]

㉠ 공중보건: 환경위생관리, 감염병관리, 개인위생에 대한 보건교육, 질병의 조기진단(조기발견)과 예방적 치료를 위한 **의료 및 간호서비스의 조직화(체계화)** 및 **조직적인 지역사회의 공동노력으로 질병의 예방, 수명의 연장, 신체적 · 정신적 건강과 효율을 증진**시키는 기술과 과학(Winslow)

㉡ 보건간호: 간호와 공중보건을 결합한 것으로 지역사회와 그 인구집단의 건강예방 및 건강관리에 초점을 맞춘 것

㉢ 지역사회보건: 지역사회에 살고 있는 개개인과 하나의 실체로서의 **지역사회를 최적의 생물학적·정신적·사회적·영적 안녕 상태로** 이끄는 것

㉣ 지역사회**간호**: **개인, 가족, 인구집단 및 지역사회를 대상**으로 이들이 지닌 건강에 대한 잠재능력을 개발하여 대상자의 **건강기능수준의 증진과 향상**에 관련된 요인을 강화하고, 지역사회의 **적정기능수준의 향상**에 기여하는 것을 목표로 하는 과학적 실천

지역사회 간호대상
지역사회 (개인, 가족, 집단)
지역사회 간호과정
기능연속지표
지역사회 간호활동
간호제공, 보건교육, 관리
지역사회 간호목표
적정기능 수준의 향상
지역사회 간호수단

[지역사회간호의 3가지 기본개념: 지역사회간호 **대상, 활동, 목표**]

㉠ 지역사회간호 수단: 건강관리실 활동, 방문활동, 자원활용 및 의뢰, 집단지도, 상담 및 면접, 의사소통을 위한 매체 활용, 간호기록 등

㉡ 지역사회간호 과정: 사정→진단→계획→수행→평가

㉢ 지역사회간호 **활동**: 직접간호제공, 보건교육, 관리 등

㉣ 지역사회간호 **대상**: 개인, 가족, 학교, 산업장, 지역사회

㉤ 지역사회간호 **목표: 적정기능수준 향상**

※ 적정기능수준: 지역사회가 그들의 건강문제를 스스로 해결할 수 있는 자기건강 관리능력

[지역사회간호의 특성]

- 건강지향성: 치료보다 **건강유지와 예방**에 초점
- 인구집단 중심: 개인, 가족보다 인구집단의 건강 강조
- **자율성**: 간호사가 **대상자와 함께** 건강관리 결정
- 지속성: 포괄적, 지속적 건강관리 제공
- 상호작용: 건강 관련 다양한 요인들과 상호작용
- 공중의 책임성: 인구집단의 건강을 **사회의 책임**으로 인지함
- 친밀성: 대상자의 삶의 실체에 대해 많이 알고 있음
- 협력성: 간호사와 대상자가 동등한 관계에서 협력함
- **변화성**: 건강관리 영역과 인종의 차이에 따라 **각기 다른 수준**의 대상자가 분포(실무 수준, 간호영역의 다양성)
  → 실무 수준, 간호영역의 다양성

지역사회 간호

[보건간호와 지역사회간호의 비교]

	보건간호	지역사회간호(1980~)
철학	지역사회와 **인구집단**의 건강관리에 중점	지역사회의 **개인, 가족, 집단**의 건강관리에 중점
명칭 변경	공중보건사업 → 보건간호 → 지역사회보건간호 → 지역사회간호	
사업 목적	질병예방과 건강보호	건강 유지 및 증진, 삶의 질 제고
운영 주체	정부	정부, 지역사회 주민 및 기관
재정(자원조달)	국비, 지방비	국비, 지방비, 지역사회기금
전달방식	**하향식**, 수직적·수동적 전달(정부→지역사회)	**상향식**, 수평적·능동적 전달(지역사회→정부)
사업대상	건강문제가 있는 인구집단 (고위험집단, 선택된 집단)	건강문제가 있는 개인, 가족, 집단, 지역사회, 건강한 대상
사업운영 방법	정부정책 지원사업, 지역진단에 의한 보건 사업	**대상의 요구에 근거**한 지역보건사업
지역사회개발	단절(정부 정책하에 시행, 지역특색 고려X)	지역사회개발의 일환
간호체계	보건사업체계	**건강관리사업체계** **(개별적 간호서비스 전달)**
실무	건강수준, 의료요구 사정	포괄적, 일반적
실무적용 현장	지역사회, 기관단체, 정부기관	지역사회기관, 가정, 직장, 학교 일부 정부기관, 일부 기관·단체

구성요소		• 건강생활의 증진, 건강문제의 예방, 건강문제의 치료, 재활, 평가, 연구
실무	기관별	• 국가 공공부문(보건소, 보건지소, 보건진료소), 학교간호, 산업장간호, 가정간호
	대상자별	• 모자보건, 정신보건, 노인보건, 재활보건, 환경보건, 학교보건 등
단계별 지역사회 간호	1차 예방	• **건강문제 발생 이전**에 행하는 행동으로 **건강증진**과 **건강보호**의 영역 예 규칙적 운동, 스트레스관리, **보건교육**, **예방접종** 등
	2차 예방	• 건강문제의 **조기발견**과 **조기치료**를 위한 영역(조기진단, 조기치료, **건강검진**, 진단, 치료, 신체손상 최소화 및 합병증 예방), **병원중심의 서비스 단계**로 임상간호 영역
	3차 예방	• 건강문제의 **재발 예방 및 재활**로 지역사회에 잘 적응할 수 있도록 하는 영역 • 건강이 더 악화되는 것을 방지하고 **최고의 건강수준으로 회복**시키는 것 예 기능의 회복, 장애의 최소화, 사회복귀, 재활 및 만성질환으로 인한 장애 치료, 재활간호
형태별 지역사회 간호	직접간호	• 직접적이고 즉각적으로 취하는 간호활동으로 대상자와 직접 전달(대면)하는 활동 예 예방접종, 투약, 처치 등의 신체적 간호와 상담, **보건교육** 등
	반직접간호	• 직접 전달되는 간호는 아니지만 직접간호를 위해 요구되는 활동 예 주사준비나 교육계획안 작성 등의 **직접간호를 위한 준비**, 보건교육을 위한 지역사회집단 **조직**, 직접간호자의 **지도·감독** 등
	간접간호	• 주민에게 직접 전달되는 간호활동은 아니지만 간접적으로 필요하고 대상자에게 도움이 되는 모든 활동 예 지역사회에 대한 관리, 연구, 정책형성, 의뢰 등의 활동 등

03 지역사회와 건강

건강의 개념

<table>
<tr><td rowspan="3">건강 패러다임 변화</td><td>생의학적 모델</td><td>• 데카르트의 신체-정신 이원론에 따라 살아 있는 생물체를 하나의 기계로 보고 수학적 법칙에 근거하여 신체를 이해함(환원주의)
• 현대의학의 기초로, 신체 일부분의 기능장애는 곧 질병이며, 질병의 탈피(질병이 없는 상태)를 곧 건강으로 봄(잔여적 개념)
[생의학적 관점의 한계]
• 질병의 예방보다는 치료를 중시하므로 기술적 개입의 장점이 과대평가되기 쉬우며 의학이 기술만능주의에 빠지는 결과를 초래함
• 사회적·심리적 요인을 상대적으로 무시하고 생물학적 변화에만 중점을 두어 환원주의가 중심을 이룸(신체적 문제에만 집중)
• 질병 발생에 관여하는 다양한 요인(사회적, 환경적, 행태적 요인 등)을 규명하는 데 한계가 있으며, 특히 만성 퇴행성 질환의 증거를 설명하지 못함
• 질병의 보편성을 지나치게 강조하여 질병 발생의 문화적 측면을 무시하는 경향이 강함</td></tr>
<tr><td>생태학적 모델</td><td>• 숙주, 병원체, 환경의 3요소가 평형을 이룰 때 건강이 유지되며, 불균형 시 불건강 초래(가장 중요한 요소는 환경적 요소)
• 환경은 다양하며 매우 많고 복잡하며 동시에 작용하므로 질병 발생에 영향을 미치는 작동 기전의 정확한 규명 불가능
• 환경은 질병발생에 직접적으로 작용하기보다 간접적으로 작용함</td></tr>
<tr><td>사회 생태학적 모델</td><td>• 개인의 행동은 자신이 처한 환경 속에서 형성된다는 이론으로, 개인의 건강은 개인, 가족, 동료, 조직, 지역사회 및 정책요인으로부터 영향을 받음
• 인간과 환경을 통합적으로 접근하여 건강에 영향을 주는 요인을 파악 후 사회적 맥락에서 건강행위의 변수를 설명함
• 개인 및 집단의 건강을 증진시키는 모형으로 중재영역(차원)에 따른 적절한 중재방법을 모색할 수 있고, 건강을 저해하는 요인을 개인과 환경을 분리하여 찾을 수 있으므로 건강증진을 설명하는 데 적합한 이론
<table>
<tr><th>중재영역(차원)</th><th>설 명</th><th>구성이론</th></tr>
<tr><td>개인차원</td><td>• 개인에게 영향을 줄 수 있는 변수
• 지식, 태도, 신념, 연령, 결혼 상태, 질병에 대한 심각도·민감도, 자아존중감 등</td><td>건강신념이론</td></tr>
<tr><td>개인간차원</td><td>• 사회적 동질성을 가질 수 있고 지지해주는 가족, 친구, 이웃의 지지 등
• 공식적·비공식적 사회적 관계망과 지지시스템</td><td>지지체계이론</td></tr>
<tr><td>조직차원</td><td>• 조직원의 행동에 영향을 미치는 조직(학교, 회사 등) 내 문화, 환경, 규칙 등</td><td>조직자원이론</td></tr>
<tr><td>지역사회차원</td><td>• 개인, 집단, 조직의 공식적·비공식적인 관계망, 규범, 지역사회 환경 등</td><td>지역사회모형</td></tr>
<tr><td>정책차원</td><td>• 개인의 건강 관련 행동에 영향을 주는 법, 정책 등</td><td>사회마케팅이론</td></tr>
</table></td></tr>
<tr><td rowspan="4">건강개념 변화</td><td>신체개념</td><td>• 건강은 신체적인 질병이 없는 상태로, 건강 상실의 대부분은 급성감염병이 원인이었던 시대적 상황을 반영하는 개념
• 데카르트의 신체-정신 이원론의 관점에서 인체를 신체와 정신으로 구분함
• 생의학적 패러다임</td></tr>
<tr><td>심신개념</td><td>• 인체를 정신과 육체로 각각 구분할 수 있음
• 과거와 달리 고혈압, 당뇨와 같은 다요인성 질병이 많아졌고 비정상적인 정신 상태를 당시의 형태학적·생화학적(생의학적) 지식으로는 더 이상 명확한 설명이 불가능한 상황이 많아져 생겨난 개념</td></tr>
<tr><td>생활개념</td><td>• 건강은 단순히 질병이 없거나 허약하지 않다는 것에 그치지 않고 안전한 신체적·정신적 및 사회적 안녕 상태를 말함(1948, WHO)
• 인간은 사회적 역할을 다하면서 생활하는 만큼 건강을 생활개념에서 파악함(사회의학적 패러다임)</td></tr>
<tr><td>생활수단 개념</td><td>• 건강을 'well being'대신 'well-balanced life'로 표현되는 동적 상태로 보는 개념
• 상대적 건강개념, 동적 건강개념, 연속적 건강개념, 평형적(균형적) 건강개념: 사회생태학적 패러다임</td></tr>
</table>

<table>
<tr><td rowspan="2">WHO 건강개념의 변화</td><td colspan="3">• (1948) 건강이란, 단순히 질병이 없거나 허약하지 않다는 것에 그치지 않고 안전한 신체적·정신적 및 사회적 안녕 상태
-사회적 안녕: 각 개인이 사회에서 제 역할을 충실히 수행하여 자신에게 부여된 기능을 다함으로써 원만한 대인관계를 유지하고 사회규범을 준수하여 사회생활에 잘 적응하는 상태
• (1957) 건강이란, 유전적으로나 환경적으로 주어진 조건하에서 적절한 생체 기능을 나타내는 상태 또는 자질
• (1974) 건강의 정의에서 총체성과 건강의 긍정적인 질을 강조함
• (1998) 건강이란 단순히 질병이 없고 허약하지 않을 뿐만 아니라 육체적·정신적·사회적 안녕과 영적 안녕이 역동적인 상태</td></tr>
<tr><td colspan="3">[WHO 건강 정의의 의의]
㉠ 건강을 환경이라는 맥락 속에 두었음
㉡ 건강을 생산적이고 창조적인 삶과 연결함
㉢ 개인을 부분의 합으로 보기보다는 전체로서의 인간이라는 관점(총체성)을 반영함</td></tr>
<tr><td rowspan="2">건강-질병 연속선상 개념</td><td>테리스의
건강연속선
(1975)</td><td colspan="2">• 건강 상태나 상병 상태는 어떤 절대치가 아닌 정도의 차이를 갖는 연속된 상태로, 질병(disease)과 건강은 공존할 수 있지만 건강과 상병(illness)은 배타적이므로, 건강과 상병사이에 위치한 건강 수준을 연속선상에 표현함(건강↔상병)
• 테리스는 건강을 정의할 때 주관적, 기능적 의미를 포함해야 하므로 건강개념에 기능수행능력이 추가되어야 한다고 함</td></tr>
<tr><td>프레시맨의
기능연속지표
(1979)</td><td colspan="2">• 건강을 긍정적인 영향을 주는 기능과 부정적인 영향을 주는 기능으로 분류하고 건강의 수준 정도를 기능연속선상에 표현함
• 지역사회간호사는 기능연속선상의 부정적·긍정적 기능요소를 동시에 조사하여 긍정적인 방향으로 나아가도록 도와주는 역할을 함(건강을 정적이 아닌 동적 개념으로 봄)
• 지역사회간호의 목표: 적정기능수준의 향상</td></tr>
<tr><td rowspan="6">간호학적 건강 개념 (Smith)</td><td colspan="3">간호학 내에서 건강의 본질에 대한 기본개념을 4가지로 분류되며 각자 다른 접근법을 요구함</td></tr>
<tr><td>개 념</td><td>설 명</td><td>비 고</td></tr>
<tr><td>임상 개념</td><td>• 건강은 의학으로 확인된 질병이나 증상 또는 징후가 없는 상태
• 상병은 질병의 증상이나 징후가 있는 경우를 뜻함</td><td rowspan="2">안정성 유지
간호대상: 환자
고전적 모형</td></tr>
<tr><td>역할수행 개념</td><td>• 건강은 인간이 자신에게 기대되는 사회적 역할을 수행하는 상태(사회적 건강개념)
• 상병은 사회적 역할수행의 실패를 뜻함</td></tr>
<tr><td>적응건강 개념</td><td>• 건강은 유기체가 환경에 대해 유연하게 적응을 유지하며 최대의 이익을 얻는 방향으로 환경과 상호작용하는 상태
• 상병은 환경으로부터의 유기체의 소외를 뜻함</td><td rowspan="2">역동성 추구
(체계의 변화, 발전)
간호대상:
지역사회 구성원
현대적 모형</td></tr>
<tr><td>행복론적 개념</td><td>• 건강은 풍족한 안녕과 자아실현의 상태
• 상병은 무기력을 뜻함</td></tr>
<tr><td colspan="4">[지역사회 간호에서의 건강개념]
• 건강을 임상적 관점보다는 기능적 관점으로 봄
• 건강은 상대적이며 정지한 것이나 변할 수 있는 역동적 개념으로 봄
• 개인보다는 지역사회나 인구집단을 대상으로 건강을 정의함</td></tr>
</table>

건강권과 건강형평성

건강권	• 달성 가능한 최고 수준의 건강을 향유하는 것은 인종, 종교, 정치적 입장, 경제적·사회적 조건에 상관없이 모든 인류의 기본적 권리 중 하나임(WHO) • 국민이 건강하게 살 권리로, 기본권적 생존 권리임(보편적 권리)
건강불평등	• 교육수준, 직업계층, 소득수준, 재산 등과 같은 **사회·경제적 위치**에 따른 건강수준에 차이가 있음을 의미함(건강비형평성) • 사회적, 경제적, 인구학적, 지역적으로 구분된 인구집단 사이에 구조적으로 **교정 가능한** 건강의 **차이가 존재하지 않는** 상태 • 건강형평성 정책을 통하여 **건강 수준이 낮은 건강취약계층의 건강을 향상**시켜 건강불평등을 해소할 수 있음
보건의료 형평성	• 보건의료서비스에 대한 **접근성**과 **의료이용의 형평성, 의료비 지출과 의료자원 배분**에서의 형평성 • 건강수준의 형평성이 아닌 보건의료과정에 해당하는 **의료재정**과 **의료서비스 전달**의 형평성에 관한 개념

04 지역사회간호의 역사

국내 지역사회간호의 역사(보건소 설립 이후)-테마 별 정리

[보건소]

1946	모범(시범)보건소 설치(서울시립보건소)
1956	**보건소법 제정**-시립·도립 보건소 직제 완성
1962	보건소법 개정, 시행령 공포 시립·군 보건소로 이관 → 보건소 조직망을 통한 전국차원의 공중보건사업 실시 (결핵관리, 모자보건, 가족계획, 전염병예방사업등 업무규정)
1976	보건소법 시행령 전면개정·공포-인구비례 설치기준 마련
1980	**「농어촌 등 보건의료를 위한 특별조치법」제정** **(보건간호시대 종료, 지역사회간호시대 시작)**
1981	보건진료소 설치, 보건진료원 배치
1984	보건지소에 공중보건의 배치 완료
1985	**통합보건사업 실시(군단위 보건소 대상)**
1988	의료취약지역 군 보건소의 병원화 사업 추진-보건의료원 설립
1995	**국민건강증진법** 제정 **보건소법→지역보건법 개칭 및 전면개정(중앙→지자체)** **지역의료계획 수립**
2001	방문보건사업 실시 (2007 맞춤형 방문건강관리사업 시작)
2005	도시지역 보건지소 시범사업 실시
2010	보건소 통합정보시스템 구축사업 실시
2011	전국 253개 보건소에서 **표준화된 통합정보시스템** 사용
2013	지역사회**통합건강증진**사업 도입 통합건강증진 정보시스템 구축 건강생활지원센터 시범사업 실시

[공공부조]

1961	생활보호법 제정
1977	의료보호법 제정(1979 의료급여 사업 시작) (보건소가 일차의료기관으로 치료기능 부가→의료보호 대상자에게 의료사업 제공)
1999	생활보호법 폐지, 국민기초생활보장법 실시
2001	의료보호법→의료급여법 전면개정

[학교보건]

1967	「학교보건법」 제정 (보건교사 직무 구체화, 체육교사에 의존적 기능)
1993	양호교사 직무 삽입 (일차보건제공자, 독자적 역할 강조)
1998	양호실→보건실 개칭
2002	양호교사→보건교사 개칭

[산업보건]

1981	「산업안전보건법」 제정 (상시근로자 300명 이상 사업장에 보건담당인 간호사 배치)
1990	간호사가 보건관리자에 포함(독자적 산업간호 수행)

[건강보험]

1963	의료보험법 제정(**제1차 경제개발5년계획의 일환**, 사회보장성격X, 임의적용, 공적부조형태)
1977	의료보험법 개정·실시(500인이상 사업장에 강제적용) (제4차 경제개발 5개년계획으로 의료보장제도 실시)
1979	공무원 및 사립학교 교직원 의료보험 실시
1988	농·어촌지역 지역의료보험 확대 실시
1989	**전국민의료보험 실시** (지역의료보험 농·어촌에서 도시로 확대) +약국의료보험 실시
1997	**국민의료보험법** 제정·공포
1999	**국민건강보험법 제정**
2000	국민건강보험 일산병원 개원 의료보험**조직** 완전통합→국민건강보험공단 출범
2003	의료보험조직 **재정** 통합(실질적 건강보험 통합)
2007	노인장기요양보험법 제정
2011	건강보험공단의 4대 사회보험료 징수 업무 통합
2012	병·의원급 의료기관 **포괄수가제** 당연적용(7개질병군)
2013	노인장기요양보험 치매특별등급신설(5등급체계)
2015	간호·간병통합서비스 국민건강보험 적용
2019	외국인 지역가입자 건강보험 당연 적용

[전문간호사]

1973	「의료법 시행규칙」**분야별 간호사제도** 신설(마취, 정신, 보건)
1991	가정간호사제도 실시-분야별 간호에 **가정** 포함
2000	'분야별 간호사제도'에서 '**전문간호사제도**'로 개칭
2003	감염관리, 산업, 응급, 노인, 중환자, 호스피스 추가
2006	아동 임상 종양 추가

[그 외]

1972	한국간호사윤리강령 제정
1973	「모자보건법」제정
1987	간호원→간호사 개칭(의료법 개정)
1990	응급의료체계 확립
1994	「정신보건법」 제정 (2016「정신건강복지법」으로 개칭 및 전부개정)
1998	의약분업
1999	간호관리료 차등제 시행(일반병동)-6등급
2003	저출산 고령사회 대응을 위한 국가실천 전략 수립
2010	보건복지가족부→보건복지부 개칭
2020	질병관리본부(보건복지부 산하)→질병관리청 독립

※우리나라 중앙 보건행정조직의 개편

시대	연도	내용
방문간호시대	1923	동대문 부인병원 간호원장인 **로선복**과 한신광이 **태화여자관**에 보건사업부 설치**(지역사회간호사업의 시초)** 모자보건사업 중심으로 임산부위생, 아동의 위생지도, 가정방문 등 감염병 예방과 환경위생사업 실시
	1929	이금전이 우리나라 간호사 중 보건간호사 자격증을 최초로 취득
	1930	대구 동산기독병원에서 클라라는 영아들의 건강을 상담지도하고 모자보건교육 실시 및 모자보건간호기관을 설립하여 우유급식 실시
보건간호시대	1946	미군정 하에 보건후생국 설립. 보건후생부로 개편. 보건후생부 산하에 간호사업국 개설
	1946	정부수립 후 보건후생부는 사회부 보건후생국으로 축소(미군정시대보다 축소됨), 사업사업국→간호사업과로 축소
	1949	정부조직법 개정. 보건후생국은 보건부로 독립
	1955	보건부와 사회부의 통합 → 보건사회부 출범
현대	1994	보건복지부
	2008	보건복지가족부
	2010	보건복지부

국외 지역사회간호의 역사

시대	형태	인물	내용
방문간호시대(~1900)	종교적 형태		• 푀베(Pheobe): 최초의 지역사회 간호사(가정방문), 초기 기독교 시대 여집사 • 파비올라: 기독교계 첫 자선병원 설립, 극빈자 중심의 간호활동 • 1610 St. Frances De Sales: '성모의 방문수녀회' 조직하여 활동. 방문간호단체 설립(우정의 방문자회, 메리 방문간호단) • 1617 St. Vincent De Paul: 프랑스에서 '빈센트 자선수녀회'를 조직하여 현대방문간호의 원칙을 체계적으로 도입
	비종교적 형태	**윌리엄 리스본** (1819-1902)	• 1895년 **영국** 리버풀에서 최초로 비종교적 방문간호 사업 시작 • 간호제공자이자 사회개혁자로서, 나이팅게일과 박애주의자들의 재정적 후원을 받음 • 1859년 영국에서 처음으로 구역공중보건간호협회 조직 [구역간호협회의 3가지 원리] ㉠ 훈련된 간호사 채용(특별교육 수료) ㉡ 간호에서 물질적 제공 제외(순수한 간호 제공) ㉢ 간호사에 의한 개종 금지(간호사의 기독교 개종활동 및 전도활동 금지)
		릴리안 왈드 (1967~1940)	• 1893년 **미국** 뉴욕 헨리가 빈민구호소에서 방문간호사업 시작 • 구제사업소를 통하여 지역주민 가정을 방문하여 간호의 접근성을 높임 • 빈민자 간호, 생활환경 개선, 경제적 문제 지원으로 감염질환으로 인한 사망률 낮춤 • 지불능력이 있는 자에게 서비스료를 받고 간호 실시**(간호비용지불제도)** • 1912년 공중보건간호사회 발족하여 지역사회 중심의 보건간호사 조직 구성 • 체계적, 전문적, 비종교적, 통합적 보건간호 제공

<table>
<tr><td rowspan="3">보건간호 시대 (1900~1960)</td><td>영국</td><td>• 1904 학교간호사회 조직
• 1907 영국교육법-공립초등학교에서 간호사 임용
• 1910 지방행정부서에서 간호사 임용</td></tr>
<tr><td>미국</td><td>• 1920 미국의 모든 주와 대부분 대도시에 보건소 설치, 간호사가 주요인력이 됨
• 1923 골드마크 보고서(미국의 간호와 간호교육): 지역사회간호를 위하여 기관에서의 상급수준의 간호교육이 필요함을 강조
• 1934 미국보건국에서 첫 보건간호사 임명
• 1943 볼튼법 제정: 간호교육을 위한 특별기금 마련
• 1948 브라운 보고서(미래의 간호): 간호교육을 기관에서 상급수준의 학습을 해야 함을 재차 강조</td></tr>
<tr><td>WHO</td><td>• 1948년 4월 7일 창설: 건강에 대한 정의가 세계보건기구(WHO) 헌장에 실림</td></tr>
<tr><td rowspan="3">지역사회 간호시대 (1961~)</td><td>미국</td><td>• 1964 경제기획법: 지역사회건강센터에 재정지원이 이루어져 모자보건, 정신보건, 정신박약 등의 보건사업과 인력 훈련에 재원이 증가됨
• 1965 노인을 위한 보건의료혜택인 메디케어(사회보험형)와 저소득층의 보건의료혜택인 메디케이드(공공부조형)가 제정됨
: 예방보건사업에 대한 비용지불 누락, 의사의 지시에 의한 가정간호사업의 비용지불 허용으로 가정간호기관의 급속한 증가
• 1983 포괄수가제 도입: 지역사회간호활동 및 가정간호활동이 활성화되는 계기 마련</td></tr>
<tr><td>영국</td><td>• 1980 블랙 보고서: '건강형평성'의 중요성을 처음 강조한 보고서로, 소득 계층 간 사망률의 차이를 보고함
• 1997 애치슨 보고서: 영국 총리 토니블레어의 요청으로 애치슨이 영국사회의 건강불평등 문제를 해결하기 위한 방안들을 제시함
• 2008 마못리뷰: 마못교수가 2010년 이후 영국의 건강불평등의 감소 전략에 대한 'Fair Society, Health Lives' 발표</td></tr>
<tr><td>그 외</td><td>• 1974 캐나다 보건성장관 라론드가 건강 생활습관의 중요성 강조하는 '라론드 보고서' 발표하여 건강증진사업이 활성화됨
• 1978 WHO의 '알마아타 선언'으로 일차보건의료의 중요성이 널리 퍼짐
→ 우리나라의 「농어촌 등 보건의료를 위한 특별조치법」(농특법) 제정 계기가 됨</td></tr>
</table>

05 지역사회간호이론

<table>
<tr><td>**기획이론**</td><td>

- 기획은 **전략적 의사결정과정**으로 사회나 조직을 위한 **목표, 정책, 절차나 방법 및 수단을 선택**하고 **결정**하는 과정
- 지역사회 간호사업의 **계획단계**에서 적용 가능함

[기획의 필요성]

- 각종 요구와 희소자원의 배분
- 이해대립의 조정과 결정
- 변화하고 발전하는 지식과 기술개발에 따른 적용 (변화하는 미래에 대응)
- 합리적인 의사결정 수단의 제공

[기획의 특성]

- 미래지향적, 목표지향적, 변화지향적, 행동지향적, 동적과정, 목표달성을 위한 최적의 수단을 제시함

[기획의 과정]

기획팀 조직 전제조건 사정 → 보건현황 분석 → 우선순위 결정 및 사업방법 연구 → 목적·목표 설정 → 계획 작성 → 사업 수행 → 평가 재계획

사정 / 진단 / 계획 / 수행 / 평가

</td></tr>
<tr><td>**교환이론**</td><td>

- 간호 **수행단계**에서 가장 많이 적용되는 이론으로, 인간의 사회적 상호작용을 **보상과 처벌** 및 **비용의 교환**으로 봄 (물질적·비물질적 교환)
- **개인 간 관계**에 중점을 둔 **미시적 분석방법**으로 권력과 규범이 교환에 영향을 미침
- 인간의 행동을 타인과의 **대가-보수의 교환과정**으로 취급하며, **최대이익의 추구**가 행동의 동기가 됨
- 교환과정에서 지역사회간호사는 지역사회 주민과 서로 **대등한 위치**에서 접근하고 상호작용해야 하며, 교환결과에 대한 환류가 이루어져야 함

</td></tr>
<tr><td>**체계이론**
(버탈란피)</td><td>

- 체계: 상위체계와 두 가지 이상의 하위체계로 구성된 **계층적 구조(위계 질서 존재)를 이루며 역동적 상호작용**으로 통합된 전체로서 기능함
- 체계의 구조: **경계**(체계와 환경 구분), **환경**(체계의 외부), **계층**(체계의 계층적 위계질서), **속성**(체계의 부분이나 요소들의 고유 특성)
- 체계이론은 하나의 체계와 그 주변 체계와의 **상호관계(역동적 상호작용), 투입, 변환 및 산출의 피드백을 통한 지속적 과정**을 설명해주는 이론

[주요 개념]

㉠ 전체성: 부분들의 집합인 체계는 하나의 통합된 단일체로서 반응함 (전체는 부분의 합보다 큼)
㉡ 엔트로피: 무질서의 에너지로 일로 전환될 수 없는 체계 내 에너지로, 체계에 혼잡과 비조직화를 조장하는 에너지
㉢ 네겐트로피: 체계의 질서를 증진시키는 에너지로, 일로 전환 가능한 에너지(자유에너지)
→ **개방체계**는 네겐트로피에 의한 **물질유입**으로 **고도의 질서와 분화**로 인한 **발달과 진화** 가능
㉣ 항상성: 파괴가 일어나도 **피드백에 의하여** 체계 내 요소가 **균형 상태를 유지**하며 **자가조정능력**에 의해 **안정 상태**를 이루는 것
㉤ 균등종국: 개방체계의 특성으로 시작 상태와 관계없이 과정에 장애가 있어도 **동일한 목표(결과)**에 도달하는 것

[지역사회간호에의 적용]

- 목표: **적정기능수준의 향상**, 건강의 유지·증진, 삶의 질 향상
- 경계: 도시의 행정구역과 같은 지역사회의 경계
- 구성물: 지역사회주민, 학교보건은 학생 및 교직원, 산업보건은 근로자 등
- 자원: 지역사회 내 건강과 관련된 인적자원, 물적, 사회·환경적 자원 등

</td></tr>
</table>

<table>
<tr>
<td>건강관리
체계이론
(뉴만)</td>
<td>
• 목표: 대상자의 건강(대상체계의 안정 상태)
• 간호대상: 개인, 가족, 집단, 지역사회(개인에 국한하지 않고 인간을 총체적으로 접근)
• 간호: 스트레스원에 대한 대상체계 반응에 영향을 주는 변수들에 대한 중재로서 개방체계인 대상자의 변화에 목적을 두는 활동(간호 활동을 1·2·3차 예방으로 설명하여 다른 이론보다 지역사회간호에서 많이 활용됨)
<table>
<tr><td>기본구조</td><td>• 생리적·심리적·사회적·발달적·영적 변수들이 역동적으로 구성된 대상체계의 개인고유한 특성으로 생존에 필요한 에너지
• 손상 시 생명에 위협이 되거나 사망 가능
예 체온 유지 기전, 유전구조, 신체기관 구조, 자아구조 등</td></tr>
<tr><td>저항선</td><td>• 기본구조를 보호하기 위한 3개의 선 중 가장 내면적 힘(내적요인)
• 대상체계가 스트레스원에 저항하여 기본구조가 손상되는 것을 방지함
• 저항선이 무너져도 적절한 중재 시 재구성 가능
• 정상방어선을 통과한 스트레스원이 침입 시 저항선은 활성화됨
예 신체 면역체계, 지역사회 유대감, 결속력 등</td></tr>
<tr><td>정상
방어선</td><td>• 개인의 안녕이나 적응 상태로, 대상 체계가 유지해온 평형 상태
• 스트레스에 나타나는 정상반응범위(일상적 대처유형)
• 손상 시 질병이 나타나므로 정상방어선은 안정 상태 유지를 위해 필수적
예 개인의 일상적인 대처유형, 삶의 유형, 발달단계와 같은 행위적 요인과 신체 상태, 유전적 요인 등 변수들의 복합물</td></tr>
<tr><td>유연
방어선</td><td>• 체계의 경계로 기본구조를 지키기 위한 일차방어선
• 환경과의 상호작용으로 수시로 크기가 변하는 역동적 구조
• 외부자극으로부터 대상 체계를 일차로 보호하는 쿠션 역할, 완충적 역할
• 의료체계 부족, 부적절한 보건의료전달체계 등으로 유연방어선 파괴 가능</td></tr>
<tr><td>스트레스원</td><td>• 환경의 일부로, 불균형의 원인이 되거나 긴장을 야기하는 내·외적 자극
• 모든 환경적 변수는 스트레스원으로 작용 가능하므로 줄이거나 제거해야 함</td></tr>
<tr><td>재구성</td><td>• 대상체계가 침투되면 재구성을 목적으로 활동한 결과, 기본구조가 침투되기 이전의 대상 체계로 회복하는 것</td></tr>
</table>
[지역사회간호에의 적용(예방단계)]
<table>
<tr><td>1차 예방</td><td>• 간호중재를 통해 스트레스원을 줄이거나 제거하는 활동으로 정상방어선을 보호함
• 스트레스 자체를 줄이거나 제거가 어려운 경우 유연방어선을 강화하여 스트레스원이 정상방어선을 침범하지 못하도록 함
예 건강교육, 식이조절, 적절한 운동, 수면 및 스트레스 대처 전략 등</td></tr>
<tr><td>2차 예방</td><td>• 스트레스원이 정상방어선을 침범하여 반응이 나타난 경우 저항선을 강화시키는 활동
• 증상이 나타난 경우 우선적으로 증상을 완화시키거나 저항선을 강화시켜 스트레스원이 저항선을 침범하지 않도록 함
예 문제의 조기발견, 건강사정 및 진단, 문제해결을 위한 자원 활용 및 의뢰 등</td></tr>
<tr><td>3차 예방</td><td>• 기본구조가 무너진 경우 합리적인 적응정도를 유지하는 것으로 재구성 과정을 돕는 중재활동(재적응)
• 스트레스원으로 인하여 대상 체계의 균형이 무너진 상태에서 체계의 균형 상태를 재구성하여 바람직한 안녕 상태로의 회복을 위한 중재를 함
예 새로운 삶의 양식에 적응을 위한 재교육, 발생 가능한 문제예방을 위한 재교육, 지역사회 차원의 재활사업 제공 등</td></tr>
</table>
</td>
</tr>
<tr>
<td>자가간호
이론
(오렘)</td>
<td>
• 간호 실무에서 가장 자주 사용되는 이론 중 하나로, 인간은 의도적으로 삶의 질을 추구하며 스스로 안녕을 위한 행위를 학습하고 수행함
• 목표: 자가간호수행 유지 (자가간호역량>자가간호요구)
• 간호사의 역할: 자가간호요구를 저하시키거나 자가간호역량을 증진시켜 자가간호 결핍을 감소시켜야 함
• 간호체계이론: 간호사의 실무활동은 간호체계로서, 간호사가 환자의 자가간호결핍의 해소와 자가간호요구 충족 및 자가간호능력 개발을 도움
• 자가간호역량: 자가간호를 수행할 수 있는 환자 개인의 능력으로 자가간호를 수행할 수 있는 지식, 기술과 태도, 신념, 가치, 동기화 등으로 구성
• 자가간호결핍: 대상자 개인의 자가간호역량이 자신의 치료적 자가간호요구를 충족시킬 수 없을 때 발생하는 자가간호역량 부족 현상(요구>역량)
</td>
</tr>
</table>

자가간호 이론 (오렘)

[자가간호요구]

일반적 자가간호요구	• **모든 인간이 공통적**으로 가진 자가간호요구로, 인간의 구조, 기능을 유지하기 위한 내외적 조건과 관련된 요구 예 공기, 물, 음식, 배설, 사회적 상호작용, 정상적인 삶 등
발달적 자가간호요구	• **발달과정**이나 **생애주기**의 다양한 단계에서 필요한 **발달과업과 관련**된 자가간호요구 예 임신, 조산, 미숙아 출생, 부모 사망 등으로 요구되는 자가간호요구
건강이탈 자가간호요구	• **질병이나 상해**와 같은 치료와 관계된 **비정상적 상태**에서 요구됨 • **건강이탈**로 인한 진단이나 치료에 대처하거나 새로운 생활의 **적응**과 관련되어 나타남 예 질병, 장애 등으로 의학적 진단 및 치료를 받는 이들에게 나타나는 자가간호요구

[간호체계(간호사의 역할)]

전체적 보상체계	• 개인이 **일반적 자가간호 충족 불가** 시 **전적으로** 환자의 모든 것을 해주거나 환자의 활동을 도와줌
부분적 보상체계	• **일반적 자가간호는 충족**하나, **건강이탈 요구의 충족을 위한** 도움이 필요시 간호를 수행하며 간호사와 대상자가 함께 수행함. 간호사와 대상자가 **함께** 수행 예 수술환자의 구강위생이나 배변이나 기동 등을 돕는 경우, 결장암 수술 후 장루부위 피부간호와 가스형성 감소를 위한 식이교육 실시
교육적 보상체계	• 자가간호요구를 충족시키는 **자원은 가졌으나** 의사결정, 행위조절, 지식·기술 획득에 간호사의 도움 필요 시 간호수행 • **대상자가** 간호사의 도움을 받으면서 자가간호를 학습하고 실천하는 것 • 간호사는 환자와 **지지체계**를 형성하고 **발전적 환경제공**과 **자가간호 교육**을 수행함

적응이론 (로이)

• **개인을 주요 대상**으로 하여 **적응기전 중심**으로 개발된 이론
• 가족이나 지역사회 단위로 접근하기보다, 지역사회나 가족 내의 환자를 중심으로 하는 **개인 접근**에 쉽게 활용됨
• 인간은 주위환경으로부터 끊임없이 자극을 받고 있으며 이러한 **자극에 대해** 내부 대처기전을 활용한 **적응양상**이 나타나며, 이때 자극에 긍정적으로 반응하기 위해 **인간 스스로가 환경 변화에 효과적으로 대응(반응)해야 한다**고 봄

[적응 과정 및 주요 개념]

자극(투입)	초점자극	• 변화가 요구되는 **즉각적**이고 **직접적**인 사건이나 상황 예 주변인과의 갈등, 질병 등	
	관련(연관) 자극	• **초점자극 시** 영향을 주는 **초점자극 외**의 모든 자극 • **현재 상태**에서 영향을 주는 **측정될 수 있는** 자극으로 **초점자극에 의해 유발됨** 예 근심, 걱정 등	
	잔여자극	• 개인 특성과 관련된 현재에 상황에 영향을 미치나 **측정하기 어려운** 자극 • 인간행동에 **간접적인 영향**을 줄 수 있는 요인 예 과거의 경험, 개인의 신념, 태도, 성품 등	
대처기전(과정)	조절기전	• 자극 시 생리적 양상과 관련되어 생리적 적응양상으로 자동적, 무의식적으로 나타남 예 자율신경계 반응, 호르몬 반응 등	
	인지기전	• 학습, 판단, 정서과정을 통한 대처기전(인지적 정보처리과정) • 사회심리적 반응, 자아개념양상, 역할기능양상, 상호의존성 양상으로 나타남	
적응양상(영향요인)	• **대처기전 활동**으로 나타나는 반응으로, 인간의 **기본적 욕구**를 나타내는 행위		
	생리적 양상	• 인간의 환경에 자극에 대한 **신체적**으로 반응하는 양상 예 수분과 전해질, 활동과 휴식, 영양, 배설, 감각, 체온 등	**조절기전**에 의한 반응
	자아개념 양상	• 정신적 통합성 유지를 위한 적응 양상 ㉠신체적 자아: 신체에 대한 주관적 생각, 감각, 신체상 ㉡개인적 자아: 자신의 기대, 가치, 성격에 대한 평가	**인지기전**에 의한 반응
	역할기능 양상	• **사회적 통합성**을 위한 양상으로 **사회적 지위**에 따른 적합한 **역할 수행**	
	상호의존 양상	• **사회적 통합성** 중에서도 **타인과의 상호작용**에 초점을 둠 • 타인이나 지지체계와의 관계, 사랑, 존경, 가치를 **주고받는 것**과 관련됨 • 상호의존이란 독립심과 의존감 사이의 균형	
반응(산출)	• **자극에 대한 결과**로 나타나는 개인의 행동		
	적응 반응	• 인간의 통합성을 증진시키는 생존, 성장, 성숙 등의 긍정적 반응	
	비효율적 반응	• 통합성 증진에 방해가 되거나 도움을 주지 못하는 반응	
회환(피드백)	• 산출된 결과는 회환과정을 통하여 새로운 자극으로 대상자에게 재투입됨		

06 지역사회 간호사의 역할과 기능

지역사회 간호사의 역할

대상자 중심의 역할	직접간호 제공자	• 지역사회에 있는 대상자의 건강상태 사정과 건강요구를 파악하여 필요한 간호 제공(간호과정 적용하여 간호문제 해결) • 면담, 상담, 의사소통, 관찰과 경청 기법, 교육 기법 등 기술 필요 • 치료적인 문제해결에 국한된 간호 제공이 아닌 **질병 예방**과 **최적의 건강수준을 성취**할 수 있는 간호 제공에 초점
	교육자	• 대상자의 **교육요구 사정**하여 보건교육의 계획 및 수행, 결과 평가를 수행함 • 대상의 건강문제와 관련된 결정에 필요한 지식 제공, 질병에 대한 인식을 도움 • 보건교육이 건강에 가장 **장기적 효과**를 줌
	상담자	• 지역사회 주민의 건강문제에 대해 전문적인 지식과 기술을 기반으로 상담을 수행함 • 대상자가 자신의 건강문제를 유리한 방향으로 결정하도록 돕고 **대상자 스스로 문제를 확인(이해)하고 문제해결과정을 알게 함**
	자원의뢰자/알선자	• 대상자의 문제가 스스로 해결할 수 있는 범위를 벗어난 경우 유용한 **기관에 의뢰함** • 지역사회자원에 대한 정보를 수집, 의뢰 적합성 결정 및 의뢰수행 후 추후관리 시행
	역할모델	• 대상자가 학습하여 행동할 행동에 대해 지역사회 간호사가 **시범**을 보여주는 것
	대변자/옹호자	• 대상자가 **자신의 이익을 위한 활동을 하고, 자신의 권리를 주장하도록** 대상자의 입장을 **대변**함 • 대상자의 입장을 지지하며 대상자가 홀로 설 수 있도록 적합한 방법을 알려줌
	일차간호 제공자	• 지역사회 내에서 각 개인이나 가족이 보건의료서비스에 접근이 용이하도록 **필수적인 건강관리서비스**를 제공함 • 일차간호: 정기 산전간호, 영유아 보호, 예방접종 등 모든 이들이 보편적으로 이용하는 기본적(보편적) 건강관리서비스
	사례관리자	• 오래전부터 지역사회간호의 통합된 구성요소로 많은 대상자 중심의 역할을 함축하고 있는 **포괄적** 역할 • 지역사회에 거주하는 **고위험군을 발굴**하여 대상자의 문제를 **사정·계획·수행·평가**하고 다양한 보건의료서비스로 **연계**하는 역할
	관리자	• 지역사회 내에서 제공되는 모든 간호 활동을 관리하는 역할 • 건강관리실이나 보건실 **운영**, 보건사업 기획·수립, 대상자 요구를 충족하는 **서비스 기획, 조직 및 통합(수행X),** 지역사회 간호사업의 활동 감독, 통제, 인력 배치 등
건강관리(서비스) 전달 중심의 역할	**조정자**	• 대상자에게 건강관리를 제공할 사람, 중복되는 서비스, 불충분한 서비스가 이뤄지고 있는 곳을 확인하고 **조정(통합)**하여 대상자의 요구에 충족되는 최선의 서비스가 제공되도록 함 • 대상자의 상태와 요구에 대해 **타 부서와 요원들과 의사소통**하여 대상자의 상태에 대한 정보를 교환함
	협력자	• **다른 건강 요원들**과 원활한 의사소통과 협력적 업무추진를 위해 **상호 유기적**이며 **동반자적 관계** 유지함
	교섭자/연계자	• **대상자가 기관과 처음 접촉하는 단계**에서 도움을 주어 **대상자와 기관의 의사소통**을 원활하게 도움 • 필요시 옹호자(대변자), 조정자, 자원의뢰자와 같은 역할을 함
인간(인구) 중심의 역할	사례발견자(사례발굴자)	• 지역사회 인구집단 중 서비스가 필요한 개인 및 특정 질환 이환자를 **발견**하는 역할로, 건강관련 상태와 기여요인의 징후·증상에 대한 지식을 발전시킴 • 질병과 이에 관련된 상태의 사례를 확인하는 **진단적 과정**을 이용하여 질병의 사례를 발견하고, 확인된 사례의 추후관리 제공
	지도자(리더)	• 지지자들의 지도력에 대한 요구를 사정하여 상황에 적합한 지도력의 유형을 선정하고 수행함
	변화촉진자	• 대상자의 행동을 **바람직한 방향으로 변화하도록**(적합한 의사결정을 내리도록) **동기부여** 및 촉진 • 대상자의 **의사결정과정에 영향력을 행사**하여 **건강문제 대처하는 능력을 증진**
	건강관리 책임자	• **지역사회의 건강 수준**을 진단하여 해결방법 구축 및 건강관리전달 평가 • 지역사회간호 책임자
	연구자	• 문제를 발견하고 탐색하여 문제해결을 위한 방법 제시 및 분석(건강관리 전달 중심의 역할)
	정책옹호자	• 지역사회 건강 관련 정책을 제안하고 정책개발과정을 모니터링함

지역사회간호사의 역할 확대

<table>
<tr><td rowspan="3">**역할 확대 배경**</td><td>의료적 측면</td><td>• 의학 지식·기술·장비의 현대화, 의료비 상승, **세분화된 의료 전문화**로 인해 점차 그 역할이 확대됨
• 의료의 **지역 간 불균형** 심화(도시로 집중)</td></tr>
<tr><td>국민적 측면</td><td>• 국민의 교육수준과 소득수준의 향상으로 건강을 기본권으로 인식하게 되어 의료요구도 증가</td></tr>
<tr><td>국가적 측면</td><td>• 국가는 의료보장과 의료형평성을 균형있게 제공할 의무가 있으나 의사의 절대적 부족, 양질의 의료시설 도시 편중, 자원의 제한으로 지역사회간호사의 역할이 확대됨</td></tr>
<tr><td rowspan="6">**확대된 역할**</td><td>전문간호사</td><td>[실무분야 전문간호사의 필요성]
• 인구구조의 변화에 따른 건강요구의 변화
• 일차 건강관리를 중요시하는 보건정책
• 질병양상의 변화에 따른 건강관리 행태 변화
• 직업의 전문화가 중시되는 사회적 추세
• 질병관리 중심에서 건강증진 중심으로의 개념 변화
• 법적 근거: 「의료법」「전문간호사 자격인정 등에 관한 규칙」
• 전문간호사 분야: **보건·마취·정신·가정·감염관리·산업·응급·노인·중환자·호스피스·종양·임상 및 아동**
• 전문간호사 교육과정(2년 이상) 마친 후 보건복지부장관이 실시하는 **전문간호사 자격시험**에 합격해야 함
• 교육을 받기 전 **10년 이내**로 해당분야의 기관에서 **3년 이상** 간호사로서의 **실무경력**에 있는 자가 전문간호사 교육과정에 신청 가능</td></tr>
<tr><td>보건 간호사</td><td>• 법적 근거: 「지역보건법」
• **방문건강관리사업** 담당을 위해 지역보건의료기관에 **보건복지부령**으로 정하는 전문인력을 **방문건강관리 전담공무원**으로 둘 수 있음
• 지역보건의료기관에 두어야하는 전문인력의 면허 또는 자격의 종류에 따른 **최소 배치 기준**을 **보건복지부령**으로 정함
• 해당 분야의 업무에서 **2년 이상** 종사한 사람을 **우선적으로** 임용하여야 함
• 임용권자(임용단위): 특별자치시장·특별자치도지사·시장·군수·구청장</td></tr>
<tr><td>보건진료 전담공무원</td><td>• 법적 근거: 「농어촌 등 보건의료를 위한 특별조치법」
• 보건진료 전담공무원은 **간호사·조산사 면허**를 가진 사람으로 보건복지부장관이 실시하는 **24주 이상의 직무교육**을 받아야 함
• 고시 26주: 이론교육과정 10주, 임상실습과정 10주, 현지실습과정 6주으로 **각 교육과정**의 기간은 **최소 4주 이상**이어야 함
• 보건진료 전담공무원은 **지방공무원**으로 하며, **특별자치시장·특별자치도지사·시장·군수·구청장**이 **근무지역을 지정**하여 임용함
• **직무교육**에 필요한 사항은 **보건복지부령**으로 정함
※보수교육기간: 매년 **21시간** 이상</td></tr>
<tr><td>보건관리자 (산업전문 간호사)</td><td>• 법적 근거: 「산업안전보건법」
• 사업주는 사업장의 **보건에 관한 기술적인 사항**에 관하여 사업주 또는 안전보건관리책임자를 보좌하고 관리감독자에게 지도·조언하는 업무를 수행하는 사람(보건관리자)을 두어야 함</td></tr>
<tr><td>보건교사</td><td>• 법적 근거: 「학교보건법」
• 학교에는 **대통령령**으로 정하는 바에 따라 **학생과 교직원의 건강관리**를 지원하는 의료인과 약사를 둘 수 있음
㉠ 보건교사 1급: 보건교사 2급 자격증을 가진 사람으로서 **3년 이상의 보건교사 경력**을 가지고 자격 연수를 받은 사람
㉡ 보건교사 2급: 간호학과를 졸업한 사람으로서 재학 중 일정한 교직학점을 취득하고 간호사 면허증을 가진 사람</td></tr>
<tr><td>조산사</td><td>• 법적 근거: 「의료법」
• 의료인: 보건복지부장관의 면허를 받은 의사·치과의사·한의사·조산사 및 간호사
• 다음의 어느 하나의 해당하는 자로서 조산사 국가시험에 합격한 후 보건복지부장관의 면허를 받아야 함
㉠ 간호사 면허를 가지고 보건복지부장관이 인정하는 의료기관에서 **1년간 조산 수습과정**을 마친 자
㉡ 보건복지부장관이 인정하는 **외국의 조산사 면허**를 받은 자</td></tr>
</table>

07 지역사회간호와 문화적 다양성

<table>
<tr><td rowspan="3">다문화사회 보건의료</td><td colspan="2">[다문화사회 보건의료 문제]
• 다문화가족은 보건·의료기관 이용의 저조를 보임
• 의료기관 이용 시 의사소통에서의 어려움이 가장 큰 장애요인으로 나타남
• 결혼이주여성을 조사한 결과, 정신건강 수준, 저체중 및 비만, 식생활과 식습관도 큰 문제로 나타남
• 한국 체류 초기 여성과 저소득 여성에 대한 정신건강 지원이 필요한 상황임</td></tr>
<tr><td colspan="2">[우리나라 다문화사회의 특성]
• 다문화사회를 구성하는 국내체류 외국인이 많아진 것은 10여 년 안팎으로 다문화사회로의 이행기간이 짧음
• 다문화사회에 대한 공감대 형성이 느림
• 다문화사회에 대한 정책이나 활동이 정부 위주로 진행됨</td></tr>
<tr><td colspan="2">[문화적 다양성을 고려한 지역사회간호의 실무 원칙]
• 문화적 자기인식의 개발
• 문화적 민감성 향상
• 대상자가 속한 집단의 사정
• 다른 문화에 대한 존중과 인내
• 건강행위와 문화와의 연관성 검토</td></tr>
<tr><td rowspan="3">다문화사회 정책모형</td><td>차별배제모형</td><td>• 특정지역, 특정직업의 일부 영역 외에는 외국인이나 이민자의 유입을 배제하는 배타적이고 차별적인 외국인·이민정책
• 인권, 평등권 침해의 문제가 발생
• 과거의 독일, 일본, 한국과 같이 단일민족을 강조해온 국가들이 많이 활용함</td></tr>
<tr><td>동화모형</td><td>• 이민자가 출신국의 언어, 문화, 사회적 특성을 완전히 포기하여 문화적으로 동질화되어 주류사회의 일원으로 만드는 정책
• 이주민 동화는 현실적으로 어렵고 문화적 다양성 잠식 가능</td></tr>
<tr><td>다문화 모형</td><td>• 소수자의 가치를 동등하게 인정하고 그에 대한 보호를 지원하는 정책
• 목표는 동화가 아닌 공존으로 고유성 인정을 통한 사회통합이 궁극적 목표
• 민족의 정체성 약화 우려, 지나친 다양성으로 사회분열 초래 가능</td></tr>
<tr><td rowspan="2">다문화사회 간호 이론</td><td>해돋이모형
(레이닝거)</td><td>• 횡문화간호이론으로, 대상자의 문화적 상황을 고려하여 간호학과 인류학 등 다학제적 관점으로부터 도출되어 다양한 문화적 건강체계에 모두 적용 가능
• 간호는 각 민족의 특유한 문화체계의 영향 아래 있으므로, 문화체계와 건강체계 사이의 연결고리를 가지고 있어야 함
• 건강과 질병에 영향을 미치는 7가지 요인(Sunrise모형) 제시:
① 기술적 ② 종교적 및 철학적 ③ 친족 및 사회적 ④ 문화와 가치 및 생활방식
⑤ 정치적 및 법적 ⑥ 경제적 ⑦ 교육적 요인
• 간호: 문화적 돌봄 보존/유지, 문화적 돌봄 조화/극복, 문화적 돌봄 재패턴화/재구조화</td></tr>
<tr><td>문화사정모델
(가이거&
다비드하이저)</td><td>• 문화적 변수들과 그 변수가 건강과 질병 행위에 미치는 영향을 평가하는 실제적 사정 도구
• 문화적으로 다양한 간호의 6가지 문화현상 사정영역:
① 의사소통 ② 공간 ③ 사회조직 ④ 시간 ⑤ 환경통제 ⑥ 생물학적 차이</td></tr>
</table>

필수 학습 주제 셀프 점검표

주제를 읽고 학습한 내용이 머릿속에 정확히 떠오르는지 셀프 점검해봅시다.

점검 주제		학습 완료	학습 미흡
지역사회의 3가지 속성, 기능 및 특성			
지역사회의 기능(구조적, 기능적, 감정적)			
보건간호와 지역사회간호의 비교			
지역사회간호의 3가지 기본개념: 지역사회간호 **대상**, **활동**, **목표**			
지역사회간호의 특성			
단계별 서비스(1차 예방, 2차 예방, 3차 예방)			
건강 패러다임의 변화			
건강-질병 연속선상의 건강개념: 프레시맨의 기능연속지표			
간호학적 건강 개념(Smith)			
건강 불평등과 건강 형평성의 개념			
지역사회 간호에서의 건강개념			
국내 지역사회간호의 역사(보건소 설립 이후)			
국외 지역사회간호의 역사 - 윌리엄 리스본과 릴리안 왈드 비교			
지역사회간호이론	기획이론, 교환이론, 체계이론		
	뉴만의 건강관리 체계이론		
	오렘의 자가간호 이론		
	로이의 적응이론		
지역사회 간호사의 역할			
지역사회 간호사의 확대된 역할			
다문화사회 간호이론 - 해돋이모형, 문화사정모델			

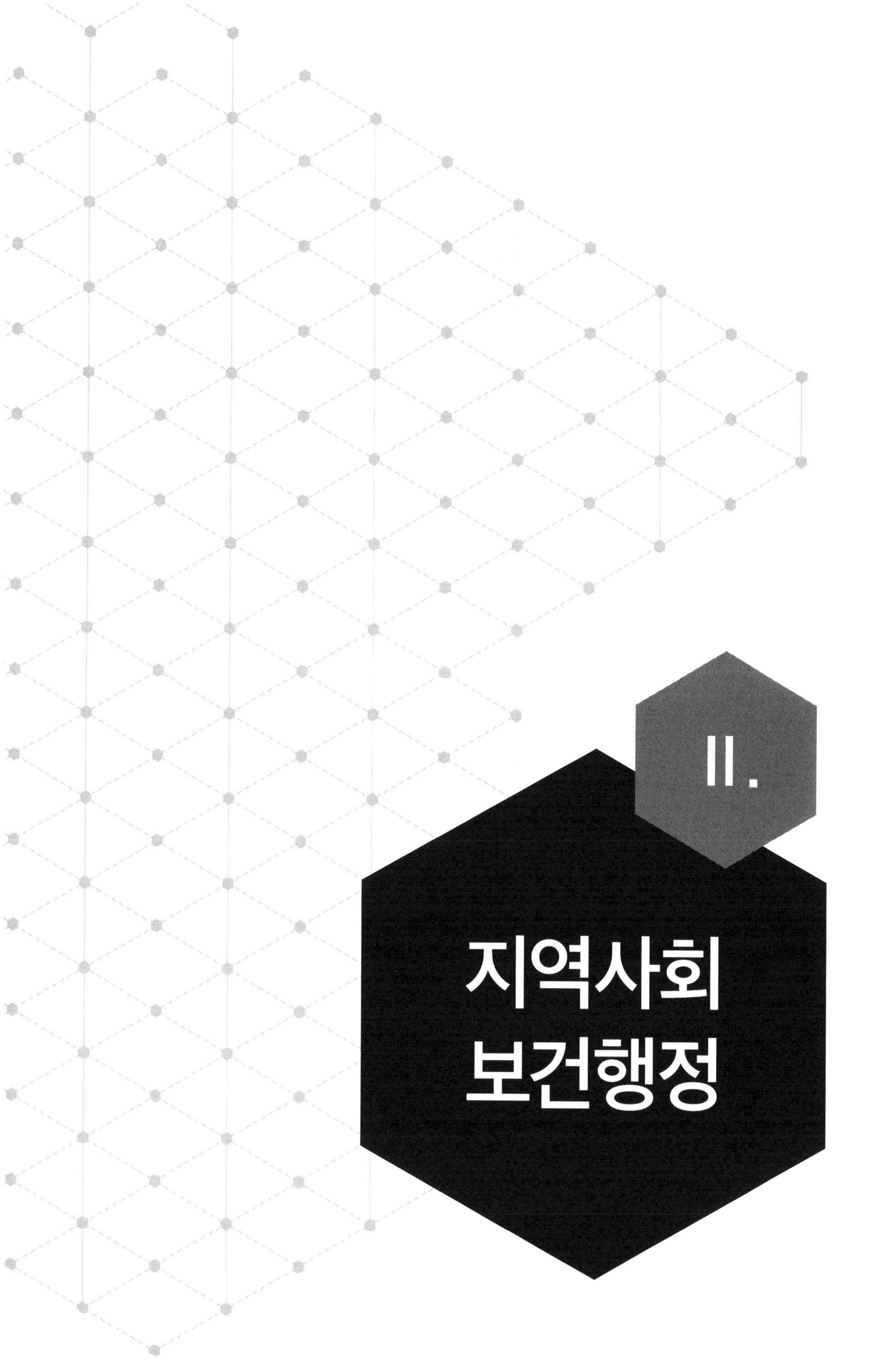

II. 지역사회 보건행정

01 보건의료체계의 이해

<table>
<tr><td>보건의료</td><td>

[보건의료]
- **국민의 건강을 보호, 증진하기 위하여** 국가·지방자치단체·보건의료기관 또는 보건의료인이 **행하는 모든 활동**
- **지역사회 인구 집단**을 대상으로 한 **전인적** 건강관리이며, 건강개념 중 **총체적(전인적)** 모형과 관련됨
- **포괄적 보건의료**는 **보건의료 서비스의 전 영역(건강증진, 예방, 치료, 재활)**을 아우르며, 인간의 **출생부터 사망까지** 생애주기 개념을 포함함

[보건의료서비스의 사회·경제적 특성]
- 수요의 불확실성·불규칙성(건강보험으로 대비)
- 공급의 법적 독점 및 비탄력성(경쟁 제한)
- 외부효과(예방접종)
- 우량재(가치재, 소득수준 상관없이 모든 사람이 필요)
- 필수품으로서 보건의료(건강형평성 보장 필요)
- 비영리성
- 치료 및 산출의 불확실성(의사의 설명의무 필요)
- 공공재적 성격(소비가 비경쟁적으로 모든 소비자에게 골고루 편익이 돌아가야)
- 소비적 요소와 투자적 요소의 혼재(기업 입장에서는 근로자들의 건강에 투자)
- 노동집약적인 인적 서비스(대량생산, 원가절하 불가)
- 보건의료서비스와 교육·연구가 분리되지 않고 밀접하게 연관되어 함께 생산됨
- 수요와 공급의 시간적 불일치(공급의 비탄력성으로 기인. 공급보다 수요가 앞섬)
- 소비자의 지식 결여(정보의 비대칭성): 공급자의 도덕적 해이 발생 가능

[적정(양질의) 보건의료의 요건(Myers): 소비자의 만족도가 높은 보건의료의 요건]
㉠ 접근 용이성: 시간적·공간적 용이성으로 재정적·지리적·사회·문화적 측면에서 주민들이 **필요하면 어디서든 쉽게 이용 가능**해야 함
㉡ 질적 적정성: 보건의료와 관련한 **의학적·사회적 적절성**이 **질적**으로 동시에 달성되어야 함
㉢ 지속성: **시간적·지리적** 상관성 및 보건의료기관들과의 유기적 협동(예방, 치료, 재활 등이 서로 연결되어 있어야)
㉣ 효율성: 보건의료 제공에 있어 **자원이 불필요하게 소모되지 않는 정도**로 불필요한 입원과 과잉진료 제거, 조기 진단·조기치료 강조(**효과성X**)

</td></tr>
<tr><td>보건의료체계
(Heath Care System)</td><td>

[보건의료체계]
- 한 국가가 국민들의 보건의료 요구(건강권)을 충족시키고 이들의 건강수준을 향상시키기 위해 마련한 **보건의료 관련 제반 법률 및 제도**
- 건강을 **증진, 회복, 유지**하는 것이 **일차적인 목적**인 모든 활동(WHO)
- 효과적인 **보건의료전달체계**의 확립으로 의료자원의 **효율적 활용**과 지역 및 의료기관의 **균형적 발전 도모** 가능

[보건의료 전달체계]
- 가용자원을 보다 효율적으로 활용하여 **필요할 때 적시에 적절한 기관**에서 **적합한 인력**에게 **적정 서비스**를 받을 수 있는 **체계**

[국가보건의료체계의 구성요소(WHO)]
① 보건의료**자원**의 개발: 인적·물적·지적 자원
② 보건의료자원의 **조직화**: 자원의 조직적 배치(국가보건당국, 비정부기관, 기금 등)
③ 보건의료서비스의 **제공**: 건강증진, 1·2·3차(단계별, 목적별)
④ 경제적 지원(**재정**):공적·민간 재원, 외국원조, 고용주 부담 등
⑤ **정책** 및 **관리**: 지도력(리더십), 의사결정(기획, 실행 및 집행, 감시 몇 평가, 정보지원), **규제** 및 조정(면허부여, 기관인가, 의약품통제 등)

</td></tr>
</table>

보건의료전달체계 유형

<table>
<tr><th></th><th></th><th>제도 X</th><th>제도 Y</th></tr>
<tr><td rowspan="9">정부의 보건의료 시각차에 따른 분류</td><td>보건의료에 대한 시각</td><td>기본권, 국가 사회보장제도 중 하나</td><td>시장원리에 따른 서비스</td></tr>
<tr><td>강조점</td><td>형평성, 공공성</td><td>자율성, 효율성</td></tr>
<tr><td>보건의료 주도권</td><td>정부 주도</td><td>민간 주도</td></tr>
<tr><td>의료보장 형태</td><td>전국민 의료보험 또는 국가제도 중 하나</td><td>민간 의료보험</td></tr>
<tr><td>재원조달</td><td>보험료(준조세), 조세</td><td>본인 부담, 보험료</td></tr>
<tr><td>의료수준(의료의 질)</td><td>비교적 낮은 의료수준</td><td>비교적 높은 의료수준</td></tr>
<tr><td>낭비적 요소</td><td>소비자의 도덕적 해이</td><td>공급자의 과잉진료, 허위청구</td></tr>
<tr><td>의료자원 분포</td><td>균등</td><td>편재</td></tr>
<tr><td>지불보상제</td><td>인두제, 총액계약제(선불제)</td><td>행위별수가제(후불제)</td></tr>
<tr><td rowspan="3">프라이의 분류</td><td>자유방임형</td><td colspan="2">• 의료서비스의 제공이 민간주도에 의해 자율적으로 이뤄지는 형태로 통제나 간섭이 최소화되고, 소비자가 스스로 판단하여 의료기관을 제약없이 이용(선택)할 수 있는 체계로 '무제도의 제도'라고도 함
• 미국을 중심으로 독일, 프랑스, 한국, 일본 등이 이 유형에 속함
<table><tr><th>장 점</th><th>단 점</th></tr><tr><td>• 국민의 자유로운 의료기관 선택권 보장
• 공급의 경쟁과 의료인의 재량권 보장에 따른 높은 의료의 질과 의료기술의 발달
• 의료기관간 자유경쟁에 따른 효율적 운영</td><td>• 자원 및 의료수준의 불균형적 분포로 지역에 따른 차별적 의료이용
• 의료자원의 비효율적인 활용과 중복에 따른 자원낭비
• 제약 없는 의료서비스 이용으로 국민의료비 가중
• 민간주도의 자율적 보건의료로 인하여 국가의 기획과 조정의 어려움
• 이용자의 높은 의료비 부담</td></tr></table></td></tr>
<tr><td>사회보장형</td><td colspan="2">• 개인의 자유는 존중하되 정부가 보건의료서비스를 기획, 총괄하는 보건의료자원의 효율적 활용을 유도
• 의료기능의 분담이 지역화되어 있는 방식으로 국민 전체에게 조세에 의한 의료서비스의 무료 제공 및 균등한 보장
<table><tr><th>장 점</th><th>단 점</th></tr><tr><td>• 자유경쟁으로 인한 자원낭비 방지와 국가의 의한 의료이용과 의료비 통제 가능
• 개인의 의료선택권 어느 정도 보장
• 예방적 측면 강조
• 자원의 효율적 이용
• 보건의료의 공공성 구현</td><td>• 의료인의 사기저하로 의료수준저하
• 행정의 경직성과 복잡성(관료주의적 병폐)
• 보건의료에 대한 선택권 제한
• 조세를 통한 의료서비스제공으로 국가재정 부담 가중으로 국민에게 조세 전가 가능
• 정부의 재정 상태 변동에 따른 불안정성</td></tr></table></td></tr>
<tr><td>사회주의형</td><td colspan="2">• 의료는 국가 프로그램 중 하나로, 개인의 의료서비스 이용이 제한되고 보건의료자원의 배분과 기획을 중앙정부가 직접 관여하여 형평성을 높이는 국가주도의 의료제공 방식으로 중국, 북한 등 사회주의 국가에서 채택
<table><tr><th>장 점</th><th>단 점</th></tr><tr><td>• 효율적인 의료자원 할당으로 의료사업의 독점 자본주의화 방지
• 예방 중시 및 의료의 지속성 및 포괄성 강조
• 보건의료서비스 이용의 균등성(형평성) 보장
• 중앙집권화로 의료체제에 대한 관리와 통제의 용이</td><td>• 국민의 보건의료서비스 이용의 자유선택권 박탈
• 의료수준 침체 및 의료인 사기저하로 의료의 질 저하
• 의료조직의 경직성 초래</td></tr></table></td></tr>
</table>

<table>
<tr><td rowspan="3">테리스의 분류</td><td>공적부조형</td><td>• 저소득층 인구계층에 대해서만 정부가 일반 재정에서 의료서비스의 이용을 보장하는 방식
• 개발도상국에서 주로 채택</td></tr>
<tr><td>건강보험형
(NHI)</td><td>• 법이 정한 대상자는 모두 강제적으로 가입하고 보험료로 의료비를 부담하는 것
• 한국, 독일, 프랑스, 일본 등 채택</td></tr>
<tr><td>국민보건
서비스형
(NHS)</td><td>• 조세로 재원을 충당하며 모든 국민은 의료서비스를 무료로 이용함
• 정부가 모든 병원을 공공화(국유화)하여 통제·관리하며 체계화된 의원급 외래진료를 보편화하는 것
• 영국, 스웨덴, 뉴질랜드, 사회주의 국가 등이 채택(프라이 분류 중 사회보장형, 밀턴뢰머 분류 중 포괄적 지향형)</td></tr>
<tr><td rowspan="4">밀턴뢰머의 분류</td><td>자유기업형</td><td>• 민간의료시장이 매우 크고, 정부개입 미미하여 의료비 지출의 절반 이상이 환자 개인 책임</td></tr>
<tr><td>복지지향형</td><td>• 정부나 제3지불자의 민간의료시장에 개입하나, 국가에 의한 의료자원과 의료관리 통제가 이루어짐 (한국)</td></tr>
<tr><td>포괄적 지향형</td><td>• 복지지향형보다 국가의 의료시장 개입 정도가 높고 보건의료재원을 조세로 조달하며, 전국민이 무료로 의료이용 (형평성)
• 프라이의 분류 중 사회보장형, 테리스의 분류 중 국민보건서비스형에 해당</td></tr>
<tr><td>사회주의형</td><td>• 민간의료시장을 완전히 제거하여 보건의료서비스 제공에 형평성에 중점을 두고 국가가 전적으로 보건의료서비스를 책임짐</td></tr>
<tr><td>우리나라의
보건의료체계</td><td colspan="2">• 프라이의 분류에서 자유방임형으로 예방적 측면보다 치료적 측면에 치중하고 있음
• 밀턴뢰머의 분류에서는 사회보험형 전국민건강제도와 민간 위주의 의료공급체계가 상호작용하는 복지지향형으로 보고 있음
• 보건복지부와 행정안정부가 통제에 의한 다원적인 보건행정관리체계를 이루고 있어 동시통제가 이뤄지고 있음

[우리나라 보건의료체계의 특징과 문제점]
• 국민의료비의 지속적 증가
• 공공보건의료의 취약과 민간 위주의 의료공급체계
• 일차의료가 미비하고 병의 경중에 상관없이 삼차병원을 많이 찾아 중소병원, 동네병원의 경영난 발생(자유방임형에서 기인)
• 양의학·한의학 공존, 전문의·일반의 역할·기능이 분명하지 않음. 병원과 의원의 기능 미분화(중복), 의료제공자 간 무질서한 경쟁
• 포괄적인 의료서비스의 부재: 치료측면에 치중하여 예방을 소홀히 함
• 의료기관 및 의료인력의 지역 간 불균형 분포: 도시집중 현상으로 의료기관의 80% 이상 도시 집중
• 공공의료분야의 다원화 및 관장 부서의 다원화, 지방보건행정체계의 이원화(인사와 재정 지휘권은 행정안전부, 기술 행정은 보건복지부)
• 지역보건기획의 결여, 후송체계의 결여 등</td></tr>
</table>

02 보건의료자원의 개발

<table>
<tr><td rowspan="4">보건의료
자원</td><td rowspan="3">보건의료자원</td><td>인적 자원</td><td>보건의료인력(의사, 간호사, 약사, 의료기사, 행정요원 및 기타 관련 요원 등)</td></tr>
<tr><td>물적 자원</td><td>보건의료시설(병원, 의원, 약국, 보건소 등), 보건의료장비 및 물자·의약품</td></tr>
<tr><td>지적 자원</td><td>보건의료정보, 보건의료지식, 보건의료기술</td></tr>
<tr><td colspan="3">[보건의료자원의 개발과 육성에 필요한 요건]
• 양적 충분성
• 질적 수준의 적절성
• 자원 분포의 형평성
• 효율성: 질 높은 보건의료자원의 개발과 육성에 소요된 자원의 양(비용)
• 적합성: 보건의료자원이 제공하는 서비스가 주민들의 건강 요구에 부합하여야 함
• 계획성: 보건의료자원의 육성 및 개발이 계획적으로 진행되어야 함
• 통합성: 여러 요소의 종합적이고 협력적 측면에서 통합적으로 고려해야 함</td></tr>
</table>

보건의료자원-보건의료인력

근거 법령	보건의료인력	설 명
의료법	**의료인**	• 보건복지부장관의 **면허**를 받은 **의사, 치과의사, 한의사, 조산사, 간호사**
	전문의	• 의사·치과의사 또는 한의사로서 대통령령으로 정하는 수련을 거쳐 보건복지부장관에게 **인정**을 받아야 함
	전문간호사	• 보건복지부장관은 간호사에게 간호사 면허 외에 전문간호사 **자격**을 인정할 수 있음 • 자격분야(13종): 보건, 마취, 정신, 가정, 감염관리, 산업, 응급, 노인, 중환자, 호스피스, 종양, 임상, 아동
	한지의료인	• 의료법이 시행되기 전의 규정에 따라 허가받은 지역에서 10년 이상 또는 의료법 시행 당시 의료업무 경력이 5년 이상인 한지 의사, 한지 치과의사, 한지 한의사는 허가받은 지역에서 의료업무에 종사하는 자
	간호조무사	• 간호사를 보조하여 업무를 수행할 수 있음 • 의원급 기관에 한하여 의사, 치과의사, 한의사 지도하에 환자의 요양을 위한 간호 및 진료의 보조 수행 가능
	의료유사업자	• 의료법 시행 전의 규정에 따라 자격을 받은 접골사, 침사, 구사(뜸질)는 각 해당 시술소에서 시술을 업으로 함
	안마사	• 「장애인복지법」에 따른 시각장애인 중 교육 및 수련과정을 마친 자로서 시·도지사에게 자격인정을 받아야 함

약사법	약사	• 보건복지부령으로 정하는 바에 따라 보건복지부장관의 면허를 받아야 함
	한약사	
의료기사 등에 관한 법률	의료기사	• 의사 또는 치과의사의 지도 아래, 진료나 의화학적 검사에 종사하는 사람으로 국가시험에 합격 후 면허를 받아야 함 • 임상병리사, 방사선사, 물리치료사, 작업치료사, 치과기공사, 치과위생사
	보건의료 정보관리사	• 의료 및 보건지도 등에 관한 기록 및 정보의 분류·확인·유지·관리를 주된 업무로 하는 사람
	안경사	• 안경(시력보정용에 한정)의 조제 및 판매와 콘택트렌즈의 판매를 주된 업무로 하는 사람
농특법	공중보건의사	• 「병역법」에 따라 공중보건의사에 편입된 의사·치과의사·한의사로서 보건복지부장관으로부터 공중보건업무에 종사할 것을 명령받은 사람
	보건진료 전담공무원	• 의료행위를 위해 보건진료소에 근무하는 간호사·조산사 면허를 가진 사람으로서 보건복지부장관이 실시하는 24주 이상의 직무교육을 받은 사람 • 보건진료 전담공무원은 지방공무원으로 하며, 특별자치시장·특별자치도지사·시장·군수 또는 구청장이 근무지역을 지정하여 임용함
응급의료에 관한 법률	응급구조사	• 업무의 범위에 따라 1급과 2급으로 구분하며 1급 응급구조사가 되려는 자는 보건복지부장관이 실시하는 시험에 합격한 후 보건복지부장관의 자격인정을 받아야 함

[보건의료**인력**의 특징]

- 다양한 인력 간 협동 필수(의료의 질에 좌우되는 노동집약적 형태)
- 보건의료인력 양성에는 장기간의 준비 기간과 많은 투자 필요, 수요가 공급보다 앞섬(공급의 비탄력성): 장기적 목표 하에 수급대책 정립 필요
- 보건의료인력을 육성, 공급하는 교육부와 활용하는 보건복지부 간의 협력체계 관리가 원활하지 못한 편임
- 보건의료인력은 국민의 건강과 생명을 다루는 특수한 전문직업인으로 국가가 법으로 그 자격을 엄격하게 규제하고 있음
- 우리나라의 보건의료인력은 선진국에 비하면 양적으로 미흡한 수준이나, 의료인력의 연평균 증가율은 선진국에 비해 매우 높은 수준

[참고: 우리나라 보건의료인력 현황]

- 우리나라의 보건의료 인력은 지난 10년간 양적으로 많은 증가를 보였으나**(높은 증가율)**, 선진국에 비하면 **양적으로 미흡**한 수준
  - ㉠ 간호사: 2019년 기준 인구 천 명당 8.03명(간호조무사 포함)으로 꾸준한 증가를 보이나 OECD 평균 8.9명에 비하면 부족한 실정 2019년 간호사 활용비율은 51.9%로 **간호학과 입학정원 증원** 및 **유휴 간호사 활용방안**의 모색 등 적정 간호인력 확충 정책 검토 필요
  - ㉡ 의사: 2019년 기준 인구 천 명당 2.45명으로 OECD 평균 3.5명에 비하면 부족한 실정이나, 의사증가율이 인구증가율보다 높음

보건의료자원-보건의료시설

[「의료법」에 근거한 보건의료시설(규모에 따른 구분)]

<table>
<tr><th>기 관</th><th>개설 방법</th><th colspan="2">설 명</th></tr>
<tr><td>의원</td><td rowspan="2">시장·군수·
구청장 신고</td><td colspan="2">• 의원, 한의원, 치과의원
• 외래환자를 대상으로 만성질환관리체계 구축 및 경증환자 대상의 의료행위를 하는 의료기관</td></tr>
<tr><td>조산원</td><td colspan="2">• 조산과 임산부 및 신생아 대상으로 보건활동과 교육·상담 진행하는 의료기관(지도의사 정해야 함)</td></tr>
<tr><td rowspan="4">병원</td><td rowspan="4">시·도지사
허가</td><td colspan="2">• 30병상 이상의 병원, 한방병원, 요양병원(치과병원은 병상수 제한 없음)
• 지역거점병원 육성 및 진료과목별 전문화와 함께 주로 입원환자를 대상으로 의료행위를 하는 의료기관</td></tr>
<tr><td>종합병원</td><td>• 100병상 이상 300병상 이하: 진료과목 7개 이상
• 300병상 초과: 진료과목 9개 이상</td></tr>
<tr><td>전문병원</td><td>• 보건복지부장관은 병원급 의료기관 중에서 특정 진료과목이나 특정 질환 등에 대해 난이도가 높은 의료행위를 하는 병원을 전문병원으로 지정할 수 있음
• 보건복지부장관이 3년마다 평가하여 재지정 또는 지정취소 가능</td></tr>
<tr><td>상급종합병원</td><td>• 보건복지부장관은 ㉠ 20개 이상의 진료과목을 갖추고 각 진료과목마다 전속하는 전문의를 두고 ㉡ 전문의가 되려는 자를 수련시키는 기관이며 ㉢ 보건복지부령으로 정하는 인력·시설·장비 등을 갖추었으며 ㉣ 질병군별 환자구성 비율이 보건복지부령으로 정하는 기준에 해당하는 종합병원 중, 중증질환에 대하여 난이도가 높은 의료행위를 전문적으로 하는 기관을 상급종합병원으로 지정할 수 있음
• 보건복지부장관이 3년마다 평가하여 재지정 또는 지정취소 가능</td></tr>
</table>

[공공 보건의료시설]

<table>
<tr><th>근거법</th><th>기 관</th><th>설 명</th></tr>
<tr><td rowspan="4">지역
보건법</td><td>보건소</td><td>• 설치
㉠ 지역주민의 건강을 증진하고 질병을 예방·관리하기 위하여 시·군·구에 대통령령으로 정하는 기준에 따라 해당 지방자치단체의 조례로 보건소(보건의료원 포함)를 시·군·구별로 1개씩 설치하며, 필요시 행정안전부장관은 보건복지부장관과 협의하여 추가로 설치가능
㉡ 동일한 시·군·구에 2개 이상의 보건소가 설치되어 있는 경우 해당 지방자치단체의 조례로 정하는 바에 따라 업무를 총괄하는 보건소를 지정하여 운영 가능
• 보건소장: 의사 면허가 있는 사람 중에서 임용함
㉠ 최근 5년 이상 해당 업무와 관련하여 근무 경험 있는 의사 중에서 임용하며, 임용불가 시 보건·식품위생·의료기술·의무·약무·간호·보건진료 직렬의 공무원을 보건소장으로 임용 가능함
㉡ 보건소장은 시장·군수·구청장의 지휘·감독을 받아 보건소의 업무를 관장하고 소속 공무원을 지휘·감독하며 관할 보건지소, 건강생활 지원센터 및 보건진료소의 직원 및 업무에 대해 지도·감독함</td></tr>
<tr><td>보건의료원</td><td>• 보건소 중 「의료법」상 병원의 요건을 갖춘 보건소</td></tr>
<tr><td>보건지소</td><td>• 설치
㉠ 지방자치단체는 보건소의 업무수행을 위해 필요하다고 인정되는 경우 대통령령으로 정하는 기준에 따라 지방자치단체의 조례로 보건지소를 설치할 수 있음
㉡ 읍·면(보건소 설치된 읍·면 제외)마다 1개씩 설치 가능. 지역주민의 보건의료를 위하여 특별히 필요하다고 인정되는 경우 필요한 지역에 보건지소를 설치·운영하거나 여러 개의 보건지소를 통합하여 설치·운영 가능
• 기능: 일차보건의료 강화를 위해 1985년 이후 통합보건요원이 배치되어 결핵관리사업, 가족계획사업, 만성질환자 및 노인건강사업 등의 통합보건사업 수행
• 보건지소장: 지방의무직공무원 또는 임기제 공무원을 임용. 보건소장의 지휘·감독을 받아 보건지소의 업무를 관장하고 소속직원을 지휘·감독하며, 보건진료소의 직원 및 업무에 대해 지도·감독함</td></tr>
<tr><td>건강생활
지원센터</td><td>• 설치: 지방자치단체는 보건소의 업무 중 특별히 지역주민의 만성질환 예방 및 건강한 생활습관 형성을 지원하는 건강생활지원센터를 대통령령으로 정하는 기준에 따라 해당 지방자치단체의 조례로 읍·면·동(보건소가 설치된 읍·면·동 제외)마다 1개씩 설치할 수 있음(진료수행X)</td></tr>
</table>

<table>
<tr><td rowspan="6">농특법</td><td rowspan="6">보건
진료소</td><td>• 설치: 시장(도농복합시의 시장, 읍·면 지역에 보건진료소를 운영하는 경우) 또는 군수는 보건의료 취약지역의 주민에게 보건의료를 제공하기 위해 보건진료소를 설치·운영하며 설치기준은 보건복지부령으로 정함

[보건진료소 설치 인구 기준]
㉠ 인구 500명 이상(도서지역 300명 이상) 5천 명 미만을 기준으로 구분한 하나 또는 여러 개의 리·동을 관할구역으로 하여 주민이 편하게 이용할 수 있는 장소에 설치함
㉡ 다만, 인구 500명 미만(도서지역은 300명 미만)인 의료취약지역 중 보건진료소가 필요하다고 인정되는 지역이 있는 경우 보건복지부장관의 승인을 받아 보건진료소를 설치할 수 있음</td></tr>
<tr><td>• 주민으로 구성되는 보건진료소운영협의회를 두어야 함</td></tr>
<tr><td>• 보건진료소에 보건진료소장 1명과 필요한 직원을 두되, 보건진료소장은 보건진료 전담공무원으로 보함</td></tr>
<tr><td>• 특별자치시장·특별자치도지사·시장·군수·구청장은 보건진료소의 업무를 지도·감독함</td></tr>
<tr><td>• 특별자치시장·특별자치도지사·시장·군수·구청장은 해당 보건소장 또는 보건지소장에게 보건진료전담공무원의 의료행위를 지도·감독하게 할 수 있음</td></tr>
</table>

[우리나라 보건의료시설의 현황 및 특징]

- 우리나라는 **1977년 의료보험의 도입과 함께 급격한 국민의료수요의 증가**에 대처하기 위하여 보건의료시설을 꾸준히 확충해 옴
- 우리나라의 전체 병상수는 1995년 이후 지속적인 증가 추세를 나타내며, 2018년 기준 총 병상수는 인구 천 명당 12.4병상으로 OECD 회원국의 평균 4.5병상보다 2.8배 많음
- 2019년 우리나라 의료기관 중 민간의료기관은 94.9%, 공공보건의료기관은 5.1%이며 병상수는 민간의료기관이 91.9%, 공공보건의료기관은 8.9%를 차지하여 **민간의료기관이 의료기관의 대부분을 차지**하며 상업화로 인한 의료비 상승문제가 대두되고 있음
- 국민의 **대형 의료기관 선호 추세**가 뚜렷하게 반영되고, 중소병원은 환자 수가 감소하여 경영난에 허덕이고 있음
- 의료자원이 **도시 중심으로 편중**되어 농촌지역의 보완이 필요함

보건의료자원-보건의료정보

<table>
<tr><td>지역보건의료
정보시스템
(PHIS)</td><td>• 지역보건의료정보시스템 기능: 보건행정 업무와 각종 지역보건정책 정보의 생산성과 효율성을 높이며, 전국 단위의 보건의료정보를 연계할 수 있어 궁극적으로 지역주민에게 양질의 공공보건의료서비스를 제공함

[지역보건의료 정보시스템 구축 과정]
㉠ 2005년 9월 지역보건의료분야 정보화전략체계 수립: 3단계(2005-2009) 정보화사업 추진
㉡ 2011년 전국 253개소의 보건소에 통합정보시스템 확산 완료
㉢ 2013년 통합건강증진 정보시스템 구축
㉣ 2015년 지역보건의료정보시스템의 법적 근거 마련: 「지역보건법」 개정 및 보건복지부장관의 PHIS 구축, 운영방안 규정</td></tr>
<tr><td>지리정보시스템
(GIS)</td><td>• 인간을 둘러싼 모든 자연적·인문사회적 환경을 포함하는 지리 정보를 저장 및 통합하는 데이터베이스 시스템
• 보건의료분야에서는 감염환자의 유병율 및 이동경로, 남성 청소년 흡연율의 지역별 확인·비교 등에 사용됨</td></tr>
<tr><td>전자자료교환
(EDI)</td><td>• 컴퓨터 네트워크를 이용하여 표준화된 문서를 전자적으로 상호교환하는 시스템으로 종합적인 보건의료정보 확보가 가능함</td></tr>
<tr><td>U-Health</td><td>• ‘Ubiquitous Health’로 IT기술과 보건의료기술을 합쳐 시공간의 제약 없이 보건의료서비스를 제공하는 것을 뜻함
• 보건의료제공자와 이용자 모두의 시간과 비용을 절감하여 보건의료서비스의 효율성과 효과성의 제고 가능
• 의료기관 중심에서 이용자 중심으로, 치료 중심에서 질병예방 중심으로 의료환경 변화가 촉진되며, 보건의료서비스 이용의 접근성과 형평성을 높여줄 것으로 기대</td></tr>
</table>

03 자원의 조직적 배치

보건의료 조직	
	㉠ 공공보건의료조직: 중앙보건의료조직, 지방보건의료조직 ㉡ 민간보건의료조직: 영리보건의료조직, 비영리조건의료조직 ㉢ 국제보건의료조직: 세계보건기구(WHO), 유엔아동기금(UNICEF), 유엔계발계획(UNDP), 유엔인구활동기금(UNFPA), 국제간호협의회(ICN) 등 [보건의료조직 특성] • 낮은 투자회수율: 높은 투자금을 회수하는 데 시간이 많이 필요 • 높은 자본 비중성: 자본집약적인 동시에 노동집약적 • 업무의 연속성과 응급성 • 이중화된 지휘관리 체계: 통제와 조정이 어려움 • 다양한 전문직종의 집합체: 갈등의 소지 존재 • 보건의료 생산을 위한 전환 과정의 복잡성 • 사업 목적의 다양성: 보건의료조직은 진료, 교육, 연수 등 다양한 사업목적을 가지므로 목표설정이 어렵고 경영성과의 평가기준이 애매함

공공 보건의료조직

소속	관할 보건행정조직
교육부	국립대학병원
행정안전부	시·도 지방공사의료원, 시·군·구 보건소, 읍·면 보건지소, 리 단위 보건진료소, 경찰병원
보건복지부	국립의료원, 특수병원, 오송생명과학단지 지원센터, 건강보험분쟁위원회 사무국 등
고용노동부	한국산업안전보건공단, 근로복지공단
환경부	국립환경연구원, 환경관리공단, 한국자원재생, 지방환경청

⇒ 중앙보건행정조직은 **다원화**되어 보건의료의 기획과 집행 및 책임과 권한이 **분산**됨

[보건복지부]

- 정부조직법에 따라 국민보건향상과 사회복지 증진을 위한 정부 중앙행정조직
- 지방보건행정조직에 대한 인사권, 예산집행권이 없는 **정책 결정기관**으로서 **기술지원**만을 담당
- **보건소, 보건지소, 보건진료소: 일반행정의 한 부분**으로 **행정안전부**의 직접적 통제를 받고 **보건복지부**의 **기술지원**을 받는 **이원적** 행정구조

구분	기관	내용
소속기관	국립정신건강센터 국립정신병원	• 국립정신건강센터: 정신질환자에 대한 진료·조사·연구·정신건강증신사업의 지원·수행, 정신건강의학과 의료요원 등의 교육·훈련 및 정신건강연구에 관한 업무 관장 • 국립정신병원: 국립나주병원, 국립부곡병원, 국립춘천병원 및 국립공주병원
	국립소록도병원	• 한센인의 진료·요양·복지 및 자활 지원과 한센병에 관한 연구업무 관장
	국립재활원	• 장애인의 복지증진을 위한 진료, 재활연구, 교육훈련, 사회복귀지원, 공공재활의료지원 및 지역사회중심재활에 관한 업무 관장
	국립장기조직 혈액관리원	• 장기기증 활성화를 위한 홍보 및 교육, 장기등 이식 대상자의 선정 및 승인, 장기등 이식에 관한 의학적 표준 마련, 장기이식정보망 운영, 통계자료 발간, 장기등 기증 및 이식에 대한 상담
	국립망향의동산 관리원	• 해외동포 유해안장, 유해안장을 위한 주선 및 합동위령제에 관한 사항, 망향의동산 내 수목 및 시설물 관리, 국내외 참배성묘객 안내 등
	오송생명과학단지 지원센터	• 오송생명과학단지의 관리계획 수립, 청사 관리·방호 및 입주기관 지원에 관한 사항 • 오송생명과학단지의 증축·개축, 청사·연구시설물의 유지·보수 및 관리에 관한 사항
	건강보험분쟁 위원회 사무국	• 건강보험분쟁조정위원회 운영에 관한 업무 관장
	첨단재생의료 및 첨단바이오의약품 심의위원회 사무국	• 첨단재생바이오 안전관리 제도화, 첨단재생의료 임상연구·치료접근성 확대, 기술촉진 혁신생태계 구축 등
산하 공공 기관	**국민건강보험공단, 국민연금공단, 건강보험심사평가원**, 한국보건산업진흥원, 한국사회보장정보원, 한국보건복지인력개발원, **국립암센터**, 대한적십자사, 한국보건의료인국가시험원, 한국장애인개발원, 한국국제보건의료재단(KOFIH), 한국사회복지협의회, **국립중앙의료원**, 한국보육진흥원. 한국건강증진개발원, 한국의료분쟁조정중재원, 한국보건의료연구원, 오송첨단의료산업진흥재단, 대구경북첨단의료산업진흥재단, 한국장기조직기증원, 한국한의약진흥원, 의료기관평가인증원, 국가생명윤리정책원, 한국공공조직은행, 아동권리보장원,한국자활복지개발원	

<table>
<tr><td rowspan="4">중앙보건 행정조직</td><td colspan="3">[질병관리청]
국민보건위생향상 등을 위한 감염병, 만성질환, 희귀 난치성 질환 및 손상 질환에 관한 방역·조사·검역·시험·연구업무 및 장기이식관리에 관한 업무를 관장하는 기관으로 보건복지부 소속이 아닌 보건복지부장관 소속 기관</td></tr>
<tr><td rowspan="3">소속 기관</td><td>국립마산병원·국립목포병원</td><td>내성결핵을 전문으로 진료·연구하는 국립결핵병원</td></tr>
<tr><td>국립보건연구원</td><td>감염병, 만성질환, 희귀 난치성 질환 및 손상질환에 관한 시험·연구 업무를 수행</td></tr>
<tr><td>국립검역소(질병대응센터)</td><td>감염병의 국내 및 국외 전파방지에 관한 업무를 분장</td></tr>
<tr><td rowspan="5">지방보건 행정조직</td><td>시·도</td><td colspan="2">• 서울특별시, 6개 광역시, 8개 도, 제주특별자치도, 세종특별자치시(광역 자치단체)
• 중앙행정조직인 보건복지부와 보건의료사업 수행 단위기관인 시·군·구 보건소를 연결하는 중간보건행정조직</td></tr>
<tr><td>시·군·구</td><td colspan="2">• 보건의료사업을 수행하는 일선 행정기관인 보건소(또는 보건의료원)가 보건지소, 보건진료소를 관장
• 보건소 설치기준: 시·군·구 별 1개소(필요한 경우 시장·군수·구청장이 추가 설치 가능)</td></tr>
<tr><td>읍·면</td><td colspan="2">• 보건소의 업무수행을 위하여 읍·면마다 보건지소를 1개소씩 설치할 수 있음(보건소가 설치된 읍·면은 제외)
• 필요한 경우 시장·군수·구청장이 추가 및 통합지소 설치·운영 가능</td></tr>
<tr><td>읍·면·동</td><td colspan="2">• 보건소의 업무지원을 위하여 읍·면·동마다 건강생활지원센터를 1개소씩 설치할 수 있음(보건소가 설치된 읍·면·동은 제외)
• 보건소의 업무 중 특별히 지역주민의 만성질환 예방 및 건강한 생활습관 형성을 지원</td></tr>
<tr><td>도서·벽지</td><td colspan="2">• 의료취약지역의 보건진료소에 보건진료 전담공무원을 배치(리·동을 관할구역으로 하여 설치)
• 의료취약지역 인구 500명 이상(도서지역 300명 이상) 5천 명 미만을 기준으로 하나 또는 여러 개의 리·동을 관할구역으로 하여 설치</td></tr>
</table>

민간 보건의료조직

<table>
<tr><td>영리조직</td><td>• 대부분의 민간의료기관으로 법인 또는 개인이 소유하고 운영하는 의료기관: 조산원, 의원, 병원, 종합병원 및 약국 등</td></tr>
<tr><td>비영리조직</td><td>• 일반적으로 자원봉사자들로 구성되고, 비영리를 목적으로 공공의 이익을 위해 설립되고 운영되는 시민단체(NGO)
• 시민단체로서 정책 결정에 관여하여 공익적 압력단체라고도 함
㉠ 사회복지사업 관련단체: 예 대한적십자사, 한국사회복지협의회, 한국장애인복지시설협회, 한국아동복지연합회, 대한노인회 등
㉡ 보건의료 전문직 단체: 예 대한간호협회, 대한조산협회, 대한의사협회, 대한약사회 등
㉢ 그 외 단체: 예 인구보건복지협회, 대한결핵협회, 한국건강관리협회, 한국사회복지협의회, 사회복지공동모금회, 건강사회를 위한 약사회 등</td></tr>
</table>

국제보건의료조직

<table>
<tr><td>세계 보건기구 (WHO)</td><td>• 국제보건활동에 대한 지휘·조정기구로, 본부는 스위스 제네바에 위치함
• 1948년 4월 7일 발족, 우리나라는 1949년 8월 17일에 65번째 국가로 가입
[6개의 지역별 지역사무소 위치]
㉠ 미주지역: 미국 워싱턴 지역사무처
㉡ 동지중해지역: 이집트 알렉산드리아 지역사무처
㉢ 동남아시아지역: 인도 뉴델리 지역사무처(북한 포함)
㉣ 서태평양지역: 필리핀 마닐라 지역사무처(우리나라 포함)
㉤ 유럽지역: 덴마크 코펜하겐 지역사무처
㉥ 아프리카지역: 콩고 브리자빌 지역사무처
[WHO 주요 활동]
㉠ 감염병 및 기타 질병의 예방과 관리에 대한 업무지원
㉡ 정신보건활동 지원
㉢ 국제적인 보건사업 지휘 및 조정, 보건에 중요한 문제들에 대한 지도력
㉣ 과학자 및 전문가들의 협력 도모
㉤ 주택, 영양, 위생, 경제, 작업여건, 환경 등에 대한 전문기관과의 협력 지원
㉥ 각급 보건의료 요원의 훈련
㉦ 생의학과 보건서비스 연구지원 및 조정
㉧ 재해예방 및 관리
㉨ 각국 정부의 요청 시 적절한 기술지원 및 응급상황 발생 시 도움 지원
㉩ 진단검사기준의 확립
㉪ 식품, 약품 및 생물학적 제제에 대한 국제 표준화
㉫ 연구과제 형성, 가치 있는 지식의 생산 및 전파</td></tr>
</table>

<table>
<tr><td>국제연합
아동구호
기금
(UNICEF)</td><td colspan="2">• 1946년 12월 제2차 세계대전이 끝난 후 국제연합총회의 결의에 따라 기아와 질병에 고통받는 어린이와 청소년을 구호하기 위해 설립됨
• 1953년 국제연합총회에서 항구적인 조직으로 확장하여 현재까지 개발도상국 어린이들을 위해 영양, 긴급구호, 식수 및 환경개선, 예방접종, 기초교육 등의 기본사업을 펼치고 있음(본부: 미국 뉴욕)
• 우리나라는 1950년 3월 정식으로 회원국이 되었고 1993년까지 각종 지원을 받아왔으며 현재는 36개의 집행이사회의 이사국 중 하나임</td></tr>
<tr><td>국제
간호협회
(ICN)</td><td colspan="2">• 1899년 창설된 국제 간호사 단체로 각 회원협회가 자국 간호의 질적 수준을 높이고 사회적 지위 향상을 도모하기 위한 조언, 원조 등을 수행
• 보건의료분야에서 가장 오래된 전문단체이며 종교, 정치, 사상을 초월한 단체로 본부는 스위스 제네바에 위치함
• 117개국의 정회원국이 있으며 한 주권국에서 한 회원단체만을 인정하며 자동으로 ICN회원이 됨(우리나라: 대한간호협회)
• 모든 회원은 4년마다 열리는 국제 대회에 참석할 권한을 가짐
• 우리나라는 1949년에 정식으로 가입하였으며 1989년 서울에서 개최되었던 19차 총회에서 한국의 김모임이 4년 임기의 ICN회장에 당선되었음
• 2015 서울 세계간호사대회: 2015년 서울에서 국제간호협의회 대표자회의 및 학술대회가 ‘Global Citizen, Global Nursing’의 주제로 개최되었음
• 목표: 전 세계 간호사들의 화합, 전 세계 간호 및 간호사들의 발전 도모, 보건정책에 영향력 발휘
• 대표자회의: ICN의 의결기구로 2년마다 열리며 회원국 간호협회 회장 및 사무총장 등이 참석함

[ICN 주요 활동]
㉠ 국제보건문제 연구 및 협조
㉡ 간호사업의 국제적 통계 및 최대의 정보 공유
㉢ 각국 간호사의 전문적 의견교류와 협력 도모
㉣ 간호사의 사회경제·복지 분야 활동: 근무활동 개선과 안전에 대한 기준 및 간호인력 보건정책 수립
㉤ 간호규정분야 활동: 윤리강령 제정, 보수교육 실시 및 규정 제정, 간호인증제도 도입
㉥ 전문직 간호실무분야 활동: 가족건강에 대한 지침 개발, 국제간호실무분류체계 확립, 결핵·말라리아·에이즈 등 감염질환 및 여성건강증진에 대한 연구 등</td></tr>
<tr><td rowspan="7">그 외
주요
국제기구</td><td>유엔개발계획
(UNDP)</td><td>• 개발도상국의 경제·사회 개발 지원, 아시아·태평양 지역의 빈곤감소, 인구문제, 자연재해 등 경제사회개발 협력</td></tr>
<tr><td>유엔인구활동기금
(UNFPA)</td><td>• 인구와 가족계획 분야에서 각국 정부 및 연구기관 등에 활동자금 제공</td></tr>
<tr><td>유엔마약류통제계획
(UNDCP)</td><td>• 효과적인 국제사회의 마약관리·감시, 유엔 마약남용 통제기금을 통합하여 세계적인 마약 남용 방지</td></tr>
<tr><td>경제협력개발기구(OECD)</td><td>• 경제·사회·복지 분야를 망라하는 포괄적 경제협의기구로 회원국의 경제성장 촉진, 세계무역 확대, 개발도상국 원조
• 회원국 간 경제·산업정책에 대한 정보교류와 공동연구 및 정책협조</td></tr>
<tr><td>국제연합환경계획(UNEP)</td><td>• 환경 분야에서 국제협력 추진, 유엔기구의 환경활동 및 정책 수립, 세계의 환경 감시 등
• 1972년 채택된 스톡홀름 선언을 바탕으로 설립됨</td></tr>
<tr><td>국제제연합식량농업기구
(FAO)</td><td>• 영양 상태 및 생활 수준 향상, 식량((농산물)의 생산 및 분배능률 증진, 농민의 생활 상태 개선 등</td></tr>
<tr><td>국제노동기구(ILO)</td><td>• 근로조건의 개선을 위한 국내외적 노력, 결사의 자유 보장</td></tr>
</table>

04 보건의료의 제공

보건의료체계의 단계별 분류

<table>
<tr><th>분류 기준</th><th>보건의료</th><th>설 명</th></tr>
<tr><td rowspan="3">예방개념</td><td>일차 예방서비스</td><td>• 건강증진과 질병 예방
• 예방접종, 치아우식증에 대한 불소 첨가, 산업재해 예방활동, 보건교육 등 다양함</td></tr>
<tr><td>이차 예방서비스</td><td>• 조기진단과 치료활동으로, 대규모 집단검진(건강검진), 의약품 사용, 수술, 병리학적 진행의 차단 등
• 가능한 한 장애나 조기사망을 방지할 수 있는 초기 단계에서의 치료활동</td></tr>
<tr><td>삼차 예방서비스</td><td>• 재활의료, 사회의학적 의료로서 적절한 치료를 통해 신체적·정신적·사회적 기능을 복구하는 것을 목표로 함
• 평균수명의 연장으로 주민들의 건강욕구 증대로 삼차 예방서비스 요구도가 높아지고 있음</td></tr>
<tr><td rowspan="4">보건의료체계 단계</td><td>일차 의료단계
(소진료권)</td><td>• 일반인, 대상자(환자)가 최초로 보건의료인을 접촉하는 단계로 읍·면·동 정도의 단위로 묶임
• 의원, 치과의원, 한의원, 약국, 보건소, 보건진료소 등 외래환자 중심의 보건의료서비스를 제공하는 보건의료 기관</td></tr>
<tr><td>이차 의료단계
(중진료권)</td><td>• 중진료권을 기본단위로 하며 지역병원을 중심으로 인접한 몇 개의 소진료권으로 구성되며 시·군·구 단위로 묶임
• 일차의료단계의 보건의료서비스 제공기관에서 해결이 어려운 환자들을 의뢰받거나 입원서비스 등을 제공
• 보건의료원, 중소병원 등 입원환자 중심의 보건의료서비스 제공기관</td></tr>
<tr><td>삼차 의료단계
(대진료권)</td><td>• 시·도 단위에 해당하며, 광범위한 진료권을 기본단위로 하여 다양한 전문과목과 고도로 전문화된 의학기술을 제공할 수 있는 인력과 장비를 갖춘 대형 의료기관을 중심으로 인접한 중진료권의 환자들을 의뢰받아 보건의료서비스 제공
• 대형종합병원, 대학병원 등</td></tr>
<tr><td colspan="2">[우리나라 보건의료체계 단계화의 특징]
• 개원의, 병원, 종합병원은 보완적 관계라기보다 상호경쟁적 관계
• 학교보건과 보건의료기관과의 관계는 공식적인 협조체계가 확립되어 있지 않음
• 우리나라 의료기관은 최소설치기준만 있고 일정 수준 이상의 제한 기준이 없음

※참고: 보건의료체계의 지역화
• 진료권역시스템을 뜻하며, 지역별로 이용제한을 뜻하는 것이 아님
• 의료서비스의 수요량이 많은 기본적인 서비스는 지역적으로 균등하게 배분하여 형평성을 높이고, 의료서비스의 수요량이 제한되면서 서비스의 성격에 따라 고도의 의학기술이나 값비싼 의료자원이 필요한 의료서비스에 대해서는 분화와 전문화를 꾀함으로써 의료서비스의 질과 의료자원의 효율을 높인다는 취지에서 비롯되는 개념
• 필요한 인력, 시설, 기술에 따라 보건의료서비스의 기준을 정하고, 각기 적절한 수준의 수요와 공급을 짝지음으로써 불필요한 고가자원의 중복투자를 피하고 낭비되는 의료자원을 최소화하는 것 등을 내용으로 함</td></tr>
</table>

일차보건의료(PHC; Primary Health Care)

일차보건의료

- 단순한 일차진료만을 의미하는 것이 아니라 **개인, 가족, 지역사회**를 위한 **건강증진, 예방, 치료 및 재활** 등의 서비스가 통합된 **포괄적** 기능
- 지역사회의 개인, 가족이 일반적으로 **쉽게 이용**할 수 있으며 지역사회 **주민들이 수용할 수 있는 방법**으로 지역사회의 **적극적인 참여**에 의해서 그들의 **지불능력에 맞는** 보건의료 수가로 제공되는 **필수적인 보건의료**이며 국가의 핵심 보건사업조직과 그 지역사회의 전반적인 사회·경제 개발의 구성요소(WHO)

[알마아타 선언(1978)]

- 1977년 제30차 세계보건총회(WHA)에서 'Health for All by the Year 2000'이라는 인류건강 슬로건을 보건목표로 선언
- **1978년** WHO와 UNICEF가 **구소련 알아마타**에서 공동으로 국제회의를 개최
- '건강은 인간의 기본권이고, 건강의 향상은 사회개발의 최우선 목표이며 이러한 목표는 **일차보건의료를 통해** 달성되어야 함'을 결의
- 2000년 이후 WHO는 일차보건의료의 목적을 'Better Health For All'로 제시
- **우리나라**에서의 일차보건의료사업에 대한 **법적 근거(농특법 제정)**을 마련하고 **보건진료전담공무원**을 양성하는 **계기**가 됨

[알마아타 선언에서 밝힌 일차보건의료 내용(WHO)]

㉠ 지역사회의 주요 보건의료 문제에 대한 교육과 그 문제의 예방과 관리
㉡ 식량공급과 영양증진
㉢ 안전한 식수 제공과 기본환경위생 관리
㉣ 가족계획을 포함한 모자보건
㉤ 주요 감염병에 대한 면역수준 증강(예방접종)
㉥ 그 지역에 지방병(풍토병) 예방과 관리
㉦ 통상 질병과 상해에 대한 적절한 치료
㉧ 필수(기본)의약품의 공급
㉨ 정신보건의 증진 또는 심신장애자의 사회의학적 치료(추후 추가된 항목)

[일차보건의료의 필수요소(4A, WHO)]

구분	내용
수용가능성 (**A**cceptable)	• 지역사회가 쉽게 받아들일 수 있는 방법으로 제공되어야 함
지불부담능력 (**A**ffordable)	• 지역사회의 지불 능력에 맞는 보건의료수가로 제공되어야**(무상제공X)**
주민참여(**A**vailable)	• 지역사회주민들의 적극적·능동적 참여를 통해 이뤄져야 함 예 보건진료소 운영협의회, 마을건강원
접근성(**A**ccessible)	• 모든 주민이 **시간적으로나 장소적으로** 보건의료서비스를 쉽게 이용할 수 있어야 함 • 지리적·경제적·사회적으로 지역주민이 이용하는 데 차별(제한)이 있어서는 안 됨 • 국가보건의료활동이 **소외된 지역 없이** 오지까지 전달되고, **오지지역이 일차 보건의료 활동의 핵심이 되어야 함**
그 외 특성	• 포괄성, 유용성, 지속성, 상호협조성, 균등성 등 **※전문성X, 특수성X, 효율성X**

[일차보건의료 접근방법]

- 예방에 중점을 둠
- 적절한 기술과 인력 사용
- 지역특성에 맞는 보건사업 추진
- 부문 간 협조와 조정 필요
- 자조, 자립정신을 바탕으로 함
- 원인추구적 접근방법 사용
- 지역사회의 참여 유도

우리나라의 일차보건의료 역사

- 1969년: 선교사 시블리 박사가 거제도에서 지역사회개발보건원을 만들어 지역사회보건사업을 시작
- 1975년: 「한국보건개발원법」제정
- 1976년: 한국보건개발연구원 설립
- 1976-1980년: 한국보건개발연구원을 중심으로 5년간 시범사업(강원도 홍천군, 전북 옥구군, 경북 군위군)을 실시 : 보건소와 보건지소에 공중보건의를 배치하고 면 이하 단위에 보건진료원을 배치
- **1980년**: **「농어촌 등 보건의료를 위한 특별조치법」(농특법)** 공포: 보건소, 보건지소, 보건진료소로 이어지는 **일차보건의료체계 확립** 및 일차보건의료 시행에 대한 **제도적 근거** 마련
- 1981년: 벽지와 오지에 보건진료원 배치 시작

05 보건의료재정

진료비 지불제도

<table>
<tr><td>진료비 지불보상제도</td><td>
• 보건의료기관이 대상자에게 제공한 의료서비스에 대하여 의료비를 산정하는 방식
• 우리나라의 진료비 지불제도: 행위별 수가제를 바탕으로 포괄수가제와 일당수가제 방식을 혼용하고 있으며 비합리적인 수가를 개선하기 위해 2001년부터 상대가치를 고려하여 수가를 책정하는 상대가지 수가제를 적용하고 있음
[보상시점에 따른 진료비 지불보상제도 구분]
<table>
<tr><td>사전보상</td><td>• 진료를 받기 전 병원이나 의료인에게 정해진 금액이나 비율로 진료비가 지불되는 방식
• 실제로 받은 서비스의 양과 무관하므로 의료비 상승 억제와 과잉진료 억제의 효과를 기대할 수 있음
예 인두제, 봉급제, 포괄수가제, 총액계약제(총괄계약제)</td></tr>
<tr><td>사후보상</td><td>• 실제로 받은 진료 서비스에 대하여 합산되 진료비를 지불하는 방식
• 의료비 상승의 요인으로 작용함
예 행위별수가제</td></tr>
</table>
</td></tr>
<tr><td>행위별수가제</td><td>
• 의료진이 제공한 진단, 치료, 투약과 개별행위의 서비스를 총합하여 진료내용과 서비스 양에 따라 항목별로 의료비가 책정되는 사후보상방식
• 진료행위, 진료재료, 의약품별로 미리 정해진 각각의 항목당 단위가격에서 서비스의 양을 곱하여 공급자에게 지불하는 방법
• 우리나라 건강보험수가: 상대가치점수(업무량, 비용, 위험도로 구성)를 기준으로 산정됨
<table>
<tr><td>[상대가치수가제]
• 행위별수가제의 하나로, 제공된 서비스의 난이도를 고려하여 상대가치를 정하고 상대가치에 환산지수를 곱하여 수가를 결정하는 방식
• 환산지수는 매년 건강보험공단과 의약계 대표 간의 요양급여비용 계약에 의해 결정되며, 계약이 5월 31일까지 체결되지 않는 경우 보건복지부장관이 그 직전 계약기간 만료일이 속하는 연도의 6월 30일까지 심의위원회의 의결이 거쳐 요양급여비용을 정함
• 상대가치점수 측정기준
㉠ 의사업무량 상대가치: 의사투입시간, 스트레스, 노력, 기술의 강도
㉡ 진료비용: 의사 인건비 제외한 임상인력 인건비, 치료재료, 장비, 기타 관리비
㉢ 의료사고 위험도: 해당 행위 관련하여 발생하는 의료사고와 분쟁해결비 보상비</td></tr>
</table>
<table>
<tr><th>장 점</th><th>단 점</th></tr>
<tr><td>• 의료서비스의 양과 질 확대
• 의료인의 재량권 및 자율권 보장
• 첨단 의료기술 및 의학 발전 유도
• 의사의 생산성 증가
• 환자와 의사의 원만한 관계 유지
• 의료수가 결정에 적합</td><td>• 의사의 행위가 병원의 수입과 직결되므로 과잉진료 및 남용 우려
• 과잉진료를 막기 위한 심사 등의 행정적으로 복합적 문제 발생
• 의료인과 보험자 간 갈등
• 기술지상주의로 예방보다 치료에 집중
• 상급병원으로 후송을 기피하여 지역의료 발전 전해</td></tr>
</table>
</td></tr>
</table>

포괄수가제

- **환자 1인당** 또는 **질병별, 요양일수별**로 보수단가를 설정하여 **미리** 정해진 진료비를 의료기관에 보상하는 **사전결정방식** 지불제도
- 제공한 서비스와 상관없이 **사례에 기초**하여 진료비를 지불하는 방식으로 병원 측의 낭비와 비효과적 의료계획의 풍토를 저지하는 효과를 가져옴
- DRG(Diagnosis Related Group, Medicare의 진단 관련 분류법)에 의한 포괄수가제가 대표적 사례

[우리나라 DRG대상 질환: 4개 진료과 7개 질병군]

안과	• 수정체 수술(백내장 수술)	일반외과	• 항문과 항문주위 수술(치질 수술), 서혜 및 대퇴부 탈장 수술, 충수절제술(맹장염 수술)
이비인후과	• 편도 및 아데노이드 수술	산부인과	• 자궁 및 자궁부속기 수술(악성종양 제외), 제왕절개분만

- 우리나라의 경우 2002년부터 DRGs를 부분적으로 수가산정에 반영, 2012년 7월1일부터 전국 모든 병·의원으로 확대되었고, 2013년 7월부터는 종합병원·상급종합병원까지 의무 적용
- 일당수가제와 방문당수가제는 포괄수가제의 일종임

일당지불제 (일당수가제)

- **입원 1일당** 또는 **외래방문 1일당** 정해진 일정액의 수가를 산정하는 방식으로 **투입자원이나 서비스 강도의 차이를 반영하지 않아** 포괄수가제의 일종으로도 봄

일당지불제	방문당 수가
의료급여 환자의 정신과 입원진료비 간호관리료 차등제 노인장기요양보험 시설수가	가정간호의 기본방문료 노인장기요양보험의 방문간호 (방문시간 당 정액제)

신포괄수가제

- 진료에 필요한 **대부분의 서비스는 포괄수가제**로 묶고 진료비 차이를 가져오는 **고가 의료서비스는 행위별수가제**로 별도로 보상
- 현재의 포괄수가제는 7개의 질병군에만 적용되지만, 신포괄수가제는 **대부분의 질병군(4대 중증질환 포함)**과 **초음파 검사 등 필수적 진단 검사**에 적용되어 **보장성 확대**되어 환자의 **진료비 부담 경감**을 목적으로 함

  ※4대 중증질환: 암, 심장 질환, 뇌혈관 질환, 희귀난치성 질환
- 특성: **일당진료비** 설계, **포괄수가**와 **행위별수가** 요소의 병행, 일부 비급여 서비스를 포괄항목으로 포함, 기관별 조정계수 마련
- 2009년 일산병원에서 20개 질병군에 대한 시범사업을 시작으로 2020년 567개 질병군에 대해 민간병원을 추가하여 시범사업 중

	질병군별 포괄수가제(DRGs)	신포괄수가제
적용 기관	7개 질병군별 진료가 있는 전체 의료기관 (2013년 7월부터 적용)	국민건강보험공단 일상병원, 국립중앙의료원, 지역거점 공공병원 등 총 98개 기관
적용 대상	4개 진료과 7개 질병군	567개 질병군 입원환자
특징	포괄수가(묶음) 의료자원의 효율적 활용	포괄수가(묶음)+행위별수가(건당) 의료자원의 효율적 활용+ 적극적 의료서비스

장 점	단 점
• 진료비에 대한 가격이 사전에 미리 결정되어 자원의 최소화 사용에 대한 동기를 부여하여 진료수행을 경제적으로 유도, 총진료비 절감 • 병원 업무 및 진료의 표준화 • 예산 통제 가능성과 병원의 생산성 증가 • 부분적으로 적용 가능 • 행정정 절차의 간편화로 진료비 청구 및 지불심사의 간소화	• 서비스 최소화·규격화로 간호 및 의료의 질 저하 초래 가능 • 분류정보조작을 통한 부당청구 가능성 • 행정적 간섭으로 의료행위의 자율성 감소 • 의학적 신기술에 적용 어려움 • 입원기간 내 모든 작업을 수행해야 하므로 간호사의 업무부담 가중 • 의료요구가 많은 환자나 합병증 환자는 적용 곤란

<table>
<tr><td>총액계약제
(총액예산제)</td><td>• 지불자 측(보험자)과 진료자(병원) 측이 사전에 일정 기간동안의 진료보수 총액에 대한 계약을 체결하고 계약된 총액 범위 내에서 의료서비스를 이용하는 제도
• 의료서비스 제공 후 계약에 따라 보험자가 지불한 금액에 대해 각 의사들에게 진료량에 비례하여 진료비를 배분함
• 진료보수지불방식 중 지불단위가 가장 크고, 총액을 초과하는 위험(비용)을 전적으로 진료자(의사단체)가 부담하므로 보험자에게 유리한 방식
<table><tr><th>장 점</th><th>단 점</th></tr><tr><td>• 과잉진료 및 과잉청구 감소로 의료비 절감 효과
• 진료비 심사 및 조정과 관련된 공급자(병원측) 불만 감소
• 의료비 지출의 사전 예측 가능
• 보험재정의 안정적 운영
• 의료공급자의 자율적 규제 가능</td><td>• 보험자 및 의사단체 간 계약 체결의 어려움
• 의료공급자단체의 독점으로 인한 폐해
• 전문과목별, 요양기관별 진료비 배분 시 갈등 발생
• 신기술 개발 및 도입, 의료의 질 향상을 위한 동기 저하
• 의료의 질 관리의 어려움
• 과소진료의 가능성</td></tr></table></td></tr>
<tr><td>봉급제</td><td>• 서비스 양이나 제공받는 사람 수에 상관없이 일정 기간에 따라 보상받는 방식(페이닥터)
• 의료인의 근무시간, 능력, 자격증, 경험, 수련기관 등에 의해 보수가 결정되므로 의료인의 능력에 따른 지급방식으로 모든 공직의료인과 조직화된 병원급 의료기관에서 많이 이용됨
• 사회주의나 공산주의 국가에서 채택하나, 자유경쟁체제의 병원급 기관(2,3차 의료기관)에서도 기본 보수지불방식으로 주로 이용
<table><tr><th>장 점</th><th>단 점</th></tr><tr><td>• 의사수입 안정
• 불필요한 경쟁 억제
• 행정적 관리가 용이하여 조직의료에 적합
• 농어촌 등 벽지에 거주하여도 비교적 쉽게 의료서비스 이용 가능</td><td>• 진료의 형식화 및 관료화 우려
• 낮은 의료 생산성, 진료의 양적·질적 수준 및 진료의 효율성 저하
• 의료인의 자율성 및 경제적 동기 저하</td></tr></table></td></tr>
<tr><td>인두제</td><td>• 서비스의 내용이나 수가와 관련 없이 등록환자수 또는 실이용자수를 기준으로 일정액을 보상받는 방식
• 기본적이고 단순한 지역사회 1차 진료기관(1차 보건의료)에 적합하며, 제대로 시행되기 위해서 1,2,3차 의료전달체계 확립이 선행되어야 함
<table><tr><th>장 점</th><th>단 점</th></tr><tr><td>• 진료의 계속성(지속성) 증대
• 치료보다는 예방에 집중
• 행정적 절차의 간편화
• 의료남용 줄이고 상대적으로 저렴한 의료비
• 의료인 수입의 평준화 가능</td><td>• 환자의 선택권 제한
• 과소치료 경향
• 상급병원으로 환자 후송·의뢰 증가 경향
• 고위험, 고비용 환자 기피 경향 증가 경향
• 고도의 전문의에게는 적용이 어려움</td></tr></table></td></tr>
</table>

국민의료비, 국민보건계정

<table>
<tr><td rowspan="1">국민의료비</td><td>

국민의료비=경상의료비+총고정자본형성

- 협의(경상의료비): **개인, 가계, 기업 및 정부**의 **직접의료 지출**을 모두 합친 금액으로, 일정기간동안 **국가의 전체 국민**이 제반 보건의료서비스 이용에 지출한 총액
- 광의: 일정기간 중 국민이 건강의 회복, 유지 및 증진을 위해 국내에서 보건의료분야 서비스 및 재화를 구입하는 데 지출한 **직접비용**과 미래의 의료서비스 공급능력 확대를 위한 **투자 지출**(총고정자본 형성)의 **합계**

[경상의료비]
- 보건의료서비스의 재화의 소비를 위한 **국민 전체의 1년간의 의료비 지출총액**으로, 크게는 **개인의료비**와 **집합보건의료비**로 구성됨
  ※**집합**의료비: **공중**을 대상으로 하는 보건의료 관련 지출로 크게 예방 및 공중보건사업이나 보건행정관리비로 구분됨
- 국민의료비 중 투자부문인 '총고정자본 형성'을 제외한 지출 부문의 총액
  ※총고정자본형성: 생산주체가 구입 또는 생산한 모든 자본재(토지 이외의 재화)
- 현재 OECD국제기준에서 경상의료비를 **국가 간 통계 지표**로 사용하고 있으며 우리나라도 2017년 7월부터 '국민보건계정'에서 경상의료비를 통계기준으로 사용함
- 2019년 기준 국민 1인당 의사 외래진료 횟수는 17.2회로 OECD 국가 중 최상위이며, GDP 대비 경상의료비 지출 규모는 8.2%로 OECD 평균(8.8%)에 비해 낮지만, 빠른 속도로 증가 중임

[국민의료비 증가요인]

소비영역	노령화(노인인구 증가 및 만성질환 비율 증가), 핵가족화(가족지지체계에서 사회적 지지체계로의 전환), 소비자주의 강화(서비스 요구수준과 범위 확대, 의료수요에 대한 다양한 요구 반영), **사회보장의 양적·질적 확대**, 소득수준 향상, 의료접근성 향상, 의료공급자에 의한 수요증가(소비자의 무지 이용)
공급영역	과학기술 발달, 보건의료서비스 공급자(제공자) 수 증가, 전문주의 강화(전문가집단의 정치력 확대) 의료시장 및 개방 압력 증가(의료기관 영리추구 가속화로 고가 약품·장비·서비스 유인, 민간보험 영향력 강화)
제도영역	지불보상제도의 변화(행위별수가제와 같은 **사후결정방식**의 대두), 보건의료체계의 변화(치료중심의 민간의료 발달), 의료의 낮은 공정성(공정성과 공공보건의료가 취약할수록 의료비 증가)

[국민의료비 억제방안]

단기방안	수요측	본인부담률 인상, 보험급여 범위 확대를 억제하여 의료에 대한 과잉수요 줄임
	공급측	의료수가 상승억제, 고가 의료기술도입·사용억제(도입된 장비의 공동사용 방안 등 강구), 행정절차의 효율적 관리운영, 보험급여의 질적 적정성 평가 활용, 의료인력 및 예산의 통제, 진료시설의 표준화
장기방안	㉠ 지불보상제도의 개편: 행위별 수가제에서 **사전결정방식**으로의 형태로 개편 ㉡ 의료전달체계의 확립: **공공부문** 의료서비스 확대, **의료의 사회화 및 공공성 확대**로 안정적인 의료수가 수준 유지 필요 ㉢ 다양한 **의료대체서비스 및 인력개발** 및 활용: 지역사회간호센터, 가정간호, 호스피스, 낮병동, 너싱홈, 재활센터, 정신보건센터 등 대체의료기관과 서비스 개발 및 활용, 보건진료원, 전문간호사제도, 정신보건전문요원 등 **다양한 보건의료전문가 양성**으로 효율적인 인력관리를 통한 의료비 억제 효과 제고	

</td></tr>
<tr><td>국민보건계정</td><td>

- 의료비의 재원, 기능, 공급자별 흐름을 일목요연하게 보여주는 **국가 단위 의료비 지출의 종합표**로, 경상의료비가 통계기준임
- **국내의 시계열적 일관성**은 물론 **국가 간의 횡단면적 비교가능성**을 높이기 위해 의료비 총액과의 그 하위 부문의 데이터를 구축하는 작업을 진행하는 것으로 **국제적으로 통일된 기준** 제공
- **기능별**(서비스 유형별), **공급자별, 재원별**의 세 가지 축을 기본으로, 이를 다시 기능별-공급자별, 공급자별-재원별, 재원별-기능별의 세 가지 2차원 매트릭스를 구성하는 것을 기본테이블로 함

</td></tr>
</table>

06 의료보장제도와 보건의료정책

사회보장

<table>
<tr><td rowspan="4">사회보장</td><td colspan="4">

• 출산, 양육, 실업, 노령, 장애, 질병, 빈곤 및 사망 등의 사회적 위험으로부터 모든 국민을 보호하고 국민 삶의 질을 향상시키는 데 필요한 소득·서비스를 보장하는 **사회보험, 공공부조, 사회서비스**
• **국가 또는 지방자치단체**(주체)가 **모든 국민**(대상)에 대하여 **사회보험**과 **공공부조**를 통하여 **최저 생활**을 **물질적**으로 보장하는 제도
• **사회보장 목적**(순기능): **최저 생활의 보장, 국민 경제의 안정, 소득 재분배 효과, 사회통합**
• 사회보장 역기능: 과도한 사회보장은 국가재정 상태를 악화시킴, 도덕적 해이로 저축의욕 감소 및 자발적 실업 증가, 정부지출로 인플레이션 야기

[사회보장 원칙]
㉠ 보편성: 모든 국민에게 적용
㉡ 형평성: 급여기준과 비용에서 형평성 유지
㉢ 민주성: 정책 결정·실행과정에 공익대표와 이해관계인의 참여
㉣ 연계성 및 전문성: 국민의 다양한 욕구 충족을 위함

</td></tr>
<tr><td rowspan="3" colspan="2">

• 1960년 제4차 헌법개정에서 국가 사회보장에 관한 사항 처음 규정
• 1963년 「사회보장에 관한 법률」제정
• 1980년 10월 헌법개정을 통해 '사회복지'라는 용어 처음 사용
• 1995년 「사회보장에 관한 법률」폐지, 「사회보장 기본법」공포 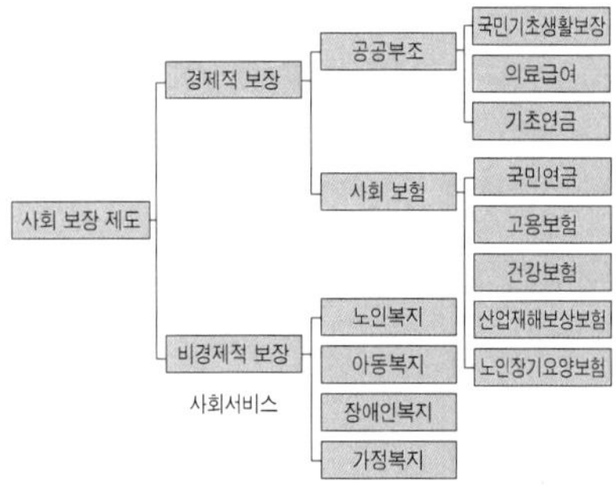

사회 보장 제도
- 경제적 보장
  - 공공부조: 국민기초생활보장, 의료급여, 기초연금
  - 사회 보험: 국민연금, 고용보험, 건강보험, 산업재해보상보험, 노인장기요양보험
- 비경제적 보장 (사회서비스): 노인복지, 아동복지, 장애인복지, 가정복지

</td><td>사회보험</td><td>

• 사회구성원의 생활에 위협을 가져오는 사고가 발생할 경우 **보험의 원리를 응용하여** 경제적으로 생활을 보장하는 사회보장제도
예 연금보험, 산재보험, 고용보험, 건강보험, 노인장기요양보험

</td></tr>
<tr><td>공공부조</td><td>

• 국가 및 지방자치단체의 책임 아래 생활유지능력이 없거나 생활이 어려운 국민의 **최저 생활을 보장**하고 **자립을 지원**하는 사회보장제도
예 국민기초생활보장제도, 의료급여제도, 기초연금

</td></tr>
<tr><td>사회서비스</td><td>

• 국가·지방자치단체 및 민간부문의 **도움이 필요한 모든 국민에게** 복지, 보건의료, 교육, 고용, 주거, 문화, 환경 등의 분야에서 **인간다운 생활을 보장**하고 상담, 재활, 돌봄, 정보의 제공, 관련 시설의 이용, 역량 개발, 사회참여 지원 등을 통하여 **국민의 삶의 질이 향상되도록 지원**하는 제도

</td></tr>
<tr><td rowspan="4">사회보험
공공부조
비교</td><td></td><td>사회보험</td><td colspan="2">공공부조</td></tr>
<tr><td>재원조달</td><td>수혜자, 고용주, 국가의 보조금
능력에 의한 거출주의</td><td colspan="2">조세수입(국가재원)
평등을 기본사상으로 하는 무거출주의</td></tr>
<tr><td>대 상</td><td>자조능력이 있는 자(보편적)</td><td colspan="2">개인의 요구와 이에 대한 자산 조사를 통해
자조능력이 없다고 판단되는 자(선별적)</td></tr>
<tr><td>성 격</td><td>빈곤 예방의 사전적, 사회연대적, 강제적·법적·제도적</td><td colspan="2">빈곤 방지를 위한 사후적 성격(빈곤 발생 후 지원받음)</td></tr>
</table>

		보장 대상	급여내용	관리운영	보험료징수	주무부처
우리나라 사회보험	**산업재해보상 (1964)**	업무상 상병	요양급여 휴업급여 장해급여 간병급여 유족급여 상병보상연금 장의비 직업재활급여	근로복지공단	국민건강 보험공단 **통합징수**	고용노동부
	건강보험 (1977)	질병, 부상	요양급여 건강검진 요양비 장애인보장구급여비 부가급여(임신, 출산 진료비)	국민건강보험공단		보건복지부
	국민연금 (1988)	장애, 사망, 노령	노령연금 장애연금 유족연금 반환일시금	국민연금공단		보건복지부
	고용보험 (1995)	실업, 고용안정	고용안정사업 직업능력개발사업 실업급여 육아휴직급여 출산전후휴가급여	고용노동부		고용노동부
	노인장기 요양보험 (2008)	65세 이상 노인·노인성 질환자의 요양	재가급여 시설급여 특별현금급여	국민건강보험공단		보건복지부

의료보장

의료보장

- 질병으로 인한 수입중단과 질병치료를 위한 치료비 지출에 대처하기 위해 필수의료를 보장하는 제도
- 개인의 능력으로 해결할 수 없는 건강문제를 국가가 **사회적 연대책임**으로 해결하여 사회구성원 누구나 건강한 삶을 향유할 수 있게 하기 위함
- 의료보장제도 등장 배경: 빈부격차, 경제발전, 농촌인구 감소 및 도시인구 집중, 지역주민 간 연대감 약화, 핵가족화
- 의료보장에는 **국민건강보험(의료보험), 의료급여, 산업재해보상보험** 등이 있음

[의료보장의 기능]
- 일차적 기능: 국민이 경제적 어려움을 느끼지 않는 범위 내에서 필수의료를 확보
- 이차적 기능
  - ㉠사회연대성 제고 기능: 사회적 연대를 통한 사회통합 도모
  - ㉡위험분산의 기능: 많은 인원 집단화로 위험분산
  - ㉢소득재분배 기능: 균등급여를 통하여 가계의 경제적 부담 경감하는 소득의 재분배 기능
  - ㉣비용의 형평성 기능: 필요한 비용을 개인의 부담능력과 형편에 따라 공평하게 부담함(상대적 형평성)
  - ㉤급여의 적정성 기능: 피보험자 모두에게 필요한 기본 의료를 적정한 수준까지 보장

[우리나라 의료보장제도 특징]
- **사회보험(건강보험)방식**을 바탕으로 **공공부조 방식을 더하여** 시행
- **현물급여가 원칙**이며 현금급여를 병행하여 시행
- 소비자 측면에서 의료비 증가를 억제하기 위해 **본인일부 부담제**가 적용되고 있음
- 우리나라 보험자는 **국민건강보험공단이며 건강보험을 하나로 통합하여 관리하는 통합(일원화) 방식**을 채택하고 있음
- 보험료 부담능력이 없는 저소득층은 의료급여 대상자로 국가재정에 의하여 기본적인 의료혜택을 제공받고 있음(공공부조)

<table>
<tr>
<td rowspan="3">의료보장 방식</td>
<td>사회보험방식
(NHI)</td>
<td>
• 피보험자인 국민이 보험료를 납부하고 보험자(국민건강보험 등)는 마련된 재원의 운용을 통해 의료보장(비스마르크 방식)
• 보험료, 국가, 고용주에 의해 재정을 충당하고 보험료를 부담하기 어려운 계층은 조세를 통해 재정을 충당함
• 제도 운용의 민주성을 기할 수 있고 국민의 비용의식이 강하게 작용함
• 조합원이 의료보험 운영에 관한 의사결정에 참여함
• 양질의 의료제공이 가능하나 보험료 부과의 형평성 부족, 의료비 증가 억제 기능이 취약함
예 한국의 국민건강보험, 미국의 메디케어
[보험급여 지급형태]
<table>
<tr><td>현금 급여형</td><td>= 현금배상형, 현금상환형, 환불형
• 피보험자의 자유로운 선택에 따라 의료기관을 이용하고 진료비를 지불한 후 영수증을 보험자에게 제출하면 약정한 비율의 보험급여액을 보험자로부터 돌려받는 제도(민간 실비보험과 유사)
• 피보험자의 의료기관선택권을 최대한으로 보장하고 피보험자와 보험자 서로 간의 계약관계로 맺어지는 보험
• 진료비를 직접 지불해야 하므로 의료남용은 억제되나 저소득층의 의료이용에 제약이 따를 수 있음</td></tr>
<tr><td>제3자 지불형</td><td>= 제3자 급여형, 직접서비스형, 현물급여형
• 피보험자가 의료기관에서 진료를 받는 것 자체를 급여내용으로 하며, 피보험자는 본인 일부 부담액만 의료기관에 납부하고 나머지 금액은 제3자인 보험자가 부담 (우리나라 국민건강보험)
• 과잉진료 및 부당청구의 문제 발생. 환자들의 진료비에 대한 인식이 약하여 의료남용 문제 발생 가능</td></tr>
<tr><td>변이형</td><td>= 직접형, 직접지불형
• 의료기관을 직접 소유하거나 의료기관과 계약을 체결한 보험자가 피보험자에게 포괄적인 의료서비스를 제공함
• 진료비 심사가 필요없고, 행정절차가 간편하여 의료비 절감 가능
• 의료인과 보험자 간 갈등 및 피보험자들의 의료기관 선택의 제한과 의료 제공의 최소화 등의 문제발생 가능
예 NHS 시행국가, 미국의 HMO, 일산병원(국민건강보험공단이 운영)</td></tr>
</table>
[본인일부부담제]
<table>
<tr><td>정률제
(정률부담제)</td><td>• 보험자가 의료비용의 일정비율만 지불하고 본인(피보험자)이 나머지를 부담
예 환자 20%, 보험자(공단) 80%</td></tr>
<tr><td>정액제
(정액부담제)</td><td>• 의료이용의 내용과 관계없이 서비스 건당 미리 정해진 일정액만 소비자가 부담하고 나머지는 보험자가 부담</td></tr>
<tr><td>정액공제제</td><td>• 연간 일정한도까지의 의료비를 본인이 부담하고 그 이상에 해당하는 의료비만 보험급여 대상이 됨
• 불필요한 의료이용을 줄일 수 있어 의료비 증가 억제되나 저소득층에게 경제적 부담, 형평성의 문제 제기됨</td></tr>
<tr><td>정액수혜제</td><td>• 의료서비스 건당 일정액만을 보험자가 부담하고 나머지는 환자가 지불하는 방법</td></tr>
<tr><td>급여상한제</td><td>• 의료보험에서 지불하는 보험급여의 최고액을 정하여 그 이하의 진료비는 보험적용하나, 초과 시 환자가 부담
• 고가의료장비의 이용을 억제 및 사치성 의료 감소로 의료비절감 효과를 보임</td></tr>
</table>
</td>
</tr>
<tr>
<td>국가보건 서비스
(NHS)</td>
<td>
• 국가는 일반조세로 재원을 마련하여 모든 국민에게 필요한 보건의료서비스를 무료로 제공하는 제도(베버리지 방식)
• 소득수준에 관계없이 국민 모두에게 균등하고 포괄적인 보건의료서비스를 제공
• 정부가 관리주체이므로 의료공급이 공공화되어 정부에 의한 의료비 증가 통제 가능
• 조세제도를 통한 재원조달로 비교적 소득재분배 효과가 큼
• 의료의 사회화 초래로 상대적으로 질이 낮고 정부의 과다한 복지비용 부담이 있음
• 의료수요자 측의 비용의식 부족과 상급기관으로의 빈번한 후송으로 장기간 진료대기 문제가 발생
• 대부분의 영연방 국가, 스웨덴, 이탈리아 등
</td>
</tr>
<tr>
<td>민간보험방식</td>
<td>
• 사회보험처럼 사전계약에 의한 징수이며 임의적·선택적·자발적인 개별보험의 성격(임의가입). 소비자 주권형
• 위험 정도와 급여 수준에 따라 보험료를 다르게 책정하여 보험료 수준에 따라 급여와 보호 수준에 차등을 둠
• 사회보장개념이 아니므로 소득재분배 효과도 없음
• 보험료 지불부담능력이 없는 사람들에게 공공부조 방식의 의료급여제도(예 미국의 메디케이드)를 시행하여 미비점 보완
</td>
</tr>
</table>

국민건강보험

<table>
<tr><td>국민건강
보험
개요</td><td>
□ 「국민건강보험법」제1조: 국민의 질병, 부상에 대한 예방·진단·치료·재활과 출산·사망 및 건강증진에 대하여 보험급여를 실시함으로써 국민보건의 향상과 사회보장 증진에 이바지함을 목적으로 한다.

[건강보험 주요 기능]
㉠ 사회연대성: 국민의 질병과 부상에 대한 사회공동의 책임
㉡ 소득재분배 : 차등부담 균등수혜
㉢ 위험분산: 많은 인구 집단화하여 위험 분산, 미리 소액의 돈을 각출하여 위험의 시간적 분산

[국민건강보험 특징]
• 강제 가입 및 적용(대상의 보편주의 원칙)
• 보험급여의 균등한 수혜(급여의 획일화)
• 현물급여 원칙
• 적정급여의 원칙(최저 필수급여이며 비급여 존재)
• 본인일부부담제 중 정률제, 일정액공제제 적용
• 보험료 분담 원칙(노사나 정부의 일부 분담)
• 부담능력에 따른 보험료의 차등부담(재산·소득에 비례 원칙, 형평부과)
• 단기적 성격의 보험(1회계연도를 기준으로 보험료 계산, 보통 1년)
• 예측불가한 일시적 사고를 대상
• 사후치료의 원칙(다만, 오늘날에는 질병예방 측면이 강조됨)
• 보험급여 지급형태 중 3자 지불의 원칙(직접서비스형)
• 수익자 부담 원칙(수익자가 비용부담, 수익자에게 이익 환원)
</td></tr>
<tr><td>우리나라
건강보험
발전과정</td><td>
1963 • 「의료보험법」 제정(제1차 경제개발 5년계획 일환, 사회보장성 아닌 공적부조 형태, 임의피용자보험)
1977 • 의료보험법 개정·실시(500인이상 사업장에 강제 적용)
1979 • 공무원 및 사립학교 교직원 의료보험 실시
1988 • 농·어촌지역 지역의료보험 확대 실시
• 5인 이상 사업장까지 의료보험 당연적용 확대 실시
1989 • 전국민의료보험 실시(지역의료보험 도시 확대)
• 약국 의료보험 실시
1997 • 「국민의료보험법」 제정·공포
1999 • 「국민건강보험법」 제정
2000 • 의료보험조직 완전통합→국민건강보험공단 출범
• '국민건강보험 일산병원' 개원
2003 • 의료보험조직 재정 통합(실질적 건강보험 통합)
2007 • 「노인장기요양보험법」 제정
2011 • 건강보험공단의 4대 사회보험료 징수 업무 통합
2012 • 병·의원급 의료기관 포괄수가제 당연적용(7개 질병군)
2015 • 간호·간병통합서비스 국민건강보험 적용
2019 • 외국인 지역가입자 건강보험 당연 적용
</td></tr>
<tr><td>관리운영
체계
주요 업무</td><td>
[국민건강보험 관리운영 체계]
• 보건복지부, 국민건강보험공단, 건강보험심사평가원이 관리·운영하고 있음
㉠ 보건복지부는 건강보험사업의 관장자로서 건강보험관련 정책을 결정하고 건강보험 업무 전반을 총괄함
㉡ 국민건강보험공단은 건강보험의 보험자로서 가입자 자격관리, 보험료 부과·징수, 보험급여비용 지급 등의 업무를 수행함
㉢ 건강보험심사평가원은 요양기관이 청구한 요양급여 비용을 심사하고 요양급여의 적정성을 평가함
• 요양기관의 비용청구는 건강보험 심사평가원에게, 심사평가원은 심사결과를 직접 요양기관과 공단에 통보함
• 직장가입자 보험료율 및 지역가입자 점수당 금액은 건강보험정책 심의위원회의 의결을 거쳐 대통령령으로 정함(매년 변동)
• 장기요양보험료는 건강보험료와 통합하여 징수하며, 국민건강보험공단은 장기요양보험료와 건강보험료를 구분하여 고지함
※장기요양보험료=건강보험료×장기요양보험료율
※건강보험 수입재원: 보험료, 정부지원금{국고지원금(14%), 건강증진기금(6%)}, 기타 수입(연체금, 부당이득금, 기타징수금 등)

[국민건강보험공단의 주요 업무]
• 가입자 및 피부양자의 자격 관리
• 보험급여의 관리
• 건강보험에 관한 교육훈련 및 홍보
• 건강보험에 관한 조사연구 및 국제협력
• 보험료와 그 밖에 이 법에 따른 징수금 부과·징수
• 보험급여 비용의 지급
• 자산의 관리·운영 및 증식사업
• 의료시설의 운영(국민건강보험 일산병원)
• 질병의 조기발견·예방 및 건강관리를 위하여 요양급여 실시 현황과 건강검진 결과 등을 활용하여 대통령령으로 정하는 예방사업
㉠ 가입자 및 피부양자의 건강관리를 위한 전자적 건강정보시스템의 구축·운영
㉡ 생애주기별·사업장별·직능별 건강관리 프로그램 또는 서비스의 개발 및 제공
㉢ 연령별·성별·직업별 주요 질환에 대한 정보 수집, 분석·연구 및 관리방안 제공
㉣ 고혈압·당뇨 등 주요 만성질환에 대한 정보 제공 및 건강관리 지원
㉤ 「지역보건법」에 따른 지역보건의료기관과의 연계·협력을 통한 지역별 건강관리 사업 지원
</td></tr>
</table>

<table>
<tr><td>관리운영 체계 주요 업무</td><td colspan="2">[건강보험심사평가원의 주요 업무]
• 요양급여비용의 심사
• 업무와 관련된 조사연구 및 국제협력
• 요양급여의 적정성 평가
• 심사기준 및 평가기준의 개발
• 그 밖에 보험급여 비용의 심사와 보험급여의 적정성 평가와 관련하여 대통령령으로 정하는 업무</td></tr>
<tr><td>건강보험 정책심의 위원회</td><td colspan="2">• 건강보험정책에 관한 다음 각 호의 사항을 심의·의결하기 위하여 보건복지부장관 소속으로 건강보험정책심의위원회를 둠
㉠ 국민건강보험 종합계획 및 시행계획에 관한 사항(심의에 한정)
㉡ 요양급여의 기준
㉢ 요양급여비용에 관한 사항
㉣ 직장가입자의 보험료율
㉤ 지역가입자의 보험료부과점수당 금액
㉥ 건강보험에 관한 주요 사항: 요양급여 각 항목에 대한 상대가치점수, 약제·치료재료별 요양급여비용 상한 등
• 심의위원회는 위원장(보건복지부차관) 1명과 부위원장 1명을 포함하여 25명의 위원으로 구성하며, 임기는 3년으로 함</td></tr>
<tr><td rowspan="5">보험급여 종류</td><td>요양급여</td><td>• 가입자 및 피부양자의 질병·부상·출산에 대한 진찰·검사, 약제·치료재료의 지급, 처치·수술 및 그 밖의 치료, 예방·재활, 입원, 간호, 이송</td></tr>
<tr><td>건강검진</td><td>• 일반건강검진, 암검진, 영유아 건강검진</td></tr>
<tr><td>요양비</td><td>• 긴급하거나 부득이한 사유로 요양기관과 비슷한 기능의 기관에서 요양을 받거나 출산을 하는 경우 지급함</td></tr>
<tr><td>장애인 보조기기급여</td><td>• 등록된 장애인인 가입자 및 피부양자가 장애인보조기기를 구입할 경우 구입 금액 일부를 공단에서 지급함</td></tr>
<tr><td>부가급여</td><td>• 법률로 정한 급여(요양급여, 건강검진, 요양비, 장애인보조기기 급여) 이외에 대통령령으로 공단이 지급하는 급여
• 현재 실시되는 부가급여: 임신·출산(유산 및 사산 포함) 진료비</td></tr>
<tr><td>보험급여 체계</td><td colspan="2">• 본인일부부담금: 입원의 경우 진료비의 20%, 외래의 경우 요양기관 종별에 따라 30~60% 차등 적용
• 본인부담상한제: 본인부담액(비급여 제외)이 연간 상한액 초과 시 초과비용을 공담에서 부담
• 급여일수 제한(상한) 없음
• 필수급여 외 급여
㉠ 선별급여: 경제성 또는 치료효과성이 불확실하여 그 검증을 위해 추가적인 근거가 필요하거나 경제성이 낮아도 건강회복에 잠재적 이득이 있는 등 대통령령이 정하는 경우 본담부담율을 상향조정하여(50~90%) 예비적 요양급여인 선별급여를 지정하여 실시할 수 있으며 적합성을 5년마다 평가함
㉡ 방문요양급여: 질병이나 부상으로 거동이 불편한 경우 등 보건복지부령으로 정하는 사유에 해당하는 경우 대상자를 직접 방문하여 요양급여를 실시할 수 있음</td></tr>
<tr><td>요양급여</td><td colspan="2">• 요양기관: 의료기관, 약국, 한국희귀·필수의약품센터, 보건소·보건의료원 및 보건지소, 보건진료소 (건강생활지원센터X)
• 급여단계: 1단계 요양급여와 2단계 요양급여로 구분하여, 가입자 또는 피부양자는 1단계 요양급여를 받은 후 2단계 요양급여를 받아야 함
• 1단계 요양급여는 상급종합병원을 제외한 요양기관에서 받는 요양급여를 말하며, 2단계 요양급여는 상급종합병원에서 받는 요양급여를 말함
[단계별 요양급여의 예외: 상급종합병원에서 1단계 요양급여를 받을 수 있는 경우]
㉠ 응급환자 ㉡ 분만
㉢ 치과에서 요양급여 받는 경우 ㉣ 가정의학과에서 요양급여 받는 경우
㉤ 당해 요양병원 근무하는 가입자 ㉥ 혈우병환자
㉦ 등록 장애인 또는 단순 물리치료가 아닌 작업치료·운동치료 등의 재활치료가 필요하다고 인정되는 자가 재활의학과에서 요양급여 받는 경우</td></tr>
<tr><td>국민건강 보험 피보험자</td><td colspan="2">• 피보험자(가입자): 의료급여 수급권자, 유공자 등 의료보호 대상자를 제외한 국내에 거주하는 모든 국민
• 직장가입자와 피부양자, 지역가입자가 적용 대상자임
※피부양자: 직장가입자의 배우자, 직계존속(배우자 직계존속 포함), 직계비속(배우자 직계비속 포함)과 그 배우자, 형제·자매 중 직장가입자에게 주로 생계를 의존하는 사람으로서 소득 및 재산이 보건복지부령으로 정하는 기준 이하인 자</td></tr>
</table>

국민건강 보험 보험료

[**직장가입자** 보험료: **보수월액 보험료+소득월액 보험료**]

보수월액 보험료=보수월액×건강보험료율	**소득월액 보험료**=소득월액×소득평가율×건강보험료율
• 직장가입자의 소득 능력에 따라 부과, **전년도 신고**한 보수월액으로 부과 후 당해연도 보수총액을 신고받아 정산 ※보수월액: 당해 연도 보수총액을 **근무월수로 나눈** 금액 • 보수월액보험료의 **납부의무**는 **사용자**에게 있으나 사용자와 직장가입자가 반씩 부담함(사용자가 원천징수하여 납부)	• 직장가입자의 **보수외 소득**이 **연간 3400만원 초과 시** 산정함 ※소득월액: 직장가입자의 보수 외 소득(이자, 배당, 사업, 근로, 연금, 기타소득)을 합산 후 **대통령령으로 정하는 금액(3400만원)을 공제**한 금액을 **12로 나누어** 소득종류에 따라 **소득평가율**을 곱한 금액 • 소득월액보험료의 납무의무는 **직장가입자**에게 있음 • 소득평가율: 이자·배당·사업·기타소득 100%, 근로·연금소득 30%

[**지역가입자** 보험료: **보험료 부과점수×점수당 금액**]

- 지역가입자의 **소득, 재산**을 참작하여 정한 **부과요소별 점수를 합산**한 **보험료 부과점수**에 **점수당 금액(보험료율X)**을 곱하여 보험료를 산정 후, 경감률 등을 적용하여 **세대 단위로 부과함**
- **지역**가입자의 보험료는 그 가입자가 속한 세대의 지역가입자 **전원이 연대하여 납부함**
- 지역가입자 보험료 부과점수 기준

  ㉠ 소득점수: 이자소득, 배당소득, 사업소득, 근로소득, 연금소득, 기타소득

  ㉡ 재산점수: 주택, 건물, 토지, 선박, 항공기, **자동차(전기·수소·태양열 차 포함)**, **전월세**

※생활수준 및 경제활동참가율 점수 폐지

[보험료 분담]

- 직장가입자의 보수월액보험료: 직장가입자 50%, 사용자 50%
- 직장가입자의 소득월액보험료: 직장가입자 100%
- 사립학교 교원: 직장가입자 50%, 사용자 30%, 국가 20%
- 사립학교 교직원: 직장가입자 50%, 사용자 50%
- 공무원: 가입자 50%, 국가 50%
- 지역가입자: 가입자가 속한 세대의 지역가입자 전원의 연대 부담

건강검진

<table>
<tr><td>건강검진 개요</td><td>
[「국민건강보험법」상 건강검진 관련내용]
• 국민건강보험공단은 가입자와 피부양자에 대하여 질병의 조기발견과 그에 따른 요양급여를 하기 위하여 건강검진을 실시함
• 건강검진의 검진항목은 성별, 연령 등의 특성 및 생애 주기에 맞게 설계되어야 함
• 건강검진은 일반건강검진, 암검진 및 영유아건강검진으로 구분하여 실시함
• 건강검진은 2년마다 1회 이상 실시하되, 사무직은 종사하지 아니하는 직장가입자에 대해서는 1년에 1회 실시함
• 건강검진은 「건강검진기본법」에 따라 지정된 건강검진기관에서 실시해야 함

[건강검진 통보]
• 건강보험공단이 일반건강검진 또는 암검진을 실시하는 경우 직장가입자에게 실시하는 건강검진의 경우에는 사용자에게, 직장가입자의 피부양자 및 지역가입자에게 실시하는 건강검진의 경우에는 검진을 받는 사람에게 통보함
• 검진기관은 건강검진을 완료한 후 결과통보서를 작성하여 수검자에게 15일 이내에 우편, 이메일, 모바일 등으로 통보하여야 함
• 건강검진을 실시한 검진기관은 공단에 건강검진의 결과를 통보해야 하며, 공단은 이를 건강검진을 받은 사람에게 통보해야 함. 다만, 검진기관이 건강검진을 받은 사람에게 직접 통보한 경우에는 공단은 그 통보를 생략할 수 있음
</td></tr>
<tr><td>일반건강검진</td><td>
[일반건강검진 대상 및 시행주체]
<table>
<tr><td></td><td>대상자</td><td>시행 주체</td></tr>
<tr><td>건강보험 적용자</td><td>• 직장가입자 및 지역가입자 세대주
• 만 20세 이상 직장가입자의 피부양자 및 지역자입자 세대원</td><td>국민건강보험공단</td></tr>
<tr><td>의료급여 수급자</td><td>• 만19세~64세 의료급여 수급자
• 만 66세 이상 의료급여 수급자</td><td>시·군·구 보건소
(건강보험공단의 위탁수행)</td></tr>
</table>
[일반건강검진 항목]
문진과 진찰, 신체계측, 혈압측정, 시력·청력 측정, 흉부방사선 촬영, 요검사, 혈액검사, 구강검진, 정신건강검사(우울증 선별검사), 심뇌혈관질환 위험평가(심뇌혈관질환 위험도와 건강위험요인 등), 인지기능장애 검사, B형간염 검사, 구강 치면세균막 검사, 골밀도 검사, 노인신체기능검사, 생활습관평가(흡연, 음주, 운동, 영양, 비만 건강위험요인 평가), 상담 및 처방

[일반건강검진 판정기준]
<table>
<tr><td>판정 구분</td><td>판정 기준</td></tr>
<tr><td>정상A</td><td>• 검진 결과 이상이 없는 자</td></tr>
<tr><td>정상B</td><td>• 검진 결과 건강에 이상이 없으나 식생활습관, 환경개선 등 자가관리 및 예방조치가 필요한 자</td></tr>
<tr><td>일반질환의심</td><td>• 검진 결과 질환으로 발전할 가능성이 있어 추적검사나 전문의료기관을 통한 정확한 진단과 치료가 필요한 자</td></tr>
<tr><td>고혈압·당뇨 질환의심</td><td>• 일반건강검진 결과 고혈압, 당뇨병이 의심되어 진료와 검사 등이 필요한 자로 확진검사 대상임
※확진검사항목: ㉠ 고혈압: 진찰 및 상담, 혈압 측정
㉡ 당뇨병: 진찰 및 상담, 공복혈당검사</td></tr>
<tr><td>유질환자</td><td>• 고혈압·당뇨병, 이상지질혈증, 폐결핵으로 판정받고 현재 약물치료를 받고있는 자</td></tr>
</table>
</td></tr>
<tr><td>암검진</td><td>
[암 검진주기, 검진연령 및 검진방법]
<table>
<tr><td>암 종류</td><td>검진주기</td><td>검진연령</td><td>검진방법</td></tr>
<tr><td>위암</td><td>2년</td><td>만 40세 이상의 남녀</td><td>위장조영검사 또는 위내시경검사</td></tr>
<tr><td>간암</td><td>6개월</td><td>만 40세 이상의 남녀 중
간암 발생 고위험군</td><td>복부초음파 검사, 혈청알파태아단백검사</td></tr>
<tr><td>대장암</td><td>1년</td><td>만 50세 이상의 남녀</td><td>분변잠혈반응검사(대변검사)
이상 소견: 대상내시경검사 또는 대장이중조영검사</td></tr>
<tr><td>유방암</td><td>2년</td><td>만 40세 이상의 여성</td><td>유방 촬영</td></tr>
<tr><td>자궁경부암</td><td>2년</td><td>만 20세 이상의 여성</td><td>자궁경부 세포검사</td></tr>
<tr><td>폐암</td><td>2년</td><td>54세 이상 74세 이하의 남녀 중
폐암 발생 고위험군</td><td>저선량 CT 검사</td></tr>
</table>
• 검진 대상자: 국민건강보험법에 의한 지역가입자, 직장가입자 및 피부양자, 의료급여법에 의한 의료급여수급권자
※간암발생 고위험군: 간경변증, B형간염 항원 양성, C형간염 항체 양성, B형 또는 C형간염 바이러스에 의한 만성 간질환 환자
※폐암발생 고위험군: 30갑년 이상의 흡연력을 가진 현재 흡연자와 폐암 검진의 필요성이 높아 보건복지부 장관이 정하여 고시하는 사람
</td></tr>
</table>

의료급여

의료급여 개요

□「의료급여법」제1조: 의료급여는 **생활이 어려운 사람**에게 의료급여를 함으로써 **국민보건의 향상과 사회복지의 증진**에 이바지함을 목적으로 한다.

- 의료급여는 생활유지 능력이 없거나 생활이 어려운 **저소득 국민**의 의료문제(질병, 부상, 출산 등)를 **국가가 보장**하는 **공공부조제도**로 건강보험과 함께 국민 의료보장의 중요한 수단이 되는 **사회보장제도**임
- 의료급여 내용: 진찰·검사, 약제·치료재료의 지급, 처치·수술 및 그 밖의 치료, **예방·재활**, 입원, 간호, **이송**

[의료급여 운영·관리체계]
- 보건복지부: 의료급여 정책 개발, 결정 및 의료급여사업의 총괄적인 조정, 지도감독 업무 수행
- 시·도지사: 의료급여 기금의 설치·관리·운영 및 보장기관에 대한 지도감독 업무 수행
- 시장·군수·구청장: 수급권자의 자격선정과 관리업무, 적정성 평가, 건강검진 등 수행
- 국민건강보험공단: 급여비용지급 등의 위탁업무 수행
- 건강보험심사평가원: 급여비용 심사기관으로 의료급여 심사 및 의료급여 적정성 평가 등의 위탁업무 수행
- 의료급여심의위원회: 의료급여사업의 실시에 관한 사항을 **심의**하기 위하여 **보건복지부, 시·도 및 시·군·구**에 각각 설치

의료급여 시행과정

1961	• 「생활보호법」제정: 의료보호에 관한 규정 최조 언급
1977	• 「의료보호법」 제정: 의료보호에 관한 독자법 제정하여 독자적인 의료보호 실시 근거 마련 • 보건소가 일차의료급여기관으로 지정되어 의료보호사업 시작
1999	• 「생활보호법」폐지, 「국민기초생활보장법」제정
2001	• 「의료보호법」에서 「의료급여법」으로 법제명 변경 등 전면 개정

의료급여 대상자

1종 수급권자	2종 수급권자
• **「국민기초생활보장법」**에 의한 수급자 중 다음 각 목의 어느 하나에 해당하는 자 ① 다음 각 항목 **어느 하나에 해당하는 자** 또는 **근로능력이 없거나 근로가 곤란하다고 인정**하여 **보건복지부장관이 정하는 자만으로 구성**된 세대의 구성원 ㉠ **18세 미만**인 자 ㉡ **65세 이상**인 자 ㉢ 근로능력이 현저하게 상실된 **중증장애인** ㉣ 질병, 부상 또는 그 후유증으로 치료나 요양이 필요한 사람 중에서 **근로능력평가**를 통하여 시장·군수·구청장이 **근로능력이 없다**고 판정한 사람 ㉤ **임신 중**에 있거나 **분만 후 6개월 미만**의 여자 ㉥ 「병역법」에 의한 **병역의무**를 **이행 중**인 자 ② 「국민기초생활 보장법」 제32조에 따른 **보장시설**에서 급여를 받고 있는 자 ③ 보건복지부장관이 정하여 고시하는 **결핵질환, 희귀난치성질환** 또는 **중증질환**을 가진 사람 • 「재해구호법」에 따른 **이재민**으로서 보건복지부장관이 의료급여가 필요하다고 인정한 사람 • 「**의사상자** 등 예우 및 지원에 관한 법률」에 따라 의료급여를 받는 사람 • 「입양특례법」에 따라 국내에 **입양된 18세 미만**의 아동 • 「**독립유공자**예우에 관한 법률」, 「**국가유공자** 등 예우 및 지원에 관한 법률」 및 「**보훈보상대상자** 지원에 관한 법률」의 적용을 받고있는 **사람과 그 가족**으로서 국가보훈처장이 의료급여가 필요하다고 추천한 사람 중에서 보건복지부장관이 의료급여가 필요하다고 인정한 사람 • 「**무형문화재** 보전 및 진흥에 관한 법률」에 따라 지정된 **국가무형문화재의 보유자와 그 가족**으로서 문화재청장이 의료급여가 필요하다고 추천한 사람 중에서 보건복지부장관이 의료급여가 필요하다고 인정한 사람 • 「**북한이탈주민**의 보호 및 정착지원에 관한 법률」의 적용을 받고있는 사람과 **그 가족**으로서 보건복지부장관이 의료급여가 필요하다고 인정한 사람 • 「**5·18민주화운동 관련자** 보상 등에 관한 법률」 제8조에 따라 보상금등을 받은 사람과 **그 가족**으로서 보건복지부장관이 의료급여가 필요하다고 인정한 사람 • 「**노숙인** 등의 복지 및 자립지원에 관한 법률」에 따른 **노숙인** 등으로서 보건복지부장관이 의료급여가 필요하다고 인정한 사람 • **「난민법」**에 따른 **난민인정자**로서 **부양의무자가 없거나**, 부양의무자가 있어도 **부양능력이 없거나** 부양을 받을 수 없는 사람 중 **소득 인정액이 의료급여 선정기준 이하**인 자 • 일정한 거소가 없는 사람으로서 경찰관서에서 **무연고자**로 확인된 사람 • 그 밖에 보건복지부령으로 정하는 자로서 보건복지부장관이 1종 의료급여가 필요하다고 인정하는 자	• 국민기초생활보장 수급권자 중 의료급여 1종 수급권자 기준에 해당하지 않는 사람 • 그 밖에 보건복지부령으로 정하는 자로서 보건복지부장관이 2종의료급여가 필요하다고 인정하는 자

의료급여 진료체계

[단계별 의료급여기관]

㉠ 제1차 의료급여기관: 의원·치과의원·한의원 또는 조산원, 보건소·보건지소·보건의료원, 보건진료소, 약국 및 희귀·필수의약품 센터

㉡ 제2차 의료급여기관: 시·도지사의 개설허가를 받은 병원·종합병원·치과병원·한방병원·요양병원(입원 진료 담당)

㉢ 제3차 의료급여기관: 제2차 의료급여기관 중에서 보건복지부장관이 지정하는 **상급종합병원, 전문병원**

[단계별 의료급여 적용의 예외]

<table>
<tr><th>제2차 또는 제3차 의료급여기관에 의료급여 신청 가능한 경우</th><th>제2차 의료급여 기관에 의료급여 신청할 수 있는 경우</th></tr>
<tr><td>㉠ 응급환자
㉡ 분만
㉢ 보건복지부장관 고시의 결핵질환, 희귀난치성질환자 또는 중증질환자
㉣ 제2차 또는 제3차 의료급여기관에서 근무하는 의료급여 수급권자
㉤ 등록 장애인이 보조기기를 지급받고자 하는 경우
㉥ 등록 장애인이 장애인구강진료센터에서 의료급여 받는 경우
㉦ 감염병 확산 등 긴급 사유로 보건복지부장관이 정하여 고시하는 기준에 따라 의료급여를 받는 경우</td><td>㉠ 단순물리치료가 아닌 직업치료·운동치료 등의 재활치료가 필요하다고 인정되는 자가 재활의학과에서 의료급여를 받는 경우
㉡ 한센병환자
㉢ 등록 장애인
㉣ 섬·벽지 지역
㉤ 상이등급 받은 자
㉥ 15세 이하의 아동</td></tr>
</table>

[참고: 단계별 의료급여비용 본인부담금]

<table>
<tr><th colspan="2"></th><th>제1차 의료급여기관</th><th>제2차 의료급여기관</th><th>제3차 의료급여기관</th><th>약국</th></tr>
<tr><td rowspan="2">1종</td><td>입원</td><td colspan="4">-</td></tr>
<tr><td>외래</td><td>1000원</td><td>1500원</td><td>2000원</td><td>500원</td></tr>
<tr><td rowspan="2">2종</td><td>입원</td><td colspan="3">10%</td><td>-</td></tr>
<tr><td>외래</td><td>1000원</td><td>15%</td><td>15%</td><td>500원</td></tr>
</table>

노인장기요양보험

노인장기요양보험 개요

□「노인장기요양보험법」제1조: **고령**이나 **노인성 질병** 등의 사유로 일상생활을 혼자서 수행하기 어려운 노인등에게 제공하는 **신체활동 또는 가사활동 지원** 등의 장기요양급여에 관한 사항을 규정하여 **노후의 건강증진 및 생활안정**을 도모하고 그 가족의 부담을 덜어줌으로써 **국민의 삶의 질을 향상**하도록 함을 목적으로 한다.

[노인장기요양보험 운영·관리체계]

- 관장: 보건복지부장관
- 보험자: 국민건강보험공단
- 가입자: 국민건강보험 가입자
- 관리·운영: 국민건강보험공단

[노인장기요양보험 기본원칙]

- 노인 등이 자신의 의사와 능력에 따라 **최대한 자립적으로 일상생활을 수행할 수 있도록** 제공함
- 노인 등의 심신 상태·생활환경과 노인등 및 그 가족의 **욕구·선택을 종합적으로 고려**하여 필요한 범위 안에서 적정하게 제공함
- 노인 등이 가족과 함께 생활하면서 가정에서 장기요양을 받는 **재가급여**를 **우선적**으로 제공함
- 노인 등의 심신 상태나 건강 등이 악화되지 아니하도록 **의료서비스와 연계**하여 이를 제공함

<table>
<tr>
<td>급여대상</td>
<td colspan="3">

• **65세 이상**의 노인 또는 65세 미만의 자로서 치매·뇌혈관성질환 등 대통령령으로 정하는 **노인성 질병**을 가진 자로, 등급판정위원회가 **6개월 이상**의 기간 동안 **일상생활(ADL)을 혼자서 수행하기 어렵다**고 인정되어 그 정도에 따라 **등급을 판정받은 자**(의료급여 수급권자, 국민기초생활수급권자 포함)

※주요 노인성 질환: 알츠하이머병, 지주막하출혈, 뇌내출혈, 뇌경색증, 뇌졸중, 대뇌동맥의 폐쇄 및 협착, 파킨슨병, 진전, 중풍후유증 등

[등급판정 기준]

• 1등급: 심신의 기능 상태 장애로 일상생활에서 **전적으로** 다른 사람의 도움이 필요한 자로서 장기요양인정 점수가 **95점 이상**
• 2등급: 심신의 기능 상태 장애로 일상생활에서 **상당 부분** 다른 사람의 도움이 필요한 자로서 장기요양인정 점수가 **75점 이상** 95점 미만
• 3등급: 심신의 기능 상태 장애로 일상생활에서 **부분적으로** 다른 사람의 도움이 필요한 자로서 장기요양인정 점수가 **60점 이상** 75점 미만
• 4등급: 심신의 기능 상태 장애로 일상생활에서 **일정 부분** 다른 사람의 도움이 필요한 자로서 장기요양인정 점수가 **51점 이상** 60점 미만
• 5등급: **치매환자**로서 장기요양인정 점수가 **45점 이상 51점 미만**인 자
• 인지지원등급: **치매환자**로서 장기요양인정 점수가 **45점 미만**인 자
• 등급외판정: 장기요양보험 혜택을 받을 수 없으며 지역사회 보건소, 사회복지시설 등에 연계됨

• 등급의 유효기간은 **1년**이지만 장기요양 신청인의 심신 상태 등을 고려하여 장기요양인정 유효기간을 **6개월의 범위**에서 늘리거나 줄일 수 있음
• 1등급과 2등급은 재가급여와 시설급여 중 하나를 선택하여 제공받을 수 있으며, 3등급 이하 판정자는 재가급여만 가능
</td>
</tr>
<tr>
<td rowspan="12">장기요양 급여</td>
<td colspan="3">• 재가급여 또는 시설급여를 제공하는 장기요양기관을 운영하려는 자는 특별자치시장·특별자치도지사·시장·군수·구청장으로부터 지정받아야 함
• 장기요양기관 지정의 유효기간: 지정을 받은 날부터 6년(지정 유효기간이 끝나기 90일 전까지 지정 갱신 신청)</td>
</tr>
<tr>
<td rowspan="6">재가급여</td>
<td>방문요양</td>
<td>• 장기요양요원(요양보호사, 사회복지사)이 수급자의 가정 등을 방문하여 신체활동 및 가사활동 등을 지원</td>
</tr>
<tr>
<td>방문목욕</td>
<td>• 장기요양요원(요양보호사)이 목욕설비를 갖춘 장비를 이용하여 수급자의 가정 등을 방문하여 목욕을 제공</td>
</tr>
<tr>
<td>방문간호</td>
<td>• 장기요양요원인 간호사 등이 의사, 한의사 또는 치과의사의 방문간호지시서에 따라 수급자의 가정 등을 방문하여 간호, 진료의 보조, 요양에 관한 상담 또는 구강위생 등을 제공
※구강위생업무는 치과의사의 방문간호지시서에 따라 치위생사가 수행
※방문간호사는 2년 이상의 임상경험이 필요하며, 간호조무사는 최근 10년 이내 3년 이상의 간호보조업무 경력과 보건복지부장관이 정하는 교육과정(700시간) 이수해야 방문간호 가능</td>
</tr>
<tr>
<td>주야간보호</td>
<td>• 하루 중 일정 시간동안 장기요양기관에 보호하여 신체활동지원 및 심신기능의 유지·향상을 위한 교육·훈련 등을 제공</td>
</tr>
<tr>
<td>단기보호</td>
<td>• 일정 기간동안 장기요양기관에 보호하여 신체활동지원 및 심신기능의 유지·향상을 위한 교육·훈련등을 제공</td>
</tr>
<tr>
<td>기타 재가급여</td>
<td>• 일상생활·신체활동 지원 및 인지기능의 유지·향상에 필요한 용구를 제공하거나 가정을 방문하여 재활에 관한 지원 등을 제공</td>
</tr>
<tr>
<td>시설급여</td>
<td colspan="2">• 장기요양기관이 운영하는 「노인복지법」에 따른 노인의료복지시설 등에 장기간 입소하여 장기요양급여를 받음</td>
</tr>
<tr>
<td rowspan="3">특별현금 급여</td>
<td>가족요양비</td>
<td>• 도서·벽지 등 장기요양기관이 현저히 부족한 지역, 천재지변, 수급자의 신체·정신 또는 성격상의 사유로 가족으로부터 방문요양에 상당한 장기요양급여를 받을 때 지급됨(기타재가급여와 중복수급 가능)</td>
</tr>
<tr>
<td>특례요양비</td>
<td>• 수급자가 장기요양기관이 아닌 노인요양시설 등에서 재가급여 또는 시설급여에 상당한 장기요양급여를 받은 경우 급여비용의 일부를 수급자에게 지급</td>
</tr>
<tr>
<td>요양병원 간병비</td>
<td>• 수급자가 요양병원에 입원 시 장기요양에 사용되는 간병비용의 일부로 지급</td>
</tr>
</table>

<table>
<tr><td rowspan="5">이용절차</td><td>장기요양
인정신청</td><td colspan="3">• 국민건강보험공단에 의사 또는 한의사가 작성한 의사소견서를 첨부하여 장기요양 인정을 신청함
• 본인, 가족이나 친족, 사회복지 전담공무원(가족 등의 동의 필요), 시장·군수·구청장이 지정하는 자가 신청할 수 있음</td></tr>
<tr><td>방문조사</td><td colspan="3">• 국민건강보험공단 소속 사회복지사 또는 간호사가 직접 방문하여 ADL, IADL, 인지기능, 행동변화, 간호처치, 재활영역에 대한 상태 등의 항목을 종합적으로 조사하여 요양인정점수를 산정함</td></tr>
<tr><td>등급판정</td><td colspan="3">• 국민건강보험공단은 장기요양인정 조사표에 따라 작성된 조사결과를 바탕으로 판정 프로그램을 통해 1차 판정을 실시함
• 등급판정위원회는 등급판정기준에 따라 1차 판정 결과를 심의하여 장기요양인정여부 및 등급을 최종판정함
• 판정은 신청서를 제출한 날부터 30일 이내에 완료하며, 정밀조사가 필요한 경우 등 부득이한 경우에는 연장 가능함</td></tr>
<tr><td>판정결과통보</td><td colspan="3">• 장기요양인정 유효기간은 최소 1년 이상으로 함
• 판정결과를 받은 장기요양급여자 또는 보호자는 장기요양등급, 장기요양 급여의 종류 및 내용이 담긴 장기요양인정서와 적절한 서비스 내용, 횟수, 비용 등을 담은 표준장기요양이용계획서를 직접 내방하여 수령하고 서비스 이용에 대해 교육받음</td></tr>
<tr><td>서비스 이용</td><td colspan="3">• 수급자는 선택한 장기요양기관에 장기요양인정서와 표준장기요양이용계획서를 제시하여 장기요양급여 이용계약을 맺은 후 장기요양급여를 제공받음</td></tr>
<tr><td rowspan="2">재원조달</td><td colspan="2">장기요양보험료(60~65%)</td><td>국가지원(20%)</td><td>본일일부부담금(15-20%)</td></tr>
<tr><td colspan="2">• 노인장기요양보험 가입자는 국민건강보험 가입자와 동일하며 건강보험료와 독립회계로 관리되나 통합징수함
• 장기요양보험료율은 보건복지부장관 소속 장기요양위원회의 심의를 거쳐 대통령령으로 명시함</td><td>• 국가는 장기요양보험료 예상 수입액의 20%를 건강보험공단에 지원함
• 국가와 지방자치단체는 의료급여수급권자의 장기요양급여비용, 의사소견서 발급비용, 방문간호지시서 발급비용 중 공단이 부담하여야 할 비용 및 관리운영비의 전액을 부담함</td><td>• 시설급여: 20%, 재가급여: 15%
• 의료급여 수급권자, 소득·재산등이 보건복지부장관이 정하여 고시하는 일정금액 이하인 자, 천재지변등 보건복지부령으로 정하는 사유로 생계가 곤란한 자는 본인일부부담금의 100분의 60의 범위에서 차등 감경 가능</td></tr>
</table>

보건의료정책

<table>
<tr><td>보건의료 정책</td><td>• 정책: 공공기관 또는 정부가 바람직한 사회 상태를 이룩하기 위해 공식적으로 결정한 기본 방침으로 변화를 일으키고자 하는 정부관여의 수단
• 보건정책: 건강과 질병예방에 관한 정책으로 인구집단의 건강 상태를 유지·증진하는 것을 목표로 하는 정책

[보건의료정책 특성]
• 국가경쟁력과 밀접한 관련성: 한 국가정책 순위에서 보건정책의 우선순위는 대부분 국가 경제력과 비례함
• 시장경제원리 적용의 한계
• 광범위한 정책파급효과
• 형평성 강조: 보건정책은 인간의 생명에 영향을 미치는 분야이므로 효율성보다 형평성이 강조됨
• 욕구폭발현상: 국민의식수준과 소득수준의 향상으로 보건의료서비스에 대한 요구도가 급격히 상승하고 있음
• 구조적 다양성: 보건의료분야는 참여주제가 다양하고 건강보험 및 재원관계 등 사회경제 및 정책적으로 복잡하고 서로 얽혀 있음

[정책과정: 정책의제형성 → 정책형성 → 정책채택 → 정책집행 → 정책평가]
└정책결정과정┘
㉠ 정책의제 형성과정: 정책당국이 일정한 문제에 대한 심각성을 인식하여 그것이 당국의 관심대상으로 부각되어 정책문제로 선정되는 단계
㉡ 정책결정과정: 채택된 정책의제를 해결하기 위한 정책 수립에 합법성을 부여하는 단계
㉢ 정책집행과정: 작성·수립된 정책을 정책집행기관이 실행에 옮기는 단계
㉣ 정책평가과정: 정책에 대한 평가를 담당하는 정부기관 및 개인 또는 집단이 정책의 효과성을 판단하고 이에 대한 시정조치를 하는 과정</td></tr>
</table>

[참고: UN의 정책목표 MDGs & SDGs]

새천년 개발목표 (MDGs)

- 2000년 9월 밀레니엄 정상회의에서 채택된 빈곤 타파에 관한 범세계적 의제
- **2000-2015년** 동안의 **빈곤의 감소, 보건, 교육의 개선, 환경보호**에 관해 지정된 8가지 목표를 실천하는 것에 동의함
- 새천년 개발목표(8개)

① 절대빈곤과 기아퇴치	② 초등교육의 확대와 보장
③ 남녀평등과 여성권익 신장	④ 유아사망률 감소
⑤ 임산부 건강 개선(모성보건 개선)	⑥ 에이즈·말라리아·기타 질병 퇴치
⑦ 지속 가능한 환경보호	⑧ 개발을 위한 전 세계적 협력 구축

지속가능 발전목표 (SDGs)

- **2016-2030년** 동안 추진될 목표를 **2015년 뉴욕유엔개발정상회의**에서 최종 승인함
- 2012년 브라질에서 개최된 **리우+20회의** 때부터 공식논의가 이루어진 후 정부, 비영리기구 등 다양한 기관의 적극적 참여를 거쳐 최종 승인됨
- **17개 목표**는 **사회발전, 경제성장, 환경보존** 세 가지 축을 기반으로 하고, **5P**(사람, 번영, 지구환경, 평화, 파트너십)으로 구조화함

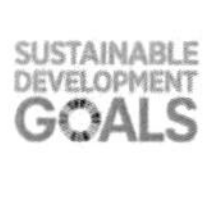

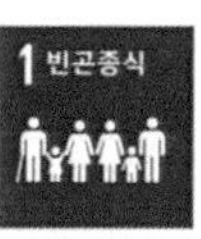

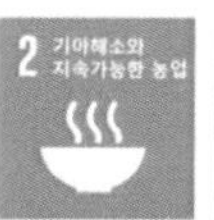

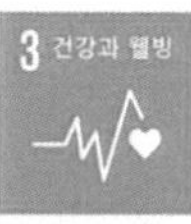

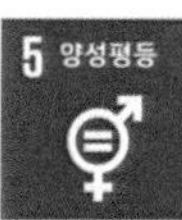

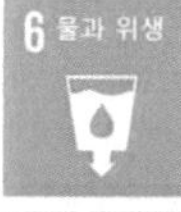

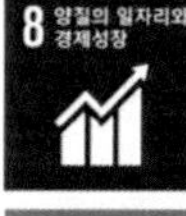

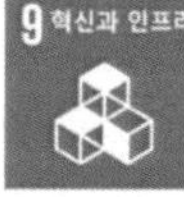

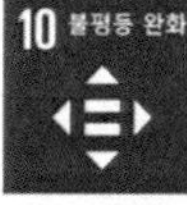

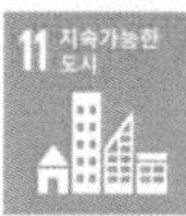

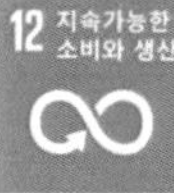

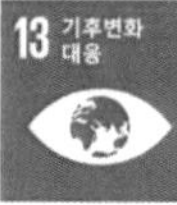

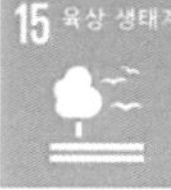

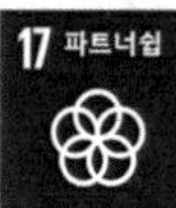

[5P로 구분한 지속가능 발전목표(SDGs)의 구조]

① Planet(지구환경): 에너지, 지속가능한 생산과 소비, 기후변화와 대응, 해양생태계 보존, 육상생태계 보호
② Prosperity(번영): 양질의 일자리와 경제성장, 혁신과 인프라, 불평등 완화, 지속가능한 도시
③ People(사람): 빈곤종식, 기아해소, 건강과 웰빙, 양질의 교육, 양성평등, 깨끗한 물과 위생
④ Peace(평화): 평화와 정의·제도
⑤ Planet(지구환경): 지구촌 협력(파트너쉽)

[MDGs와 SDGs의 비교]

	새천년개발목표 MDGs	지속가능발전목표 SDGs
범위	사회발전 중심	지속 가능한 발전(경제, 사회, 환경 포함)
달성 주제	극심한 빈곤 중심	모든 형태 빈곤과 불평등 감소
분야	빈곤·의료 등 사회분야 중심	(변혁성)경제성장, 기후변화 등 경제·사회·환경 통합 고려
달성 대상국가	개발도상국	(보편성)개발도상국과 선진국의 공통의 문제
재원 마련	개발재원: 공적개발원조 중심	국내공공재원(세금), 공적개발원조, 민간재원 등 다양
구성	8개 목표+21개 세부목표	17개 목표+169개 세부목표
참여	정부중심	(포용성)정부, 시민사회, 민간기업 등 모든 이해관계자
감시·모니터링	자발적으로 이행을 유엔에 보고	유엔이 주도하여 각 국가의 보고를 권고

07 지역보건의료계획과 지역보건의료기관

지역보건의료계획

<table>
<tr><td>지역보건
의료계획
개요</td><td>

- 지역보건의료계획: **지방자치단체 및 보건소**가 **지역주민의 건강수준 향상과 건강환경 조성**을 위해 보건사업의 목표를 설정하고, 이를 달성하는 데 있어 **한정된 보건자원을 합리적으로 활용하기 위한 방안을 모색**하는 종합적이며 체계적인 계획
- **1995년 「지역보건법」 전면개정**으로 지역보건의료계획 수립 시작
- **시·도지사 또는 시장·군수·구청장**은 **지역주민의 건강증진을 위하여** 지역보건의료계획을 **4년마다** 수립함
- **시·도지사 또는 시장·군수·구청장**은 **매년** 지역보건의료계획에 따라 **연차별 시행계획**을 수립

[지역보건의료계획의 기능(의의)]
- 주민들을 지역보건의료계획에 참여시킴
- 지방자치단체 목표에 맞는 보건행정을 펼침
- 평가과정을 통해 계획의 활용성과 효과성을 극대화
- 기존 상의하달 방식에서 벗어나 **하의상달 방식**으로 전환
- 목표: **기초자치단체 주민의 요구에 근거**한 질병예방과 치료에서 더 나아가 건강증진과 복지와의 통합

[지역보건의료계획 관련 역할의 배분]
㉠ 보건소: 지역보건의료계획을 **작성 및 수립**하는 실질적 기관
㉡ 시·도: 시·도 지역보건의료계획의 작성 및 수립, 일선 시·군·구 사업에 대한 **기술 지원 및 감독 업무** 수행
㉢ 보건복지부: 지역보건의료계획 **작성지침 작성 및 총괄,** 시·도 및 시·군·구 사업에 대한 **기술 지원 및 감독, 평가**
㉣ 한국건강증진개발원: 보건복지부 산하기관으로 지역보건의료계획의 **기술 지원 및 비용 보조** 일선 보건소의 설치·운영에 필요한 **비용 보조**

[지역보건의료계획 제출 및 보고]
① **시장·군수·구청장**(특별자치시장·특별자치도지사 제외)은 해당 시·군·구 **위원회의 심의**를 거쳐 지역보건의료계획(연차별 시행계획 포함)을 **수립**한 후 해당 시·군·구**의회에 보고**하고 **1월 31일**까지 **시·도지사에게** 제출함
② 특별자치시장·특별자치도지사 및 관할 시·군·구의 지역보건의료계획을 받은 **시·도지사**는 해당 **위원회의 심의**를 거쳐 시·도(특별자치시·도 포함)의 지역보건의료계획을 수립한 후 해당 시·도**의회에 보고**하고 **2월 말일**까지 **보건복지부 장관에게** 제출함
③ 지역보건의료계획 시행결과: 시장·군수·구청장은 시행연도 다음 해 1월 31일까지 시·도지사에게, 시·도지사는 시행연도 다음 해 2월 말일까지 보건복지부장관에게 시행결과를 제출함

[그 외 「지역보건법」상 지역보건의료계획 관련]
- 국가 및 지방자치단체는 지역보건의료에 관한 **조사·연구, 정보의 수집·관리·활용·보호, 인력의 양성·확보 및 고용 안정과 자질 향상** 등을 위하여 노력하여야 함
- 국가 및 지방자치단체는 지역보건의료 업무의 효율적 추진을 위하여 **기술적·재정적 지원**을 하여야 함
- 국가 및 지방자치단체는 지역주민의 **건강 상태에 격차가 발생하지 아니하도록** 필요한 방안을 마련하여야 함
- 지역보건의료계획은 **지역사회보장계획** 및 **국민건강증진종합계획**과 **연계**되도록 하여야 함
- 시·도지사 또는 시장·군수·구청장은 **지역보건의료계획 수립 전 지역 내 보건의료실태와 지역주민의 보건의료양식·행동 등에 대해 조사**하여 조사 결과에 따라 해당 지역에 필요한 사업 계획을 포함하여 지역보건의료계획을 수립하되 **그 지역의 보건의료시책에 맞춰** 수립함
- 시·도지사 또는 시장·군수·구청장은 지역보건의료계획을 수립하는 경우 **그 주요 내용**을 시·도 또는 시·군·구의 홈페이지 등에 **2주 이상 공고**하여 **지역주민의 의견을 수렴**해야 함

</td></tr>
</table>

	공통사항	시·도 지역 포함사항	시·군·구 포함사항
지역보건 의료계획 내용	① 보건의료 **수요의 측정** ② 지역보건의료서비스에 관한 **장·단기 공급대책** ③ 인력·조직·재정 등 보건의료**자원**의 조달 및 관리 ④ 지역보건의료서비스의 제공을 위한 **전달체계** 구성 방안 ⑤ 지역보건의료에 관련된 **통계**의 수집 및 정리	**① 지역보건의료계획의 달성 목표** ② 지역현황과 전망 ③ 지역보건의료기관과 보건의료 관련 기관·단체 간의 기능 분담 및 발전 방향 ④ 보건소의 기능 및 업무의 추진 계획과 추진방향 ⑤ 지역보건의료기관의 인력·시설 등 자원 확충 및 정비 계획 ⑥ 취약계층의 건강관리 및 지역주민의 건강 상태 격차 해소를 위한 추진 계획 ⑦ 지역보건의료와 사회복지사업 사이의 연계성 확보 계획 ⑧ 의료기관의 병상의 수요·공급 ⑨ 정신질환 등의 치료를 위한 전문치료시설의 수요·공급 ⑩ 특별자치시·특별자치도·시·군·구 지역보건의료기관의 설치·운영 지원 ⑪ 시·군·구 지역보건의료기관 인력의 교육훈련 ⑫ 지역보건의료기관과 보건의료 관련 기관·단체 간의 협력·연계 ⑬ 그 밖에 시·도지사 및 특별자치시장·특별자치도지사가 지역보건의료계획을 수립함에 있어서 필요하다고 인정하는 사항	**① 시·도 지역보건의료계획 ①~⑦항 내용** ② 그 밖에 시장·군수·구청장이 지역보건의료계획을 수립함에 있어서 필요하다고 인정하는 사항

보건소 등

<table>
<tr><td>설치근거</td><td colspan="2">□「지역보건법」제1조: 보건소 등 지역보건의료기관의 설치·운영에 관한 사항과 보건의료 관련기관·단체와의 연계·협력을 통하여 지역보건의료기관의 기능을 효과적으로 수행하는 데 필요한 사항을 규정함으로써 지역보건의료정책을 효율적으로 추진하여 지역주민의 건강 증진에 이바지함을 목적으로 한다.</td></tr>
<tr><td rowspan="3">설치목적
설치기준</td><td>보건소</td><td>• 지역주민의 건강을 증진하고 질병을 예방·관리하기 위하여 시·군·구에 1개소의 보건소(보건의료원 포함)를 설치함
• 시·군·구의 인구가 30만 명을 초과하는 등 지역주민의 보건의료를 위하여 특별히 필요하다고 인정되는 경우에는 대통령령으로 정하는 기준에 따라 해당 지방자치단체의 조례로 보건소를 추가로 설치할 수 있음
• 동일한 시·군·구에 2개 이상의 보건소가 설치되어 있는 경우 해당 지방자치단체의 조례로 정하는 바에 따라 업무를 총괄하는 보건소를 지정하여 운영할 수 있음
• 보건의료원: 보건소 중 「의료법」에 따른 병원의 요건을 갖춘 보건소는 보건의료원이라는 명칭을 사용할 수 있음</td></tr>
<tr><td>보건지소</td><td>• 지방자치단체는 보건소의 업무수행을 위해 필요하다고 인정되는 경우 대통령령으로 정하는 기준에 따라 지방자치단체의 조례로 보건지소를 설치할 수 있음
• 읍·면(보건소가 설치된 읍·면은 제외)마다 1개씩 설치 가능하며, 지역주민의 보건의료를 위하여 특별히 필요하다고 인정되는 경우 필요한 지역에 보건지소를 설치·운영하거나 여러 개의 보건지소를 통합하여 설치·운영 가능</td></tr>
<tr><td>건강생활
지원센터</td><td>• 지방자치단체는 보건소의 업무 중 특별히 지역주민의 만성질환 예방 및 건강한 생활습관 형성을 지원하는 건강생활지원센터를 대통령령으로 정하는 기준에 따라 해당 지방자치단체의 조례로 설치할 수 있음
(※국민건강보험 적용기관 아님)
• 읍·면·동(보건소가 설치된 읍·면·동 제외)마다 1개씩 설치 가능</td></tr>
<tr><td rowspan="5">보건소
기능 및 업무</td><td colspan="2">1) 건강 친화적인 지역사회 여건의 조성</td></tr>
<tr><td colspan="2">2) 지역보건의료정책의 기획, 조사·연구 및 평가
㉠ 지역보건의료계획 등 보건의료 및 건강증진에 관한 중장기 계획 및 실행계획의 수립·시행 및 평가에 관한 사항
㉡ 지역사회 건강실태조사 등 보건의료 및 건강증진에 관한 조사·연구에 관한 사항
㉢ 보건에 관한 실험 또는 검사에 관한 사항</td></tr>
<tr><td colspan="2">3) 보건의료인 및 보건의료기관 등에 대한 지도·관리·육성과 국민보건 향상을 위한 지도·관리
㉠ 의료인 및 의료기관에 대한 지도 등에 관한 사항
㉡ 의료기사·보건의료정보관리사 및 안경사에 대한 지도 등에 관한 사항
㉢ 응급의료에 관한 사항
㉣ 농특법에 따른 공중보건의사, 보건진료 전담공무원 및 보건진료소에 대한 지도 등에 관한 사항
㉤ 약사에 관한 사항과 마약·향정신성의약품의 관리에 관한 사항
㉥ 공중위생 및 식품위생에 관한 사항(환경위생X)</td></tr>
<tr><td colspan="2">4) 보건의료 관련기관·단체, 학교, 직장 등과의 협력체계 구축</td></tr>
<tr><td colspan="2">5) 지역주민의 건강증진 및 질병예방·관리를 위한 다음 각 목의 지역보건의료서비스의 제공
㉠ 국민건강증진·구강건강·영양관리사업 및 보건교육
㉡ 감염병의 예방 및 관리
㉢ 모성과 영유아의 건강유지·증진
㉣ 여성·노인·장애인 등 보건의료 취약계층의 건강유지·증진
㉤ 정신건강증진 및 생명존중에 관한 사항
㉥ 지역주민에 대한 진료, 건강검진 및 만성질환 등의 질병관리에 관한 사항
㉦ 가정 및 사회복지시설 등을 방문하여 행하는 보건의료 및 건강관리사업
㉧ 난임의 예방 및 관리
(※보건복지부장관이 지정하여 고시하는 의료취약지의 보건소는 난임시술 주사제 투약에 관한 지원 및 정보 제공 가능)

[보건소 업무의 위탁 및 대행]
• 시·도지사 또는 시장·군수·구청장이 보건의료 관련기관·단체에 위탁 가능한 업무
㉠ 지역사회 건강실태조사에 관한 업무
㉡ 지역보건의료계획의 시행에 관한 업무
㉢ 감염병의 예방 및 관리에 관한 업무
㉣ 지역주민에 대한 진료, 건강검진 및 만성질환 등 질병관리에 관한 사항 중 전문지식 및 기술이 필요한 진료, 실험 또는 검사 업무
㉤ 가정 및 사회복지시설 등을 방문하여 행하는 보건의료사업에 관한 업무
• 시·도지사 또는 시장·군수·구청장이 의료인이 대행하게 할 수 있는 업무: 지역주민에 대한 진료건강검진 및 만성질환 등의 질병관리에 관한 사항 중 전문지식 및 기술이 필요한 진료에 관한 업무</td></tr>
</table>

보건소 전문인력의 배치	• 방문건강관리사업을 담당하게 하기 위하여 지역보건의료기관에 보건복지부령으로 정하는 전문인력(의사, 치과의사, 한의사 및 간호사, 영양사, 한약사, 체육지도자 등 방문건강관리사업에 관한 전문지식과 경험이 있다고 보건복지부장관이 인정하여 고시하는 사람)을 **방문건강관리 전담공무원**으로 둘 수 있음 • 지역보건의료기관에는 기관의 장과 해당 기관의 기능을 수행하는 데 필요한 면허·자격 또는 전문지식을 가진 인력을 두어야 함 ㉠ 면허 또는 자격의 종류에 따른 **최소 배치 기준**은 **보건복지부령**으로 정함 ㉡ 해당 분야의 업무에서 **2년 이상** 종사한 사람을 **우선적으로 임용**하여야 함 • **시·도지사**는 지역보건의료기관의 전문인력을 적정하게 배치하기 위하여 필요한 경우 **지역보건의료기관 간**에 **전문인력의 교류**를 할 수 있음 • **보건복지부장관과 시·도지사**는 지역보건의료기관의 전문인력의 자질 향상을 위하여 필요한 **교육훈련**을 시행하여야 함 ㉠ **기본**교육훈련: 해당 직급의 공무원으로서 필요한 능력과 자질을 배양할 수 있도록 **신규로 임용**되는 전문인력을 대상으로 하는 **3주 이상**의 교육훈련 ㉡ 직무 분야별 **전문**교육훈련: 보건소에서 현재 담당하고 있거나 담당할 직무 분야에 필요한 전문적인 지식과 기술을 습득할 수 있도록 재직 중인 전문인력을 대상으로 하는 **1주 이상**의 교육훈련
지역사회 건강실태조사	• **국가와 지방자치단체**는 **지역주민의 건강 상태 및 건강문제 등을 파악**하기 위해 **매년** 지역사회 건강실태조사를 실시해야 함 • 지역사회 건강실태조사의 방법, 내용 등에 관하여 필요한 사항은 **대통령령**으로 정함 • **질병관리청장**은 보건복지부장관과 협의하여 지역사회 건강실태조사를 매년 **지방자치단체의 장에게 협조를 요청**하여 실시하며, 협조 요청을 받은 지방자치단체의 장은 **매년 보건소(보건의료원 포함)를 통하여** 지역주민을 대상으로 지역사회 **건강실태조사를 실시, 결과를 보건복지부장관에게 통보**해야 함 • **표본조사를 원칙**으로 하되, 필요한 경우 전수조사 실시 가능 [지역사회 건강실태조사 필수 포함 사항] ㉠ **흡연, 음주** 등 건강 **관련 생활습관**에 관한 사항 ㉡ **사고 및 중독**에 관한 사항 ㉢ 건강검진 및 예방접종 등 **질병예방**에 관한 사항 ㉣ **활동의 제한** 및 **삶의 질**에 관한 사항 ㉤ **질병** 및 보건의료서비스 **이용 실태**에 관한 사항 ㉥ 그 밖에 보건복지부장관이 정하는 사항

보건진료소

<table>
<tr><td>설치 근거</td><td colspan="3">□「농어촌 등 보건의료를 위한 특별조치법」 제1조: **농어촌 등 보건의료 취약지역의 주민 등**에게 **보건의료를 효율적으로 제공함**으로써 **국민이 고르게 의료혜택을 받게** 하고 **국민의 보건을 향상**시키는 데에 이바지함을 목적으로 한다.
(1980년 12월 제정)</td></tr>
<tr><td>보건진료소
설치·운영</td><td colspan="3">• **시장**(도농복합시의 시장, 읍·면 지역에 보건진료소를 운영하는 경우) 또는 **군수**는 보건의료 **취약지역**의 주민에게 보건의료를 제공하기 위해 보건진료소를 설치·운영함
※보건의료 취약지역: 공중보건의사가 배치되어 있지 않고 계속하여 공중보건의사의 배치가 곤란한 것으로 예상되는 도서·벽지 등 지역
• 보건진료소 설치기준은 **보건복지부령**으로 정함
[보건진료소 설치 인구기준]
㉠ **인구 500명** 이상(도서지역은 **300명** 이상) **5천 명 미만**을 기준으로 구분한 하나 또는 여러 개의 **리·동**을 관할구역으로 하여 **주민이 편하게 이용할 수 있는 장소**에 설치함
㉡ 다만, 인구 500명 미만(도서지역은 300명 미만)인 의료취약지역 중 보건진료소가 필요하다고 인정되는 지역이 있는 경우 **보건복지부장관의 승인**을 받아 보건진료소를 설치할 수 있음
• 보건진료소에 보건진료소장 1명과 필요한 직원을 두되, **보건진료소장**은 **보건진료 전담공무원**으로 보함
• 보조금 지급: **국고보조금**은 설치비와 부대비의 **3분의 2** 이내, **도비보조금**은 설치비와 부대비의 **3분의 1** 이내에서 지급함</td></tr>
<tr><td rowspan="4">보건진료
전담공무원</td><td>자격</td><td colspan="2">• 보건진료 전담공무원은 **지방공무원**으로 하며, **특별자치시장·특별자치도지사·시장·군수 또는 구청장**이 **근무지역을 지정**하여 임용함
• 자격: **간호사·조산사 면허**를 가진 사람으로서 보건복지부장관이 실시하는 **24주 이상의 직무교육**을 받은 사람
• 직무교육과정(고시 26주): 이론교육과정(10주), 임상실습과정(10주), 현지실습과정(6주)
※각 교육과정은 **최소 4주 이상**이어야 하며, 직무교육에 필요한 사항은 **보건복지부령**으로 정함
• 보수교육: **시·도지사가** 매년 **21시간** 이상 실시하며 그 결과를 보건복지부장관에게 보고함</td></tr>
<tr><td>이탈금지</td><td colspan="2">• 특별자치시장·특별자치도지사·시장·군수 또는 구청장은 다음의 경우 해당 관할구역의 보건진료 전담공무원에 대하여 **관할구역 이탈금지**를 명할 수 있음
㉠ 해당 관할구역의 **응급환자 처치**를 위하여 필요한 때
㉡ 해당 관할구역에 의료기관이 없는 **도서, 접경지역**으로 주민들의 건강보호를 위하여 필요한 때
㉢ **감염병 및 재해** 등으로 많은 환자가 발생하거나 그 밖에 이에 준하는 사유가 발생한 경우
• 관할구역 이탈금지를 명하는 경우에는 **기간을 정하여 명하고** 그 사실을 **보건복지부장관에게 통보**해야 함</td></tr>
<tr><td rowspan="2">업무</td><td>**대통령령**으로 정하는 **경미한 의료행위**</td><td>의료행위 외 업무</td></tr>
<tr><td>㉠ 질병·부상 상태를 **판별**하기 위한 **진찰·검사**
㉡ 환자의 **이송**
㉢ 외상 등 흔히 볼 수 있는 환자의 치료 및 응급조치가 필요한 환자에 대한 **응급처치**
㉣ 질병·부상의 **악화 방지**를 위한 **처치**
㉤ **만성병 환자**의 요양지도 및 관리
㉥ **정상분만** 시의 **분만 도움**
㉦ **예방접종**
㉧ 위 의료행위에 따르는 **의약품의 투여**
※진료수가기준은 보건복지부장관이 정하는 바에 따름</td><td>㉠ 환경위생 및 영양개선에 관한 업무
㉡ 질병예방에 관한 업무
㉢ 모자보건에 관한 업무
㉣ 주민의 건강에 관한 업무를 담당하는 사람에 대한 교육 및 지도에 관한 업무
㉤ 그 밖에 주민의 건강증진에 관한 업무</td></tr>
<tr><td>보건진료소
운영협의회</td><td colspan="3">• 보건진료소 운영을 원활히 하기위하여 보건진료소가 설치된 지역마다 **주민으로 구성**되는 **보건진료소운영협의회** 두어야 함
• 보건진료소운영협의회의 업무: 보건진료소 운영 지원, 보건진료소 운영에 관한 건의
• 보건진료소 운영협의회의 조직과 운영에 관한 사항은 해당 지방자치단체의 **조례**로 정함</td></tr>
</table>

필수 학습 주제 셀프 점검표

주제를 읽고 학습한 내용이 머릿속에 정확히 떠오르는지 셀프 점검해봅시다.

점검 주제		학습 완료	학습 미흡
보건의료서비스의 사회·경제적 특성			
적정(양질의) 보건의료의 요건(Myers)			
국가보건의료체계의 구성요소(WHO)			
보건의료 전달체계	프라이의 분류		
	테리스의 분류		
	밀턴뢰머의 분류		
	우리나라의 보건의료체계 특징 및 문제점		
보건의료인력의 종류, 특징 및 우리나라 보건의료인력 현황			
「의료법」상 보건의료시설			
「지역보건법」,「농어촌등보건의료를위한특별조치법」상 공공 보건의료시설			
우리나라 보건의료시설 현황			
보건의료조직의 특성			
보건복지부 및 질병관리청 소속기관 및 그 기능			
국제보건의료조직 - 세계보건기구(WHO) 주요 활동			
보건의료체계의 단계별 분류 및 특징			
알마아타 선언과 일차보건의료 내용			
일차보건의료의 필수요소			
우리나라의 일차보건의료 역사			
진료비 지불보상제도	행위별수가제		
	포괄수가제		
	총액계약제		
	봉급제, 인두제		
국민의료비, 경상의료비 및 국민보건계정			
사회보장제도의 종류 및 기능			
사회보험과 공공부조의 비교			
우리나라 사회보험 (산업재해보상, 건강보험, 국민연금, 고용보험, 노인장기요양보험)			
우리나라 의료보장제도 특징			

점검 주제		학습 완료	학습 미흡
의료보장 방식(사회보험방식, 국가보건서비스)			
보험급여 지급형태(현금급여형, 제3자지불형, 변이형)			
국민건강보험	「국민건강보험법」 제정 목적		
	국민건강보험의 기능과 특징		
	우리나라 건강보험 발전과정		
	국민건강보험 관리운영 체계		
	건강보험정책 심의위원회의 심의 사항		
	보험급여의 종류		
	상급종합병원에서 1단계 요양급여를 받을 수 있는 경우		
	직장가입자와 지역가입자의 보험료 산정기준		
	암 검진주기, 검진연령 및 검진방법		
의료급여	대상자의 종별 구분		
	단계별 의료급여기관, 단계별 의료급여 적용의 예외		
노인장기 요양보험	「노인장기요양보험법」 제정 목적		
	노인장기요양보험 운영·관리체계		
	노인장기요양보험 급여대상 및 등급판정 기준		
	장기요양급여의 종류 및 이용절차		
보건의료정책 특징과 정책과정			
UN의 정책목표: MDGs와 SDGs 비교			
지역보건의료계획 기능, 제출과 보고 및 계획의 지자체별 내용			
보건소 설치목적, 설치기준 및 보건소의 기능(업무)			
지역사회 건강실태조사 필수 포함 사항			
보건진료소 설치기준			
보건진료 전담공무원의 자격과 업무			

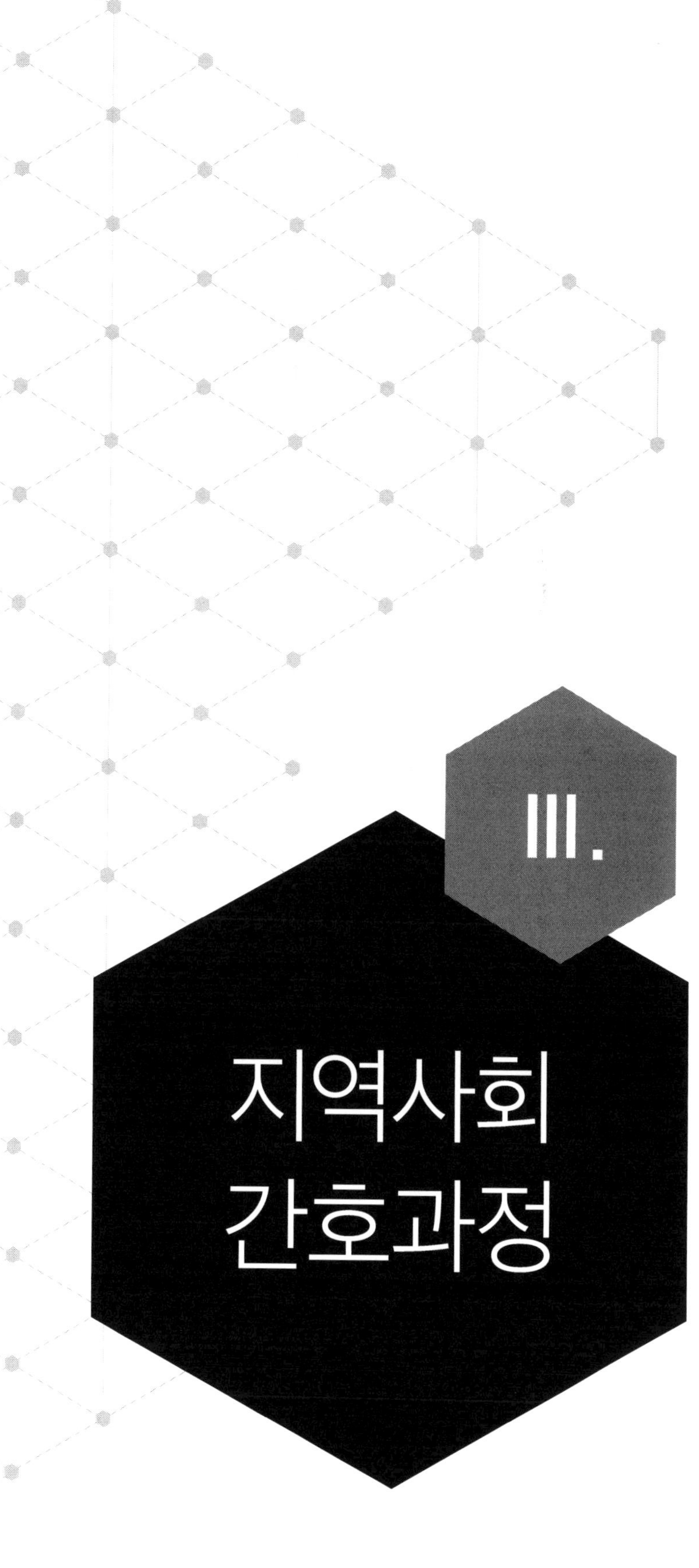

III.

지역사회 간호과정

01 지역사회간호 사정

[지역사회 간호과정 요약]

사 정	진 단	계 획	수 행	평 가
자료 수집 및 분석	진단의 분류체계 우선순위 설정	목표설정 수단선택 수행계획 및 평가계획	사업의 수행 조정, 감시, 감독 주민참여	평가 및 피드백

<table>
<tr><td rowspan="3">사정 영역
(내용)</td><td>지역사회 특성</td><td>• 지리적(지정학적)특성, 환경적 특성, 인구학적 특성, 사회경제적 특성, 교통 및 공공시설 특성</td></tr>
<tr><td>지역사회 건강수준</td><td>• 건강 상태(출생률, 사망률, 유병률 등), 건강 관련 환경, 건강행태 등
※지역사회 건강수준을 파악해서 위해 가장 우선적으로 질병 이환자료를 수집해야 함</td></tr>
<tr><td>지역사회 자원</td><td>• 물리적 자원, 보건의료 자원, 인적 자원, 사회적 자원, 정치 자원(공공 자원) 등</td></tr>
<tr><td>SWOT 분석</td><td colspan="2">• SWOT 분석: 시행하려는 사업에 관한 조직 내부의 강점(S)과 약점(W), 조직 외부환경의 기회(O)와 위협요인(T)를 분석하는 방법으로, 불확실한 미래를 예측하고 내부역량을 파악하여 적절한 사업전략을 수립하는 데 그 목적을 두는 전략개발도구
<table>
<tr><td></td><td>강점(Strength)</td><td>약점(Weakness)</td></tr>
<tr><td>기회
(Opportunity)</td><td>[SO전략: 공격적 전략]
• 기회를 극대화하기 위한 조직의 강점 사용
• 사업구조, 사업영역, 사업대상 확대</td><td>[WO전략: 국면전환 전략]
• 조직의 약점을 최소화하기 위한 기회 활용
• 구조조정, 혁신운동을 통한 조직의 역량 강화</td></tr>
<tr><td>위협
(Threat)</td><td>[ST전략: 다각화 전략]
• 확인된 위협을 최소화하기 위한 조직의 강점 사용
• 신사업, 신기술, 신공정, 새로운 소비자층 개발</td><td>[WT전략: 방어적 전략]
• 위협 회피를 위한 조직 약점 최소화 방안
• 사업 축소, 철수, 폐지</td></tr>
</table></td></tr>
<tr><td rowspan="4">사정 유형</td><td>포괄적 사정</td><td>• 방법론에 근거하여 1차 자료를 생성하고 지역사회 관련 자료 전부를 찾아내는 방법
• 시간 비용 과다 소요, 타 방법과 중복되어 거의 사용 안함</td></tr>
<tr><td>친밀화 사정</td><td>• 지역사회와 익숙해지기 위해 관련 건강기관, 사업장, 정부기관 등 직접 시찰하여 필요한 자원을 파악하는 방법
• 이용가능한 자료를 연구하고 일정량의 자료만을 직접 수집하는 방법</td></tr>
<tr><td>문제중심 사정</td><td>• 전체 지역사회와 관련되지만 지역사회의 중요 문제에 초점을 두고 사정하는 방법으로 전체 지역사회와 관련된다는 점에서 하위체계 사정과 다름
예 아동보호, 정신보건, 노인보건, 영양관리 등 지역사회의 특정 문제를 중심으로 파악하는 방법</td></tr>
<tr><td>하위체계 사정</td><td>• 지역사회의 어떤 하위체계에 초점을 두어, 지역사회의 특정 부분이나 일면을 한정적으로 조사하는 방법
예지역사회에서의 교육기관, 종교기관, 보호기관 등의 역할에 대한 사정 등</td></tr>
</table>

자료 수집 방법	직접 자료 수집 (1차 자료)	차장 밖 조사 (지역시찰)	• 지역사회를 두루 다니며 지역사회의 다양한 특성을 **직접관찰** (자동차에 탑승하여 창문 너머로 관찰하는 것도 포함) • 지역사회 **전반에 대한 사항**을 가장 **신속하게 관찰** 가능
		지역지도자 면담 (정보원 면담)	• 지역사회의 공식·비공식 **지역지도자와의 면담**을 통해 자료 수집 • 구조화된 설문지 사용하면 효율적으로 **단시간 내에 풍부한 자료 획득 가능**
		지역조사	• 시설이나 기관 등을 직접 찾아가 대상자와 직접 면담 설문지를 활용하여 자료를 얻는 방법 • 설문지를 활용하여 '설문지를 통한 지역조사'라고도 부름 • 다른 방법들보다 **시간, 비용** 많이 들어 비효율적이지만 지역사회의 특정한 문제를 **구체적**이고 **직접적**으로 규명하는 데 적합함
		참여관찰	• 해당 지역에서 진행되는 행사에 **직접 참여**하여 관찰하는 방법으로 지역주민들에게 영향을 미치는 의식이 무엇인지 알 수 있음 • 지역사회의 **가치, 규범, 신념, 권력구조, 문제해결과정 등**에 대한 정보를 수집하고 **주민들의 자발적인 참여 정도**를 파악하는 데 적합함(**내면적 정보 수집에 적합**) • 관찰자의 내재된 편견이나 주관적 감정으로 인한 **객관성이 결여**될 수 있으므로 다른 방법의 보완책을 사용하는 것이 바람직함
		공청회 (공개토론회)	• 지역사회의 건강 관련 주요사안이나 갈등의 소지가 있는 문제에 대하여 지역사회의 여러 의견을 수렴함 • 짧은 시간 내 다양한 의견을 들을 수 있어 비용 소모가 적으나, 참석자들의 대표성이 문제가 될 수 있음
	간접 자료 수집 (2차 자료)		• 기존 자료의 수집 및 활용하는 방법으로, 지역사회의 문제를 규명하기 위한 경제적이며 효율적인 자료 수집 방법 • 기존 자료를 활용 시 먼저 표준화된 통계자료인지, 출처가 분명한 자료인지를 검토해야 함 • 직접 자료(1차 자료)수집보다 먼저 진행되는 것이 효율적
자료 분석 과정	자료 분류		• 수집된 자료를 지역사회 인구학적 특성, 건강수준, 환경, 자원 등 서로 **연관성이 있는 것끼리** 특성별로 분류(**범주화**)
	자료 요약		• 분류된 자료를 **차트, 표, 그림, 그래프, 지도 등**으로 작성하여 요약 • 지역사회의 전반적 분위기, 역사적 배경 및 지리적 특성을 요약서술
	비교 및 확인		• **다른 지역, 과거 자료와 비교**하여 부족하거나 필요한 부분 확인 • 규명된 자료 간의 불일치, 누락 자료, 자료 간 차이 고려 • 지역주민의 견해나 동료의 의견을 들어보는 것도 도움 • **포괄적이고 총체적인 지역사회의 문제**를 **평가**하기 위한 단계로 지역사회의 **전반적 문제**를 파악
	결론 및 추론		• 수집된 자료의 의미를 찾는 단계 • **구체적 문제** 설정하여 지역사회의 **건강 요구도 및 구체적 문제**를 찾아 결론을 내림
법적 기준 및 지침 확인	확인 사항		• 간호사업과 관련된 전체 보건사업의 목표와 수준 • 관련 법규, 규정, 기준, 업무 지침 • 관련 사업의 예산 범위와 사업 기간 • 해당 사업과 관련된 부서와 타전문직 활동 범위

02 지역사회 간호진단

지역사회 간호진단	• 지역사회 간호진단: 지역사회 간호사정의 분석과정에 도출된 결론으로 그 지역의 중요한 **건강문제**와 **관련 요인**을 정하는 것 • 지역사회의 간호진단은 건강문제와 관련요인의 두 부분으로 진술되며, 관련 요인은 간호중재의 핵심이 됨 • 하나의 건강문제(간호문제)는 여러 가지 관련요인을 가질 수 있음 • 지역사회 간호진단의 우선순위 결정: 지역사회 간호진단 결과 문제들의 우선순위를 결정하여 그 우선순위에 따라 간호문제를 해결해야 함 • 지역사회간호 1순위 문제: **개인보다 집단**에 **파급력**이 큰 전염성 질환

지역사회간호 진단분류체계

북미간호진단 분류체계 (NANDA)

- **임상에서 환자관리**에 초점을 둔 분류체계로, **급성질병**관리 상황에 초점을 두고 있어 건강증진과 안녕 등에 대한 내용은 부족함
- 지역사회 간호진단에 활용하는 데는 한계가 있음

오마하 진단분류체계

- **지역사회 간호실무영역**에서 가장 **효율적으로 적용가능**하고 **활용도가 높음**. 현재 200개 이상 미국 내 **가정간호 기관**에서 사용됨
- 진단(문제) 분류체계, 중재체계, 결과체계의 **3가지 체계**로 나타냄

체계(틀)	설 명			
문제 분류틀	수준1	영 역	환 경	• 대상자·가정·이웃과 광범위한 지역사회의 물질적·물리적 환경
			심리사회	• 대상자의 행위, 감정, 의사소통, 관계, 발달의 양상
			생리영역	• 생활을 유지하는 기능으로 가족보다는 개인의 신체건강 상태에 초점
			건강관련 행위	• 안녕 상태의 유지·증진, 회복의 향상, 질환의 위험요인을 감소하는 행위
	수준2	문 제	• **영역별 문제**로, 현재나 미래에 개인이나 가족의 건강에 영향을 미칠 수 있는 문제를 나타냄 • 간호진단과 대상자의 요구, 문제, 강점을 나타냄	
	수준3	수정 인자	대상자	• 문제의 대상(**개인, 가족, 집단, 지역사회**)을 규명하는 것
			심각도	• **건강증진, 잠재적 결핍/손상, 실제적 결핍/손상**으로 구성됨 • **건강-질병 연속선**상에 표현하기 위해 의도됨
	수준4	증상/ 징후	• 증상: 대상자나 가족에 의해 보고된 대상자 문제의 주관적 증거 • 징후: 지역사회의 건강관리 제공자에게 의해 관찰된 대상자 문제의 객관적 증거	
중재틀	• **범주: ① 건강교육, 상담, 안내 ② 처치와 시술 ③ 사례관리 ④ 감독** • 중심내용: 간호중재와 활용내용(62개 목록) • 대상자에 대한 구체적 정보			
결과틀	• 서비스 전 과정을 통해 대상자의 발전과정 측정 • **5점 Likert 척도(등급척도)**로 점수가 높을수록 양호한 상태를 나타냄			

가정간호 분류체계 (HHCCs)

- 가정간호가 필요한 관련 대상자로부터 데이터를 수집하고 범주화하여 가정간호서비스에 대한 요구예측과 결과측정을 위한 분류체계
- 전국 646개의 가정간호기관을 대상으로 이들 기관에서 퇴원한 환자를 대상으로 **메디케어** 환자들에 관한 자료를 반영하여 개발함
- 가정간호분류체계는 총 4단계, **20가지의 간호요소**(구성요소), 145개의 가정간호진단으로 구성됨
- 가정간호분류체계의 4단계: ㉠ 1단계 간호요소㉡2단계 대분류 ㉢ 3단계 하위분류 ㉣ **4단계 수정인자(호전, 안정, 장애)**

국제간호실무 진단분류체계 (ICNP)

- 전 세계 112개국 간호협회가 1989년 국제간호협회 서울총회 때 그 필요성이 제기되어 개발하기로 합의한 분류체계
- 목적: **간호실무**를 기술하는 데 **국제적으로 통용**될 수 있는 공통의 언어와 분류체계의 개발
- ICNP의 간호분류는 7개의 **다축구조**로 구성되어 적은 개념과 코드로 구성될 수 있고, 각각의 축은 하나의 특성만을 가지므로 개념정의가 간단함
- 7개의 축(axis): 초점, 판단, 시간, 위치·장소, 수단·방법, 활동, 대상자

지역사회 간호진단의 우선순위 결정기준

Bryant 결정기준

- 주로 **감염성 질환** 관리 사업에 적용되었던 기준으로 결핵, 한센병, AIDS, 간염 등 감염성 질환 선정을 위해 사용됨
- 우선순위 결정기준: ㉠ 문제의 크기 ㉡ 문제의 심각도 ㉢ 주민의 관심도 ㉣ 보건사업의 기술적 해결 가능성(관리가능성)

BPRS

- BPRS(Basic Priority Rating System)을 이용한 우선순위 결정 기준으로, **보건소 등**에서 **지역사회 보건사업의 우선순위 결정 기준**으로 널리 쓰임
- **BPRS공식**을 이용하여 건강문제별로 점수를 산출하고 각 평가항목마다 점수를 부여하는 방법으로, **객관적·절대적** 평가기준(300점 만점)
- 한계점: 주관적 자료에 치중하고 객관적 자료가 부족한 **사업효과(C)가 가장 큰 영향력**을 끼쳐서 타당성에 대한 신뢰도를 낮춤

[BPRS =(A+2B)×C]

A	**건강문제의 크기**	• 건강문제를 가진 인구비율로 **만성**질환은 **유병률**, **급성**질환은 **발생률**로 나타냄	각 10점 만점 총 300점 만점
B	**건강문제의 심각도**	• 긴급성, 중증도, 경제적 손실, 타인에 의한 영향(사회적 영향)	
C	**보건사업의 효과성**	• 전문가의 조언과 평가, 선행연구를 통한 문헌고찰 등을 이용하여 사업의 효과 추정	

PEARL

- BPRS 계산 후 **사업의 실현가능성 여부**를 판단하는 기준으로 장기 계획이나 사업의 우선순위가 쉽게 결정되지 않는 경우 사용하여 **BPRS 우선순위 결정기준 보완**
- 각 평가항목(PEARL)에 각각 0점 또는 1점의 점수 부여 후, 각 항목 점수를 곱하여 사업의 시행 여부 결정하므로 하나의 평가항목이라도 불가판정(0점)이면 사업 시작 불가

PEARL 평가항목	평가 질문
Propriety(적절성)	해당기관의 업무범위에 해당되는가?
Economic feasibility (경제적 타당성)	문제해결이 경제적으로 의미가 있는가? ※주의: 효율성(Efficiency) 아님
Acceptability(수용성)	지역사회의 대상자들이 수용할 것인가?
Resources(자원의 이용가능성)	사업에 사용할 재원이나 자원이 충분한가?
Legality(적법성)	사업의 내용이 법적으로 문제될 것이 없는가?

NIPB

- NIPB(Need, Impact-Based Planning): 캐나다의 토론토 보건위원회가 개발한 보건사업기획방법으로 **건강문제의 크기(need), 해결방법의 효과(추정효과, impact)**를 기준으로 우선순위를 평가하고, **사업실행의 가능성**이라는 측면에서 **CLEAR 기준**을 이용하여 보완

[CLEAR기준]
㉠ **C**ommunity capacity: 지역사회 역량
㉡ **L**egality: 합법성
㉢ **E**fficiency: 효율성
㉣ **A**cceptability: 수용성
㉤ **R**esource availability: 자원의 활용 가능성

PATCH

- PATCH(Planned Approach To Community Health): 미국의 질병관리본부(CDC)의 보건사업 기획 지침서로 개발된 기획모형
- 건강문제의 우선순위 기준: ㉠ **건강문제의 중요성** ㉡ **변화가능성**

우선순위 기준 (김모임 등)

㉠ 문제의 크기 ㉡ 문제의 심각성 ㉢ 대상자의 취약성 ㉣ 국가정책과의 연관성
㉤ 자원의 동원가능성 ㉥ 주민의 관심도 ㉦ 간호사의 준비도

03 지역사회간호 계획

목적/목표 설정

구분	내용	
목표의 구성	• 일반적 목표는 '문제해결'을 내용으로 하고, 구체적 목표는 세부적인 '관련 요인(원인)의 해결'를 내용으로 함 ① 무엇(what): 변화 또는 달성해야 하는 상태나 조건 ② 언제까지(When): 기간이나 시기 ③ 어디서(Where): 시행 장소 ④ 누가(Who): 사업의 대상 ⑤ **얼마나(How much) 또는 범위(Extent): 달성하려는 상태나 조건의 양**	
SMART 목표기술	Specific(구체성)	• 목표는 구체적으로 기술해야 함
	Measurable(측정가능성)	• 목표는 측정 가능해야 함
	Achievable(성취가능성) & Aggressive(적극성)	• 목표는 진취적이며 성취가능한 현실적인 것이어야 함
	Relevant(연관성)	• 사업목적 및 문제해결과 적정 관련성이 있어야 함. 즉, 해당 건강문제와 인과관계가 있어야 함
	Time limit(기한)	• 목표달성의 기한을 밝혀야 함

목표 분류

분류 기준	목표	설명
투입-산출 모형	투입목표	• 사업기반 조성에 관한 지표. **사업에 투입**하는 시간, 돈, 인력, 장비, 시설, 장소 등의 자원 등
	산출목표	• **활동**이나 **수단**으로서의 사업 운영 결과로 나타나는 **활동, 이벤트, 서비스 생산물, 의도하는 사업량** 등
	결과목표	• **활동의 결과**로서 도달하게 될 목표치로, 사업의 결과로 나타나는 **건강수준**이나 **건강결정요인**의 변화
인과관계	과정목표	• 산출(활동)의 **양적 수준**과 투입 및 산출의 적절성 예 저당식 교육 연 1회 실시
	영향목표	• 사업의 **즉각적**인 효과로 관찰가능한 **건강결정요인과 건강기여요인**의 변화 (수단적 의미) 예 저당식 실천율 20% 증가 ※건강결정요인: 건강에 직접적으로 영향을 미치는 요인 예 당뇨의 건강결정요인: 과한 당분섭취, 가족력 ※건강기여요인: 건강에 직·간접적으로 영향을 미치는 요인으로 건강결정요인에 영향을 줌
	결과목표	• **건강수준**(사망률, 유병률, 발생률)의 변화와 삶의 질 변화 등 **장기간**에 걸친 변화 예 당뇨 유병율 5년 내에 10% 감소
목표달성 기간	장기목표	• 목표달성에 5-10년이 소요되며 보건사업의 최종목표를 달성하기 위한 변화 측정 • 보건기획에서는 보통 10년 이상 소요
	중기목표	• 서비스 이용의 변화 정도, 행동의 변화에 대한 목표로 보건기획에서는 보통 5년 내외
	단기목표	• 2-3개월에서 2년 이내의 결과 변화에 대한 목표. 보건기획에서는 보통 1년 내외

[목표설정 시 고려사항]

- 횡적, 종적으로 목표 간 **일관성** 요구됨
- **우선순위**를 설정하여 간호사업의 효과성과 능률성을 높임
- 목표 도달의 어려움이나 수행방법의 제한점 등을 검토
- 상·하위목표 간에 **달성 기간 고려**
- **구체적**으로 **계량적**인 목표로 진술
- 관련성, 실현가능성, 측정가능성 고려

<table>
<tr><td rowspan="2">방법·수단 선택</td><td>방법·수단 선택 시 고려사항</td><td>• 기술적 타당성: 기술적으로 가능하고 효과가 있어야 함
• 경제적 타당성: 경제적으로 시행이 가능하고 경제적 측면에서 효과가 분명해야 함
• 사회적 타당성: 사업대상자들의 수용도
• 법률적 타당성: 목표달성을 위한 행위가 법적으로 받아들여질 수 있는가의 문제
• 정치적 타당성: 지역사회 각계계층의 지지도</td></tr>
<tr><td>방법·수단 4단계 선택절차</td><td>① 목표 달성을 위한 여러 가지 방법과 수단을 찾음
② 목표 달성을 위해 요구되는 자원과 동원가능하고 이용가능한 자원을 파악함
③ 최선의 간호방법 및 수단을 선택함
④ 구체적인 활동을 기술함</td></tr>
<tr><td rowspan="2">수행계획</td><td>수행계획 구성요소</td><td>• 누가(담당자): 업무 분담을 의미하며 어떤 지식과 기술을 가진 인적자원 몇 명이 업무를 담당한 것인가를 결정
• 언제: 각 업무활동의 시작과 끝을 기록하여 작성하는 것(연간계획, 월간계획, 주간계획)
• 어디서: 업무를 수행할 지역(장소)을 명확히 기술함
• 무엇: 업무활동에 필요한 도구와 예산을 파악하는 것
• 어떻게: 업무활동의 수행방법을 정하는 것</td></tr>
<tr><td>전략의 개발</td><td>• 목표 달성을 위한 수단으로 사업전략이 필요하며, 사회생태학적 모형을 이용하면 효과적
• 사회생태학적 모형: 개인의 행동은 자신이 처한 환경 속에서 형성된다는 이론으로, 개인의 건강은 개인, 가족, 동료, 조직, 지역사회 및 정책요인으로부터 영향을 받음

[사회생태학적 모형의 전략 수행(중재)영역의 규모별 분류]
<table>
<tr><th>중재영역(차원)</th><th>설 명</th><th>전략의 예</th></tr>
<tr><td>개인차원</td><td>• 개인에게 영향을 줄 수 있는 특성
• 지식, 태도, 신념, 연령, 결혼 상태, 자아존중감 등</td><td>교육, 정보제공. 행태개선 훈련
직접 건강서비스 제공 등</td></tr>
<tr><td>개인간차원</td><td>• 사회적 동질성을 가지고 지지해주는 가족, 친구, 이웃의 지지 등
• 공식적·비공식적 사회적 관계망과 지지시스템</td><td>기존 네트워크 활용, 새로운 네트워크 개발(동료·자조집단·동아리·멘토 활용), 비공식적 지도자 활용</td></tr>
<tr><td>조직차원</td><td>• 조직원의 행동에 영향을 미치는 조직(학교, 회사 등)의 문화, 환경, 규칙 등</td><td>조직개발이론과 조직관계이론의 적용</td></tr>
<tr><td>지역사회차원</td><td>• 개인, 집단, 조직 간 공식적·비공식적인 관계망, 규범, 지역사회 환경 등</td><td>지역사회 이벤트(공모전, 축제 등), 매체 홍보, 사회마케팅, 지역사회 역량 강화 등</td></tr>
<tr><td>정책차원</td><td>• 개인의 건강 관련 행동에 영향을 주는 법, 정책 등</td><td>옹호(로비활동, 정책당국과의 면담), 정책개발 등</td></tr>
</table></td></tr>
<tr><td rowspan="2">평가계획</td><td>평가계획 고려사항</td><td>• 평가는 사업 단계에 따라 사업의 수행 전, 수행 중, 수행 후 각각 이루어지므로, 평가계획은 사업 시작 전(수행 전) 수립되어야 함
• 평가도구는 타당성과 신뢰성이 확보되어야 함
• 수행계획이나 평가계획 수립 시 대상자와 함께 세우거나, 주민의 참여는 사업의 성공전략임(자율성)

[평가범주별 평가 내용]
<table>
<tr><td>투입된 자원</td><td>• 인적자원, 물적자원, 사회적자원 등</td></tr>
<tr><td>사업의 진행정도</td><td>• 계획단계에서 마련된 진행계획을 기준으로 평가하는 것
• 내용 및 일정에 맞게 수행되었는지 또는 되고 있는지 파악(주로 사업 진행 중 평가)</td></tr>
<tr><td>목표달성(성취도)</td><td>• 설정된 목표가 제한된 기간동안에 어느 정도 달성되었는지 구체적 목표성취 여부 평가</td></tr>
<tr><td>사업의 효율성</td><td>• 사업의 단위 목표량에 대한 투입된 비용이 어느 정도인지 산출</td></tr>
<tr><td>사업의 적합성
(적절성)</td><td>• 투입된 노력에 대한 결과로 지역진단 결과와 사업목표 달성 수준 간의 비교
• 사업의 실적을 산출하고, 산출된 자료와 사업대상자의 요구량과의 비율을 계산
• 인적자원, 물적자원의 충족 여부 평가</td></tr>
</table></td></tr>
<tr><td>평가절차</td><td>① 평가대상과 측정기준 설정 ② 평가자료 수집 ③ 비교: 설정된 목표와 현재 이루어진 상태 비교)
④ 가치 판단: 목표 도달 정도 판단 및 원인 분석 ⑤ 재계획: 미래사업의 진행방향 결정</td></tr>
</table>

참고: 지역사회 보건사업 기획모형

<table>
<tr><td>PATCH</td><td>
• PATCH; Planned Approach To Community Health
• 미국 질병관리본부(CDC)의 보건사업 기획 지침서로 개발된 기획모형
• 지역사회의 건강증진과 질병예방프로그램의 기획과 수행, 평가에 사용되며 주민의 참여를 강조함
[PATCH 과정]
① 지역사회 조직화: 지역사회 전체의 적극적 참여 유도하여 지역사회자원을 동원함
② 자료 수집 및 자료 분석: 대상 지역의 주요 건강문제를 결정하기 위해 사망률, 유병률, 건강 관련 행동을 수집함
③ 건강문제의 우선순위 설정단계
-1순위: 긴급히 해결하지 않으면 많은 사람에게 영향을 주는 문제(건강문제의 중요성)
-2순위: 투자하면 효과 높은 사업, 정부가 중요하게 강조하는 사업(변화가능성)
④ 포괄적 수행전략(중재계획) 수립: 활용 가능한 자원 파악하여 중재전략 및 계획 수립 및 시행
⑤ 평가
</td></tr>
<tr><td>MATCH</td><td>
• MATCH; Multi-level Approach To Community Health
• 지역사회보건사업 전략을 여러 차원에서 단계적으로 영향을 주도록 고안된 기획모형
• 행동과 환경에 영향을 주는 요인을 개인에서부터 조직, 지역사회, 국가의 여러 수준으로 나눔(여러 수준의 중재대상)
• 질병의 예방방법이 알려져 있고 우선순위가 정해졌을 때 적용 가능하므로 문제요인이 이미 규명된 상황에서 중재에 초점을 둠(사정단계 없음)
[MATCH 과정]
① 목적/목표 설정: 건강 상태에 관한 목표 설정, 우선순위 인구집단 선정, 건강행위요인 관련 목표 선정, 환경요인 관련 목표 선정
② 중재계획: 중재목표파악(중재대상 결정), 중재목표 선정, 중재목표 위한 매개변인(지식, 기술, 태도 등) 파악, 중재 접근 방법 선정
③ 보건사업(보건프로그램) 개발
④ 실행
⑤ 평가(과정·영향·결과 평가)
</td></tr>
<tr><td>MAPP</td><td>
• MAPP; Mobilizing for Action through Planning and Partnership
• 미국의 NACCHO(전국지방건강공무원협회)와 CDC(질병관리센터)에 의해 함께 개발된 공공-민간 협력을 통한 건강증진을 위한 지역보건사업 기획지침(기획모형)
• 지역사회 보건현황을 총체적으로 파악하며, 지역주민의 참여를 통한 지역사회 보건역량개발에 초점을 둠
[MAPP 과정]
① 조직화와 파트너십 개발(협력체계 개발): 지역사회 주도형으로 지역사회 내의 조직, 단체 등을 파악하여 사업 수행에 협력하도록 함
② 비전의 설정
③ 사정(지역현황 분석):
㉠ 사역사회 특성(핵심주제) 및 강점
㉡ 지역사회 보건의료체계
㉢ 지역사회 건강수준
㉣ 변화요인(역량, 원동력) 사정
④ 전략적 과제 선정: 사정 결과를 토대로 우선순위에 따라 지역사회의 전략적 보건과제를 선정함
⑤ 목표와 전략 수립: 선정된 과제의 구체적 목표와 전략을 수립함
⑥ 실행과 평가, 피드백(순환적 활동)
</td></tr>
</table>

04 지역사회간호 수행

사업수행

[사업수행 활동]

㉠ 사업의 홍보	㉡ 지원 조직 발굴 및 개발	㉢ 사업 제공자의 능력 강화
㉣ 정책적 지지와 재원의 마련	㉤ 시범사업 수행	㉥ 타 분야와의 연계 및 협력 강화

[수행에 필요한 활동]

구분	내용
조정	• 요원들의 분담된 **업무의 중복이나 결핍이 오지 않도록** 요원들 간의 관계를 명확히 하고, 의사소통을 통하여 조정함 • 구체적 조정활동 ㉠ 계획된 목표의 재검토 ㉡ 분담된 업무가 요원의 기술 수준 및 능력에 적절한지 확인 ㉢ 업무의 대상, 시기, 수행방법 등을 검점 및 조정 ㉣ 결정된 사항에 대하여 의사소통을 통한 조정
감시	• 목적달성을 위해 **사업이 계획대로 진행되고 있는지를 확인**하는 것 • 업무의 **질적 표준을 유지하기 위한 것**으로 투입, 과정, 결과에 대한 감시이며, 사업의 결함사항에 대해 확인하고 그 이유를 규명함 • 감시 방법: **계속적 관찰, 기록의 검사, 물품 또는 자원의 점검과 요원 및 지역사회와의 토의** 등
감독	• 감독계획을 만들어 **정기적으로 지역사회를 직접 방문하여 실시**하는 것으로 사업의 목표, 진행 수준, 요원의 활동, 자원 등을 감독함 • 목표 진행 상태의 평가, 업무수행 수준의 관찰, 사업 진행 동안 발생한 문제와 개선점 토의 및 필요 시 조언 수행 등 • 직원들에게 관심을 갖고 직원의 활동을 **지지 및 격려**하며 학습의 기회를 마련함 • 주민의 요구가 주어진 사업과 부합하는지 **지역사회 주민들과 대화**를 통해 확인함(사업의 **적합성** 확인) ※감독 전 확인사항: 요구되는 물품, 요원의 업무, 사업진행 동안 발생할 문제, 목표량과 사업진행 정도, 지역사회가 도달해야 할 목표량

지역주민 참여

[지역주민 참여의 의의와 문제점]

의의(장점)	문제점
• 주민의 적극적 참여로 **사업수행의 성공가능성**이 높아짐 • 지역주민의 **요구와 필요한 수요를 직접 사업 관계자에게 전달** 가능 • 지역사회 공동운명체를 강화시켜 다른 개발 활동에 **참여 의욕**을 높임 • 사업내용을 직접 전달할 수 있어 **사업 진행의 이해도**를 높임 • 사업과정 중 예기치 못한 변화 시 **주민의 이해**를 얻을 수 있음 • 주민참여로 인한 부가효과(장기적 관점): 지역사회 보건사업에 대한 지역주민의 전문성 향상으로 인한 공공보건의료의 부담 경감	• 시간과 비용의 소모가 큼 • 책임회피 또는 책임소재의 불분명 • 주민의 참여회피 경향이 나타날 수 있음 • 관료주의와 전문주의로 인한 행정가, 보건의료전문인의 동기화 부족과 태도 불량 • 주민의 참여역량 부족 시 사업의 전문성과 능률성 저하

[주민의 주도 정도에 따른 단계별 주민참여 형태]

동원 단계	협조 단계	협력 단계	개입 단계	주도 단계
• 주민의 자발적 참여도가 아주 낮음 • 형식적, 강요된 참여	• 사업의 계획과 조정이 제공자 측에 독점되어 주민의 참여를 유도함 • 참여에 대한 반대급부로 참여를 유도함	• 협조단계보다 약화된 강제성 • 설득방식에 의한 주민참여 • 사업의 계획과 조정에 주민들의 의사가 반영되도록 함	• 주민 측에서 사업과정의 공개를 주장함 • 주민이 의사결정과정에 적극적으로 개입하려 함	• 주민의 자발적 참여도가 가장 높음 • 주민의 주도적 참여와 자주적 관리

[참고: 지역사회 조직화]
- 정의: 지역사회의 변화나 문제해결을 위해 **지역주민이 자발적으로 참여**하여 지역사회의 각종 조직과 자원을 개편하는 활동
- 목적과 의의: 자발적 주민참여 조직 형성, 지역사회와 주민의 역량 강화, 지역사회의 변화와 문제해결로 지역사회발전의 도모, 보건위원회를 구성하여 시범사업의 당위성과 합법성 확보

05 지역사회간호 평가

평가

- 평가: 사업이 건강수준의 변화라는 목표를 달성할 수 있도록 사업의 과정 중 **주기적으로 결과를 분석**하고, 전체 사업목표 달성에서 **각 부문의 활동이 어떻게 기여하고 있는가**를 분석하는 체계적 과정
- 평가 참여자: 서비스 **기획자** + 서비스 **제공자** + 서비스 **참여자** + 평가의 객관성을 위한 **외부전문가**
- 평가 과정: ① 평가대상 및 측정기준의 설정
  ② 평가자료 수집
  ③ 목표와 현상태 비교
  ④ 목표 도달 정도의 가치판단 및 분석
  ⑤ 재계획 수립

[평가 목적]
- 사업목표의 달성 정도를 파악하기 위함
- 사업의 개선방향을 도출하기 위함
- 사업의 효율성과 효과성을 판정하기 위함
- 사업과 관련된 새로운 정보(지식)의 획득을 위함

[평가 영역]
- 사업결과를 평가함
- 사업의 성공과 실패에 대한 이유 분석
- 보건사업을 통하여 무엇을 수행하였는가를 평가
- 앞으로 사업을 계속할 것인가, 계속한다면 어떻게 개선할 것인가 판단
- 다른 지역이나 집단을 대상으로 이와 같은 사업을 확대해서 시행할 것인가를 파악함

[보건사업 평가 시 고려사항]
- 보건소의 전략적 목표와 부합되는 평가를 해야 함
- 지속적으로 평가자료를 수집해야 함
- 모든 사업을 평가할 수 있지 않고 평가 가능한 사업은 사업의 기획단계에서 결정됨
- 평가결과는 반드시 사업개선에 활용되어야 함
- 보건사업의 경우는 사업의 반응성에 유의해야 하며, 세 가지 측면을 분석해야 함
  ㉠ 사업 제공방법에 따른 결과 변화 ㉡ 사업 환경에 따른 결과의 변화 ㉢ 사업 제공체계에 따른 결과의 변화

평가 분류

분류 기준	평 가	설 명
평가 시기	현황분석	• 기획과정에서 **사업을 시작하기 전**에 지역사회의 건강문제를 분석하여 **사업의 시행가능성을 검토**하는 과정
	과정평가	• **사업 실행 과정 중**에 사업의 수행(진행) 상태를 파악하고, 잘못된 부분이 있다면 개선방안을 검토하는 평가
	결과평가	• **사업이 종료된 이후**에 사업의 **개선사항과 지속여부 등을 결정**하기 위한 평가
평가 시기 (보건 교육)	진단평가 (사전평가)	• 대상자들의 교육에 대한 **이해 정도**를 파악하고 교육 계획을 수립할 때 **무엇을 교육할지**를 알아보기 위해 실시
	형성평가	• 교수-학습활동이 **진행되는 동안** 주기적으로 학습의 **진행정도**를 파악하고 교육 방법이나 내용 향상을 위해 실시
	총합평가	• 일정한 **교육이 끝난 후** 목표 도달 여부를 알아보는 것(=총괄평가, 최종평가)

<table>
<tr><td rowspan="12">평가 분류</td><td rowspan="3">투입-산출
모형
(사업과정)</td><td>구조평가</td><td>• 투입되는 자원이 충분하고 적절하지 평가하는 것
• 인력의 양적 충분성, 질적 전문성, 시설 및 장비의 적절성, 정보의 적정성 등 평가</td></tr>
<tr><td>과정평가</td><td>• 사업에 투입된 인적·물적 자원이 계획대로 진행되고 있는지 평가
• 목표 대비 사업의 진행 정도, 자원의 적절성과 사업의 효율성 정도, 대상자의 적절성(이용자의 특성), 사업전략 및 활동의 적합성, 제공된 서비스의 질, 교보재 적절성, 주민의 수용성 등 평가
• 사업의 진행 중에 사업의 수행 상태, 즉 대상자의 프로그램 참여율과 출석률을 확인하는 것도 과정평가에 해당됨</td></tr>
<tr><td>결과평가</td><td>• 사업의 종료 시 사업효과를 측정하기 위한 것으로 지역사회의 건강수준의 변화 정도를 측정하는 것
• 사업 종료 후 설정한 장·단기 목표가 얼마나 달성되었는가를 평가
-영향평가: 건강관련 지식, 태도, 행위의 변화를 측정
-효과평가: 건강수준이나 삶의 질 향상을 측정</td></tr>
<tr><td rowspan="3">평과 성과</td><td>과정평가</td><td>• 사업(프로그램)이 계획대로 시행되었는지를 평가
• 시행된 사업이 다른 환경에서도 적용할 수 있는지 실현 가능성, 일반화, 프로그램의 확신에 관한 판단의 실마리 제공
• 평가사항: 지도자의 훈련수준, 관련된 사업의 외적 특징 등 과정의 적절성, 난이성, 과정의 수, 각 과정의 진행 시간, 참석자의 수, 참여율 등</td></tr>
<tr><td>영향평가</td><td>• 사업의 시행 결과로 대상자의 지식, 태도, 신념, 가치관, 기술, 태도, 행동 또는 실천 양상에 일어난 변화를 측정함
• 위험요인의 감소, 효과적인 대처 등이 영향평가에 지표에 해당
• 보건사업을 투입한 결과로 단기적으로 나타난 바람직한 변화를 평가함</td></tr>
<tr><td>성과평가</td><td>• 프로그램 시행 결과 얻은 건강 또는 사회적 요인의 개선점을 측정
• 시간이 흐름에 따라 보건사업을 통해 나타난 바람직한 변화의 장기적 효과를 평가함
• 평가된 지역사회 보건사업의 당위성과 필요성을 설명하는 중요한 수단</td></tr>
<tr><td>체계모형</td><td colspan="2">[체계모형에 따른 평가범주]
• 투입자원 평가(투입)
• 사업진행 평가(과정, 변환)
• 목표의 달성정도(사업의 성취도) 평가
• 사업 효율성 평가(산출/투입)
• 사업 적합성(적절성) 평가: 지역진단 결과와 사업목표 달성 수준 간의 비교</td></tr>
<tr><td rowspan="2">평가 주체</td><td>내부 평가</td><td>• 장점: 사업의 배경을 잘 알고 있음, 모든 사람에게 잘 수용됨, 비용 절감
• 단점: 평가자가 사업에 너무 많이 관여함, 평가의 공정성이 떨어짐, 평가자가 전문가가 아님</td></tr>
<tr><td>외부 평가</td><td>• 장점: 평가 전문가의 수행, 편의적인 태도가 없음, 신선한 관점에서 적용 가능
• 단점: 별도의 비용 소요</td></tr>
</table>

06 지역사회간호 활동 및 수단

가정방문활동

<table>
<tr><td>가정방문 원리</td><td>• 방문은 정확한 업무계획하에 시행되어야 함
• 방문횟수는 인력, 시간, 예산, 자원, 대상자의 건강 상태 등을 고려하여 결정
• 방문 시 반드시 자신의 신분을 밝히고 대상자로부터 받은 사적 비밀 누설 금지
• 지역사회 자원을 적절히 활용하여 다른 분야와 연계 협력
• 지역사회간호사의 간호기술은 전문적이고, 숙련되어야 하며, 과학적 근거가 있어야 함
• 개인(대상자), 가족, 지역사회와 함께 계획하고 평가해야 함
• 양적인 측면보다 질적인 간호 제공에 신경을 써야 함
• 방문 대상자의 식사시간이나 만성질환자의 휴식시간을 피해 방문하는 것이 좋음
• 방문 후에는 반드시 평가 및 기록 시행
• 하루에 여러 곳 방문 시 감염성 질환보다 비감염성 질환, 만성질환보다 급성질환 대상자를 먼저 방문함
• 면역력이 약한 대상자부터 방문하고 감염성 문제가 있는 대상자는 맨 마지막에 방문하여 간호사가 감염성 질환의 매개체가 되지 않도록 함</td></tr>
<tr><td>가정방문 우선순위 (중요도)</td><td>㉠ 개인보다는 집단을, 건강한 집단보다는 취약한 집단을 우선으로 함
㉡ 만성질환보다 급성질환을 우선으로 함
㉢ 문제가 있는 대상자보다 의심이 가는 대상자를 우선으로 함
㉣ 급성질환이더라도 감염성 질환인 경우 감염우려가 있어 나중에 방문
㉤ 대상자의 생활수준과 교육수준이 낮을수록 취약하므로 우선순위 높음
㉥ 구환자보다 신환자를 우선으로 함
㉦ 기왕력이 있는 자보다 합병증 우려가 있는 자를 우선으로 함
㉧ 가급적이면 산재된 곳보다 집합되어 있는 곳을 우선으로 함
㉨ 접촉감염(성병)과 공기감염(결핵) 대상 중 접촉감염이 우선 (공기감염이 제일 후순위)
▶ 감염성 질환을 우선으로 하나, 하루에 여러 곳을 방문해야 할 경우 비감염성 질환, 면역력이 낮은 집단 대상자부터 우선 방문함

[상황별 방문 우선순위 기준]
• 영아 → 임부·산부 → 노인 → 정상어른
• 비감염 → 직접감염 → 간접감염
• 급성질환 → 만성질환
• 질환의심자 → 질환자
• 신환자 → 구환자
• 집단 → 개인

예 신생아·미숙아→임산부→학령 전 아동→학령기 아동→성병환자→결핵 환자
예 건강한 신생아→임신 5개월 건강한 임부→고혈압약 복용 중인 노인→성병 치료 중인 청년→결핵약 복용 1개월 된 청년</td></tr>
</table>

	방문 전 활동	방문 중 활동	방문 후 활동
가정방문 과정	• 방문할 대상자와 가족 파악 : 현황자료와 유관기관 및 다른 요원들과 회의를 통하여 환자 관련 자료 수집(기록부, 상담일지 확인) • 대상자 건강문제 예측, 구체적 간호계획 수립 • 대상자에게 연락하여 위치 확인, 방문 날짜 및 시간 조정 • 사전에 약속에도 대상자에게 방문할 사실을 한 번 더 연락하고 약속 확인 • 방문가방 준비(기록지, 기구 및 약품, 측정기구, 각종 용품 등) • 교통수단 확인, **방문 행선지와 목적 출발시간 및 돌아올 시간을 다른 요원들에게 보고하고 명확히 기재함**	1) 시도 단계 • 자신의 이름과 소속을 밝힘 • 대상자 및 가족과 우호적 상호 신뢰관계 수립 • 방문약속을 한 대상자에게 대한 질문 수행 • 대상자가 처한 환경 관찰 • 방문목적 토의 2) 중재 단계 • **대상자나 가족과 함께 간호계획 수립** • 건강 사정 수행 • 방문시마다 대상자의 변화 사정 • **직접적 간호, 신체 검진 실시 전후 손 씻기** • 가족수, 가족의 건강 요구도, 지역사회 자원과 유해환경 사정 • 가치관, 기호, 환자의 요구도, 관심 조사 • 적절시기에 건강교육 실시, 책자화된 지시사항 제공 • 의뢰와 상담 등에 대해 토의함 • **결핵약 복용 중인 환자의 가족에게 체온 측정법을 설명하여 가족들이 도울 수 있게 함** 3) 종결 단계 • 방문목적 요약 • 잠재적 건강문제 대한 가족의 간호계획을 명백히 함 • 다음 가정방문에 대한 계획과 방문요원과 가족에 의해 수행가능한 행동 토의 • 방문요원과 기관의 연락처 남김	• 개인이나 가족과 함께 설정한 간호계획에 대해 방문요원이 해야 할 부분을 처리하고 대상자의 수행과정을 계속 모니터링함 • 방문활동의 진행과정, 간호수행의 적합성, 목표달성 정도 등을 평가함 • 방문활동에서 확인된 대상자의 특징, 건강문제 및 앞으로의 계획 등을 기록하고 방문 가방의 물품정리 • 다른 요원이나 상급자에게 가정방문 결과를 구두 또는 서면으로 보고 • 의뢰가 필요한 대상자의 경우 의뢰해야 할 기관에 연락을 취하고 추후관리가 필요시 추후관리 대상자 카드 작성

	장 점	단 점
가정방문 장·단점	• 방문을 통해 대상자의 **전체적 상황 파악**이 가능하여 각 가족의 상황에 맞는 간호 제공 가능 • 가정의 **전반적인 정보**를 **포괄적으로** 수집 가능 • **거동이 불편한 대상자**에게 서비스 제공의 기회와 접근성을 높임 • 건강관리실에 비해 **긴장감이 덜하고, 편안한 분위기**에서 시행 가능 • 대상자의 건강결정권과 건강통제력을 향상시킬 수 있는 계기가 됨 • 지역사회간호사와 대상자가 **우호적인 관계**를 맺을 수 있음 • 가족의 자원을 활용하여 **시범**을 보일 수 있음 • 가정방문을 통해 가족이 발견하지 못한 문제의 발견 가능 • 개인의 간호가 아닌, 가족을 집단으로 간호함 • 개별교육, 왕래식 교육, 저소득층과 노인층에 적합함 • 가족 스스로 문제해결을 할 수 있는 능력을 증진함	• 집집마다 방문해야 하므로 **시간과 비용 소모**가 큼 • 가정을 방문하는 것에 대해 대상자가 부담을 가질 수 있음 • 교육 및 상담을 할 때 주변 가족들로 인하여 **산만하거나 혼란스러운 분위기**가 될 수 있음 • 같은 문제를 가진 사람들끼리 서로 정보를 나누는 **집단효과를 볼 수 없음** • 간호 제공 시 물품이나 기구를 충분히 활용하기 어려움

건강관리실(클리닉) 운영

<table>
<tr><td>건강관리실 설치 장소</td><td colspan="2">• 교통이 편리하고 주민들이 잘 아는 곳이어야 함
• 냉·난방과 환기장치 및 화장실, 수도시설 이용이 가능한 곳이어야 함
• 대기실은 긴 의자 등의 적절한 편의시설이 필요함
• 바닥이나 벽은 청하기 쉬운 재료를 사용하여 청결을 유지해야 함
• 종교 및 정치와 무관한 곳이어야 함
• 건강상담 및 건강검진 등에 비밀이 보장될 수 있는 개별공간이 필요함
• 이용 대상자의 특성을 고려하여 배치해야 함 예 가족보건실: 임산부가 계단을 오르내리는 불편감을 줄이도록 저층에 배치함</td></tr>
<tr><td>건강관리실 기구 및 물품 관리</td><td colspan="2">• 사용량과 예비수량을 고려하여 구입하고, 사용되는 고정된 물품은 소독하여 물품 대장과 함께 비치함
• 이동건강관리실의 기구는 대부분 감염관리와 효율성, 편리성을 고려하여 일회용으로 준비하는 것이 좋음
• 물품주문은 과거 사용량을 참고하여 현재 사용량을 예측하여 필요량에 따라 주문 목록을 작성, 청구 양식에 기록 후 절차에 따라 주문
• 물품보관은 중앙창고에 보관하며 물품 대장을 만들어 매일 수량을 확인하고 새로운 물품의 구입이나 폐품처리 시 물품대장과 일치여부 확인함
• 물품 유지 과정에서는 사용자에게 물품사용과 관리방법을 주지시키며 이를 위해 점검계획표와 점검표를 만드는 것이 필요함</td></tr>
<tr><td rowspan="2">건강관리실 이용 장·단점</td><td>장 점</td><td>단 점</td></tr>
<tr><td>• 방문활동에 비해 지역사회간호사의 시간과 비용을 절약할 수 있음
• 건강관리실에 비치된 다양한 물품과 기구의 사용이 가능함
• 한정된 공간에서 건강관리가 이루어지므로 외부환경의 영향을 덜 받아 산만성이 낮음
• 같은 문제를 가진 대상자들끼리 서로 경험을 나누어 자신들만의 해결방법을 찾을 수 있음(집단효과)
• 특별한 상담 및 의뢰활동을 즉각적으로 실시할 수 있음
• 대상자 스스로가 자신의 건강문제에 적극성을 가지고 자력으로 문제를 해결할 능력을 갖게 할 수 있음</td><td>• 대상자가 처한 상황을 파악하기 곤란함
• 대상자가 건강관리실 운영 시간 내 방문하지 못할 가능성이 있음
• 건강관리실에 방문하는 것이 불가능한 대상자들은 혜택을 받지 못하므로 대상자의 접근성이 떨어짐
• 대상자가 심리적으로 긴장할 경우 자신의 문제를 솔직하게 드러내지 않음
• 대상자와 가족의 실제 상황을 파악하는 것이 어렵고 상황에 맞는 교육과 상담, 시범을 제공하는 데 한계가 있음</td></tr>
</table>

상담

상담 정의	• 도움이 필요한 사람(내담자)이 전문적 훈련을 받은 사람(상담자)과의 **대면관계**에서 문제의 해결과 사고, 행동, 감정 측면의 **인간적인 성장**을 위해 노력하는 학습과정 • 상담을 통해 **내담자들이 자신의 문제를 인식(이해)할 수 있는 힘을 얻도록 하며 문제해결 방안(과정)을 스스로 찾도록 도와주는 데 목적**이 있음
상담 원리	㉠ 개별화의 원리: 개인 성향에 따른 적합한 상담 ㉡ **의도적 감정표현의 원리:** 내담자가 자신의 감정을 자유롭게 표현하도록 도와주어야 함 ㉢ **통제된 정서적 관여의 원리:** 내담자의 **정서적 변화에 민감하게 반응**해 주어야 하며, 상담자 자신의 감정도 잘 파악하고 적절히 조절해야 함 ㉣ 수용의 원리: 내담자를 하나의 인격체로서 존중하고 현 모습 그대로를 **무조건적으로 수용**해야 함 ㉤ **비심판적 태도**의 원리: 내담자의 문제에 **시시비비를 가려서는 안 되며** 내담자의 특성이나 가치관을 비난하지 않아야 함 ㉥ 자기결정의 원리: **최종적인 판단과 결정은 내담자의 몫**임을 분명히 하고, **내담자 스스로** 나아갈 방향을 결정하도록 도와야 함 ㉦ 비밀보장의 원리
상담 과정	① 관계형성 및 경청: 상담의 초기단계에서 상대방의 이야기를 경청하는 것이 중요 ② 탐색과 직면: 내담자의 문제를 정확히 이해하고 규명하여 자신의 문제와 직면하도록 해야 함 ③ 종결 -문제에 직면한 후 바람직한 생각을 **행동화하도록 지지**하고 **주위의 도움 없이도** 자신의 문제를 추진하도록 지지와 격려를 함 -대상자가 상담자의 도움 없이 자신의 문제를 해결하게 될 때 상담을 종결함

지역사회자원 활용 및 의뢰

지역사회 자원	• 가족의 지역사회 자원: 인적 자원, 물리적 자원(시설, 도구 등), 사회적 자원(지식, 기술, 각종 단체 등), 경제적 자원, 전문적 자원 • 지역사회간호사의 자원: 건강평가기술, 간호기술, 보건교육기술 • 가족 및 지역사회 이외의 자원: 공공기관, 종합병원 및 의원, 영리단체 및 비영리단체, 다른 지역의 자원 등
지역사회 자원 활용 및 의뢰	[자원 활용을 위한 준비] • 이용 가능한 보건자원을 파악하여 목록화함(서류철 제작) • 편하고 간편한 의뢰 방법을 정함 • 각 보건기관의 사업목적 및 임무와 제한점을 알아둠 • 자원은 가까운 것부터 이용하도록 함 [자원 의뢰 시 주의점] • 의뢰 전 대상자와 먼저 협의하고 **의뢰 여부 결정은 반드시 대상자 본인이 하게 함** • 의뢰서에 필요한 정보를 기재한 후 개인, 가족에게 전달하여 **직접 그 기관으로 가게 함** • **개인이나 가족에게 의뢰하는 기관에 관해 설명하고 필요한 정보를 제공함** • 의뢰는 가능한 한 **개인을 대상**으로 함(개별적 상황고려) • **의뢰 직전에 대상자의 상태를 다시 확인함**

지역사회간호 의사소통을 위한 매체

우편(편지)	• 방문약속을 어겼을 때 다음 날짜를 알려주기 위해 사용할 수 있으나 다른 목적으로 사용하기에는 효과가 극히 제한됨 • 장점: 경비 절약 • 단점: 가정상황의 관찰과 파악 불가. 새로운 문제를 발견할 기회가 없음. 수신인에게 전달되지 않을 경우 확인할 수 없음
전화	• 가장 빈번하고 광범위하게 사용되는 매체이며 최근 스마트폰의 사용으로 활용도가 더욱 높아졌음 • 방문일정, 검사결과 및 공지사항을 SMS문자로 발송하기도 함 • 장점: 시간과 비용 면에서 경제적임. 가정방문에서 있을 수 있는 부담감이 없음. 시간의 제한을 덜 받고 빈번한 접촉 가능 우편에 비해 훨씬 개인적이며 덜 사무적. 가정방문이 필요한 가족의 선별방법 • 단점: 전체적인 가정상황 파악 불가. 전화 시설이 없거나 소지하지 않을 경우 불가능. 청각이나 언어장애가 있을 경우 사용의 제한
유인물	• 지역사회간호사가 지역사회주민에게 보건교육을 시키는 방법 중 기억을 용이하게 하는 방법임 • 지역사회 주민이 건강관리실을 방문하여 기다리는 동안 읽거나 가정에 가져가서 필요할 때 볼 수 있게 함 • 장점: 보관하면서 보고 싶을 때 수시로 볼 수 있음. 보건교육 내용을 계획적이고 **조직적**으로 자세히 담을 수 있음. **타 매체보다 높은 신뢰성** • 단점: 글을 알지 못하거나 읽지 않으면 효과를 볼 수 없음. 자료 제작에 기술과 비용이 많이 들어감
벽보	• 지역사회 주민의 왕래가 빈번한 곳에 보건교육에 관한 자료 및 홍보 게시 • 장점: 교육자가 없어도 게시물을 통해 내용 전달 가능하여 경제적. 그림과 글씨를 통해 **흥미유발**, 대상자의 **시각을 자극**하여 높은 전파효과 • 단점: 제작에 특별한 기술이 필요함, **복잡하거나 긴 내용의 경우는 부적합**, 장기적으로 게시할 수 있는 장소와 시설이 필요함
방송(대중매체)	• 새로운 정보나 지역사회주민의 건강관리에 대한 교육이나 전달사항이 있을 때 방송을 활용할 수 있음 • **감염병 등 긴급한 문제**가 발생하여 **신속하게 전국적인 보도**가 필요할 경우 가장 적합 • 장점: 유인물 같은 매체에 노출되지 않는 대상자에게 정보전달 가능, **가장 빠르게 많은 대상자에게** 전달 가능, 권위있게 인식되어 주의집중 가능 • 단점: 시간이 지나면서 방송 내용을 잊음, 번거로운 방송망의 활용
인터넷	• 대상자의 필요에 따라 다양한 내용을 신속하게 탐색·저장·관리 가능, 보건소 홈페이지 등을 통해 보건교육이나 홍보의 매체로도 활용 가능 • 장점: 업무처리 속도가 빠르고 효율이 높음. 자료를 송신하거나, 다른 자료의 수정·보완 가능 • 단점: 사생활 보호, 기밀 보호에 취약할 수 있음, 제작기술과 활용능력이 없으면 사용에 지장. 디지털기기의 초기 구입비용이 비쌈, 여과 없이 노출되는 부문별한 자료로 잘못된 정보를 얻을 수 있음
SNS	• SNS ; Social Network Service • 장점: 젊은 층이 많이 사용하며 **신속하게 많은 사람들에게 시공간에 제한 받지 않고** 전달 가능 • 단점: **잘못된 정보의 파급효과**가 크고, 정보에 대한 판단의 부재 및 정보보호의 문제가 있음

필수 학습 주제 셀프 점검표

주제를 읽고 학습한 내용이 머릿속에 정확히 떠오르는지 셀프 점검해봅시다.

점검 주제	학습 완료	학습 미흡
지역사회 간호과정: 사정 - 진단 - 계획 - 수행 - 평가		
SWOT 분석		
지역사회 사정 유형, 자료 수집방법 및 분석방법		
지역사회간호 진단분류체계		
지역사회 간호진단의 우선순위 결정기준		
SMART 목표 기술		
목표의 분류(투입-산출모형, 인과관계 및 목표달성 기간에 따른 분류)		
사회생태학적 모형의 전략 수행(중재)영역의 단계별 분류		
지역사회 보건사업 기획 모형		
지역사회간호 수행에 필요한 활동(조정, 감시, 감독)		
지역주민 참여의 의의와 문제점		
평가의 분류 (평가 시기, 투입-산출모형, 평가 성과, 체계모형, 평가 주체에 따른 분류)		
가정방문의 원리, 방문순서 및 장단점		
건강관리실 설치장소 및 이용의 장단점		
상담의 원리		
지역사회간호 의사소통을 위한 매체별 특징		

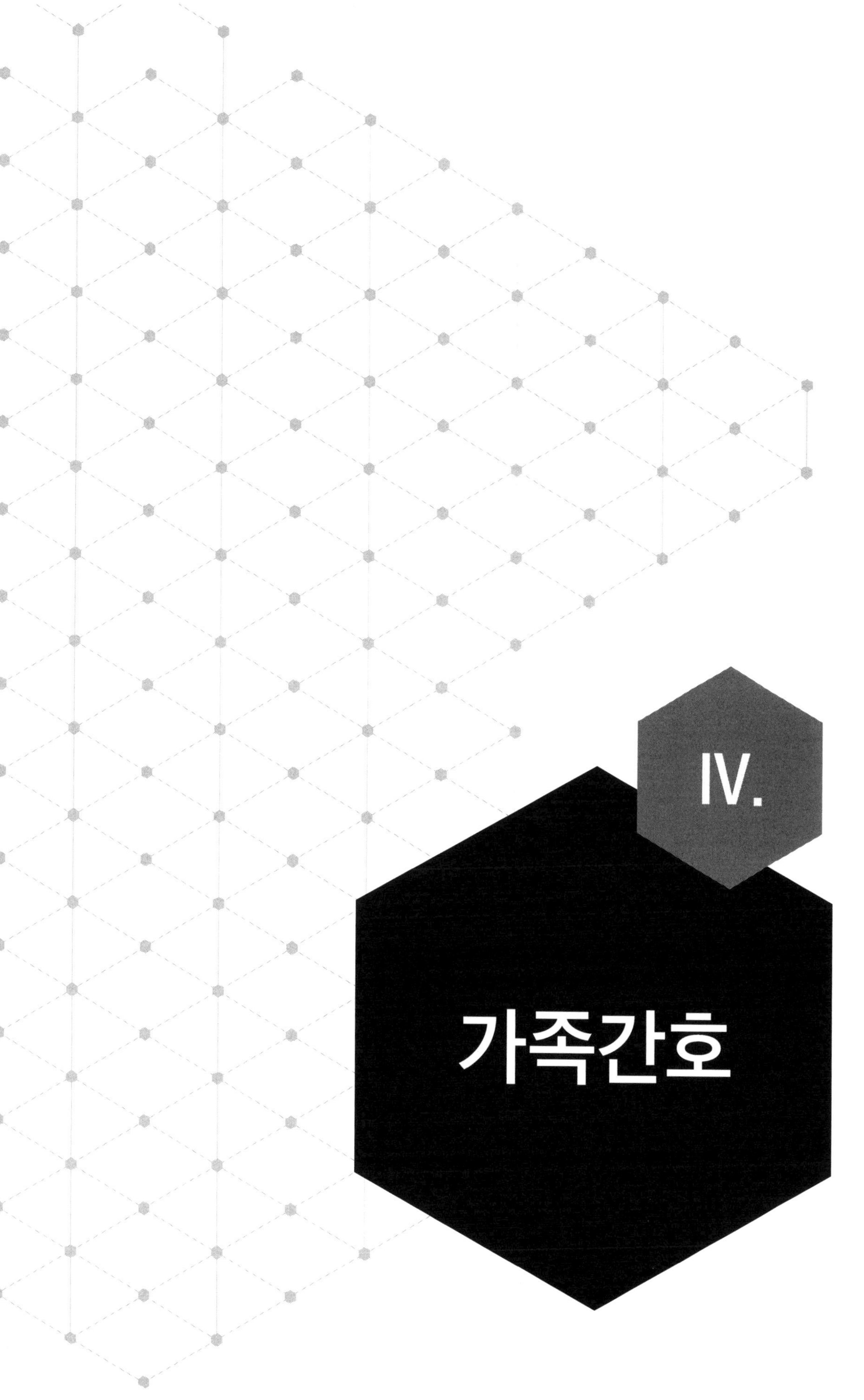

IV. 가족간호

01 가족의 이해

가 족

[가족의 특징]
- 가족은 **일차적** 집단: 감정적 유대가 깊고 구성원들 간 상호작용이 강한 사람들의 연합
- 가족은 **공동사회집단**으로 이익집단과 대립되는 개념이며 **정서집단**, **공동운명체적** 집단
- 가족은 **스스로 성장·발달**하며, **고유의 문화**를 창조함
- 가족은 **건강행위의 기본단위**임
- 가족은 **형식적 집단**(혼인신고로 성사됨)이지만, **가족관계는 비형식적**(인간적 관계)
- 가족은 **이질적 구성원들**로 이루어진 집단: 남성과 여성, 성인과 아동
- 가족은 **폐쇄적** 집단으로 구성원의 자격을 획득하거나 포기하는 것이 용이하지 않으나, 다른 집단과 상호작용하는 **개방체계**임
- 가족은 **혈연집단**: 부부(비혈연관계)가 출산으로 혈연집단 형성(최근 일인가족, 동성애가족, 딩크족, 새싹가족 등 다양한 가족형태 등장)

[가족의 기능]

	대내적 기능	대외적 기능
성·애정기능	성적 욕구의 충족	성적 욕구의 통제
생식기능	자녀의 출산	종족 보존(사회구성원을 제공)
경제적기능	생산과 소비, 경제적 협동과 자립	노동력의 제공 및 경제 질서의 유지
사회화기능	자녀의 교육과 사회화	문화의 전달 및 사회적 역할과 지위 창출
보호·휴식기능	신체적·정신적 보호, 지지 및 건강관리	사회의 안정화

가족생활 주기 (발달단계)

- **시간에 흐름에 따른 가족구조**와 가족구성원의 **역할(과업) 변화**를 설명하는 개념
- 남녀가 **결혼**해서 자녀를 **출산**하고 노년기가 되어 **배우자의 사망**까지를 시기별로 나눈 것

Duvall(1977)	WHO
① 신혼기 가족: 결혼~첫 자녀 출생 ② 양육기 가족: 첫 자녀 출생~30개월 ③ 학령전기 가족: 첫 자녀 30개월~6세) ④ 학령기 가족: 첫 자녀 6세~13세 ⑤ 청소년기(10대) 가족: 첫 자녀 13세~20세 ⑥ 진수기 가족: 첫 자녀 독립~막내 자녀 독립) ⑦ 중년기 가족:막내 자녀 독립~부모의 은퇴) ⑧ 노년기 가족: 부모 은퇴~부부 모두 사망	① 형성기: 결혼~첫 자녀 출생 ② 확대기: 자녀출생~막내 자녀 출생 ③ 확대완료기: 자녀 출생완료~자녀의 첫 독립 ④ 축소기: 자녀의 첫 독립~자녀 모두 독립 ⑤ 축소완료기: 자녀 모두 독립~배우자 사망 ⑥ 해체기: 배우자 사망 이후 혼자 남는 시기 ※형성기, 확대기, 축소기: 감소추세 확대완료기, 축소완료기, 해체기: 증가추세

우리나라 가족의 변화

[가족구조의 변화]
- 소가족화와 가족 규모의 축소: 인구변동과 사회변화로 가족형태 다양화, 가족규모 축고 및 세대구성의 단순화
- 핵가족의 증가와 가족세대의 단순화: 가구 구성원의 꾸준한 감소와 핵가족의 증가, 1인가구, 노인단독가구, 한부모가구 등 비중 증가
- 비정형적 가족형태 출현: 1인가구, 비혼가구, 재혼가구, 노인단독가구, 한부모가구, 노인단독가구 등 비중 증가

[가족기능의 변화]

경제적 기능	• 맞벌이 부부의 급증으로 경제력의 양분 및 **소비단위로서의 가족**이 증가하여 가족의 경제적 기능이 약화됨 • 가구소득 중 근로소득이 차지하는 비중이 감소하고 소득내용은 다양화되는 추세
자녀 사회화·교육 기능	• 외부기관(유치원, 학교)과 가족이 자녀의 사회화·교육 기능을 분담하게 됨 • 자녀에 대한 부모의 권위와 통제력 감소, 세대 간 갈등과 세대차이로 가족의 사회화 기능이 약화됨
휴식과 여가기능	• 가족여가보다 개인여가시간이 증가하고 소비위주 여가문화의 확산으로, 세대 간 격차가 크고 노인들이 소외됨
재생산(출산) 기능	• 여전히 가족의 기능으로 인정되고 있으나 성 가치관 변화와 임신·출산의 자유 확대로 출산의 필수성이 작아짐
보호·지지 기능	• 가족 해체 및 결손가족의 증가는 사회의 안정과 통합의 위험요인이 됨 • 가족 내 노인 돌봄에 대한 책임감 저하와 보호·지지기능 약화로 노인부양문제가 사회문제로 대두됨

02 가족간호

<table>
<tr><td rowspan="6">가족간호</td><td colspan="2">[가족간호 정의 및 특징]
• 가족 중 아픈 사람뿐만 아니라 건강한 사람도 포함하는 가족 전체를 대상으로 가족의 적정기능향상을 도모하는 간호활동
• 현재 또는 잠재적 건강문제를 가진 가족도 포함하며 가족의 장점에 초점을 둠
• 가족간호의 목적: 개인을 포함한 가족의 자가건강관리능력을 함양하여 가족의 적정 기능수준을 유지·증진하고 삶의 질을 향상함</td></tr>
<tr><td colspan="2">[가족간호의 중요성]
• 만성퇴행성 질환의 증가로 인한 가족의 부담감 가중 및 가족의 삶의 질이 저하됨
• 가족의 생활양식은 가족 구성원의 건강과 관련된 습관, 가치, 태도에 영향을 주어 집단적 질병 발생의 원인이 됨
• 우리나라의 경우 가족의 건강 문제 결정에 가족이 관여하여 결정에 영향을 미침
• 국민건강증진이 국가정책으로 채택되면서 가족 단위의 접근이 개인의 건강행위에 효율적인 영향력을 발휘한다는 인식이 높아짐
• 가족은 지역사회 간호사업을 수행하는 데 가장 유용한 매체임</td></tr>
<tr><td colspan="2">[가족간호 접근법]</td></tr>
<tr><td>개인환경으로의 가족간호</td><td>• 가족을 환자나 가족구성원에 대한 배경(환경)으로 보는 관점으로 개인중심의 가족간호
• 간호사의 관심의 초점은 개인이며, 가족은 환자의 지지체계로서의 자원이 되거나 스트레스 요인이 되기도 함
• 주로 임상 간호사들이 가족접근에 이용함</td></tr>
<tr><td>대인관계체계로서의 가족간호</td><td>• 서로 상호작용하는 가족의 수에 근거하여 둘이나 그 이상의 개인체계(예 부모-자녀 관계)를 가족간호의 대상으로 함
• 대인관계에 초점을 맞추어 가족의 상호작용에 개입함으로써 가족 구성원의 상호 이해와 지지를 목표로 함</td></tr>
<tr><td>전체체계로서의 가족간호</td><td>• 가족을 환경 및 하위체계와 상호작용하는 구조적·기능적 요소를 갖춘 체계로 보는 것
• 가족간호의 대상은 전체체계로서의 가족이므로 가족 전체에 초첨을 맞춤(가족 구성원은 하위체계)
• 지역사회 간호사업에서 주로 사용됨</td></tr>
</table>

가족간호 관련 이론: 가족간호의 접근틀

<table>
<tr><td rowspan="7">체계이론
(버탈란피)</td><td colspan="2">[체계이론의 특징 및 가족이론에의 적용]</td></tr>
<tr><td>전체성</td><td>• 가족은 부분의 합보다 크며 각 부분(구성원)을 합한 것 이상임</td></tr>
<tr><td>경계성</td><td>• 가족은 하위체계로 구성되고 상위체계의 일부이자 외부 환경과의 경계임
-가족의 하위체계: 형제·자매체계, 배우자체계, 부모·자식체계 등
-가족의 상위체계: 복지체계, 법률체계, 보건의료체계, 교육체계 등</td></tr>
<tr><td>항상성</td><td>• 가족체계는 안정된 양상을 유지하기 위해 항상성을 유지하고자 노력함</td></tr>
<tr><td>상호의존성</td><td>• 스트레스에 반응하는 가족 및 개인의 변화는 상호작용으로 인하여 가족 전체에 영향을 미친다고 봄</td></tr>
<tr><td>순환성</td><td>• 가족관계는 지속적으로 내·외부 체계와 상호작용하며 직선적 관계가 아닌 순환적 관계를 가짐</td></tr>
</table>

구조-기능 이론	• 상호작용 과정보다 **구조 자체**와 **상호작용의 기능**에 중점을 둠 • 가족은 **기능적 요구**를 가진 **사회구조(사회체계)의 하나**이며, **지위-역할 복합체**로서 **사회체계에서 부여**되는 지위에 따른 **역할**을 수행함 • **사회 전체의 요구(사회통합)**에 사회의 하위체계인 **가족의 사회화기능**이 가족이 어떻게 기여하는지 **거시적 관점**에서 접근하여 에 초점 • 전체 가족구조 뿐만 아니라 **가족의 하부구조**의 적합성에도 중점을 둠(예 가족 내 권력구조, 상호작용 구조, 상호작용 구조 등) • 사정도구: 가계도, 사회지지도
상징적 상호작용 이론	• 가족 내 **개인 간 관계와 상호작용**을 중요시하여 **개인의 중요성**을 강조하면서 **가족 내의 내적인 과정**인 가족의 역할, 갈등, 의사소통 등에 초점을 둠 • 가족을 **비교적 폐쇄된 단위**로 보며, 가족 안에서 일어나는 현상에서 외부세계가 영향을 적게 미치는 것으로 생각함 • 상호작용의 결과보다는 **과정에 중점**을 두며, 가족을 건강하게 하는 **인간행위 탐구**에 유용한 이론임 • 가족 내 **내적 역동**과 **개인의 역할** 및 **역할 기대에 따른 상호작용**을 중시하는 **미시적** 접근법 • **건강한 가족: 역할 지각**과 **역할 기대**가 **일치**한 가족
가족발달 이론 (Duvall)	(아래 참조)

[Duvall의 가족발달이론의 특징]

- 부모와 자녀로 구성된 **핵가족을 중심**으로 함
- 각 발달단계에 따라 가족이 완수해야 할 **발달과업**은 **가족마다 차이가 없으므로 예측이 가능**하여 단시간에 많은 가족 사정이 가능함
- 각 발달단계에 따른 위기는 예측할 수 있는 **성숙위기(발달위기)**임
- 각 발달단계는 **첫 자녀의 나이**(학년)에 의해 구분됨
- 남녀의 **결혼으로 시작**하여 **두 사람의 사망**으로 가족이 소멸할 때까지의 **가족의 일대기**를 다룸

가족 생활 주기	시 기	가족 발달 과업	
신혼기 가족	**결혼~ 첫 자녀 출생**	• 가족계획과 자녀 출생에 대비 • 친척에 대한 이해와 관계 수립·증진	• 밀접한(친밀한) 부부관계 수립과 결혼에 대한 만족 • 성적 양립성, 독립성, 의존성의 조화
양육기(출산기) 가족	**첫 자녀 출생~30개월**	• 부모의 역할과 기능, 책임에 대한 적응 • 모자보건서비스 요구 증가	• 가족구성원의 갈등이 되는 역할의 조정 • 임신, 자녀 양육에 대한 배우자 간 합의
학령전기 가족	**첫 자녀 30개월~6세**	• 자녀들의 **사회화 교육** 및 **영양**관리 • 자녀 간(형제·자매 간) 경쟁의 대처 • 자녀와의 균형적 관계 형성	• 자녀의 **성장과 발달** 촉진 • 안정된 결혼(부부)관계의 유지
학령기 가족	**첫 자녀 6~13세**	• 자녀 **학업성취**의 증진 및 격려 • **가족 내 규칙과 규범의 확립** • **가정의 전통과 관습의 전승**	• 자녀들의 **공동체 및 사회화 활동** 참여 • 만족스러운 부부관계의 유지
10대 청소년기 가족	**첫 자녀 13~19세**	• 부모 직업(수입)의 안정화 • 부모 자녀 간 **개방적인 의사소통 유지** • 10대 자녀의 **자유와 책임의 균형(조화)** • 자녀들의 **성문제** 대처	• **세대 간의 충돌** 대처 • 자녀의 출가 준비 • 안정된 부부관계 유지
진수기 가족	**첫 자녀 독립~ 막내 독립**	• 자녀들의 출가에 따른 **부모의 역할 적응** • 성인이 된 자녀와 그 배우자와의 관계 재배열 • 새로운 흥미와 관심영역의 개발 및 참여	• 늙어가는 부모에 대한 자녀의 부양과 지지 • 부부관계의 **재조정**
중년기 가족	**막내 자녀 독립 ~부모 은퇴**	• 경제적 안정과 은퇴에 대한 준비 • 출가한 자녀의 가족과 유대관계 유지	• 새로운 흥미의 개발과 참여 • 부부관계의 **재확립**
노년기 가족	**부모 은퇴~ 부부 모두 사망**	• 만족스러운 생활 유지와 은퇴에 대한 대처 • 건강문제에 대한 대처 • **사회적 지위 및 경제적 소득 감소에 대처**	• 배우자의 상실에 대한 적응 • **권위의 이양, 의존과 독립의 전환** • 부부의 사망과 가족의 종말에 대한 이해

03 가족간호과정

가족간호 사정

<table>
<tr><td rowspan="1">가족사정 기본원칙</td><td colspan="2">

• 가족의 문제점뿐만 아니라 **강점도 사정**해야 함
• 가구원보다는 **가족전체에 초점**을 맞추며, 가정간호 전 과정에 가족이 **참여**하도록 함
• 정상가족의 **일반적인 고정관념을 갖지 않고** 가족의 **다양성**과 **변화성**에 대한 인식을 가지고 접근함
• **가족이 함께** 사정에서부터 **전 간호과정에 참여함**으로써 간호사와 대상자가 함께 진단을 내리고 중재 방법을 결정하도록 함
• 가족 구성원 한 사람에 의존하지 않고 가족 전체, 친척, 이웃, 의료기관 등 지역자원 및 기존 자료를 바탕으로 자료를 수집함
[가족사정 자료의 분류]
㉠ 1차 자료: 간호사가 가정방문, 직접관찰, 전화, 대상자 면담 등을 통해 대상자(가족)으로부터 직접적으로 수집한 자료
㉡ 2차 자료: 대상자(가족)와 관련한 타인, 기관, 기록지 등 다양한 자료로부터 간접적으로 얻은 자료로 1차 자료 수집 전 우선적으로 접근함
• 한 가구원만의 정보나 단편적 정보에 의존하기보다 여러 사람에게 **복합적인 정보**를 수집하여 **정확하고 통합적인 해석**을 통하여 판단함
• 대부분의 가족사정 자료들은 **질적 자료**가 요구되므로 심층면담을 할 수 있도록 영역별로 **충분한 시간을 할애**해야 함
• 수집된 자료 가운데 **의미있는 자료**를 **선택**하여 기록함
• **수집된 자료 자체는 가족 문제가 아니며, 가족 문제의 원인도 아니므로, 사정자료는 진단이 아님**
</td></tr>
<tr><td rowspan="3">가족건강 사정도구</td><td>가족구조도
(가계도)</td><td>

• 가족구조도로 **가족 전체의 구성과 구조**를 한눈에 볼 수 있도록 고안된 그림으로 **부부를 중심**으로 **3세대 이상**에 걸친 가족 구성원에 관한 정보와 그들 간의 관계를 도표로 기록
• **먼저 부부를 표시하고, 왼쪽에서 오른쪽으로 출생순으로 자녀를** 표시한 후 부부의 양가 부모와 형제자매를 표시함
※부부 표시 시 왼쪽에 남자(□), 오른쪽에 여자(○)를 표시함 (자녀는 남녀 순이 아닌, 나이 순으로 왼쪽부터 표시)
• 일반적으로 **이혼·결혼·별거·사망·질병력·직업** 등과 같은 **중요사건**과 **나이** 등을 삽입하며, **동거가족**은 **점선**으로 표시
• 가족체계나 변화, 가족문제, 가족 병력 및 상호관계를 짐작 가능
</td></tr>
<tr><td>가족밀착도</td><td>

• **현재 동거 중**인 **가족 구성원 간의 밀착관계와 상호 관계**를 그림으로 도식화한 것(기호 안에 가족 내 지위와 나이 표시)
• 가족의 **전체적인 상호작용**을 바로 볼 수 있고, **가족의 구조**와 **관계의 본질**을 파악함
• 관계가 소원할 경우 실선 하나(**점선X**), 밀착된 관계는 실선 세 개
</td></tr>
<tr><td>외부체계도
(가족생태도)</td><td>

• 가족과 **외부와의 다양한 상호작용**을 한눈에 파악 가능
• 가족체계를 둘러싼 **외부체계와 가족 구성원과의 상호작용**을 통해 **가족에게 유용한 체계나 스트레스, 갈등이 발생하는 외부체계**를 파악할 수 있음
• **에너지 흐름,** 교류의 강약 정도, 스트레스 등을 나타냄
• 외부환경과 가족의 상호작용을 분석하기 위한 시각적 방법
</td></tr>
</table>

<table>
<tr>
<td rowspan="4">가족건강 사정도구 (주제입력)</td>
<td>사회지지도</td>
<td>• 가족 중 가장 취약한 구성원을 중심으로 부모형제 관계, 친척관계, 친구와 직장동료 등 이웃관계, 그 외 지역사회관계를 그림으로써 취약가족 구성원의 가족 하위체계뿐만 아니라 가족 외부체계(외부환경)와의 상호작용을 파악할 수 있음
• 원 안쪽에서부터 기입 순서: 선정된 가구원<동거가족<비동거 직계가족 및 친척<이웃, 친구, 직장동료<지역사회자원
• 가족의 지지체계 양상을 전반적으로 파악할 수 있고 지지체계를 어떻게 활용할 수 있는지 알려주어 가족중재에 활용됨
• 안쪽 구성원을 중심으로 선을 이용하여 지지 정도를 표시하며 소원한 경우는 선을 그리지 않고, 보통은 1개, 관계가 친밀한 경우 2개의 선으로 지지선을 그림</td>
</tr>
<tr>
<td>가족연대기</td>
<td>• 가족의 역사 중에서 가장 중요하다고 생각되는 사건을 순서대로 열거하여 가족의 질환과 중요한 사건의 관련성을 추론함
• 가족연대기와 개인연대기를 연결하여 분석해보면, 해당 구성원과 가족의 관계를 분석할 수 있고 건강에 대한 집중적인 관심을 쏟지 못하는 가족 구성원이나 가족 문제를 다룰 때 도움이 됨</td>
</tr>
<tr>
<td>가족생활 사건도구</td>
<td>• 가족들이 경험하는 표준화된 생의 사건목록에 점수를 부여하여 질병을 앓을 위험이 있는 가족 구성원을 파악하기 위한 도구
• 가족생활사건변화 척도로 가족이 경험한 생활사건의 스트레스를 측정하기 위해 설계된 도구
• 생의 변화를 가져오는 사건과 질병과의 관계를 보기 위해 이용되며 '생의 변화 질문지'라고도 함</td>
</tr>
<tr>
<td>가족기능 평가도구 (family APGAR)</td>
<td>• 가족이 문제에 대처하여 해결하는 데 있어 가족기능수준을 사정하는 것
• 5가지 가족 기능영역에 각 2점을 배정하여 총 7점 이상의 점수를 받는 경우 가족기능이 좋은 것으로 봄
<table>
<tr><th>평가 영역</th><th>내 용</th></tr>
<tr><td>가족의 적응능력 (Adaptation)</td><td>• 가족위기 때 문제해결을 위한 내·외적 가족자원 활용 능력의 정도
→ 나는 어떤 문제에 부딪혔을 때 큰 어려움 없이 가족에게 도움을 청한다.</td></tr>
<tr><td>가족 간 동료의식 (Partnership)</td><td>• 가족 구성원끼리 동반자 관계에서 의사결정을 공유하고 서로 지지하는 정도
→ 여러 가지 일에 대해 나와 나의 가족은 서로 의견을 교환하고 함께 해결한다.</td></tr>
<tr><td>가족 간 성숙도 (Growth)</td><td>• 가족 구성원 간 상호지지를 통한 신체적·정서적 충만감(자아실현)의 달성정도
→ 내가 진로를 변경하고자 할 때 가족들이 이를 받아들이고 도와준다.</td></tr>
<tr><td>가족 간 애정정도 (Affection)</td><td>• 가족 구성원 간의 돌봄과 애정적 관계
→ 나는 나의 가족이 나에게 애정을 나타내거나 나의 감정을 받아들이는 방식에 만족한다.</td></tr>
<tr><td>문제해결 (Resolve)</td><td>• 가족 구성원들이 다른 구성원의 신체적·정서적 지지를 위해 서로 시간을 내어주는 정도, 친밀감
→ 나는 나의 가족과 함께 시간을 보내는 방식에 만족한다.</td></tr>
</table>
</td>
</tr>
</table>

가족간호 진단

<table>
<tr>
<td>가족간호 진단</td>
<td>• 지역사회 간호사와 가족이 함께 참여하여 개인과 가족의 건강문제를 도출함
• 문제의 우선순위: 현존문제 > 잠재적 문제 > 건강증진적 문제 순

[우선순위 결정 시 고려사항]
㉠ 가족들이 실제로 행동함으로써 변화를 경험할 수 있는 것
㉡ 도미노 현상을 일으킬 수 있는 근본적인 문제
㉢ 가족의 관심도가 높은 것
㉣ 문제의 심각성이 높은 것
㉤ 응급 또는 긴급을 요하는 것
㉥ 가족이 쉽게 수행할 수 있는 것
㉦ 가족 전체에 영향을 줄 수 있는 것
㉧ 문제의 해결 가능성이 높은 것</td>
</tr>
</table>

가족간호 계획

구분	내용
가족간호 계획	• 확인된(도출된) 가족 문제의 해결을 위해 **목표설정, 간호방법과 수단의 선택, 수행계획, 평가계획**이 포함됨 • 가족이 수용하지 못하거나 계획에 따라 가족이 문제해결에 참여하지 못한다면 의미가 없으므로 **가족의 참여가 중요**하며 **의사결정의 주체**는 **가족구성원 전체**임

가족간호 수행

구분		내용
가족간호 수행		• 수립된 수행계획을 실시하는 것으로 가족을 지지하고 필요한 교육과 상담, 지시된 간호활동 등으로 가족간호목표가 달성되도록 도움 [가족간호 활동] ㉠ 가족 사정 및 대상가족 발견 ㉡ 검사, 투약관리, 및 처치 ㉢ 환자 및 증상관리 ㉣ 교육 및 상담 ㉤ 의뢰 및 지원 ㉥ 주거환경 관리 ㉦ 가족건강기록부 작성 ㉧ 지역사회 자원의 발굴·개발 등 ㉨ 추후 관리(의뢰 및 지원결과 확인, 지시 이행, 간호만족도 조사) [가족간호 중재전략] • 문제 하나하나보다는 **가족 전체에 취약점**에 초점을 맞춤 • **개인문제가 아닌 가족 전체의 문제**로 접근함 • 표면화된 구체적 문제 아래 **내재된 더 큰 문제**가 있음을 기억하고 문제들과의 연계, 자료들과의 상호 관련성을 검토함 • 중재 계획 시 **'도미노'의 첫 단계**가 무엇인지 파악하여 중재를 시작함 • 가족들이 참여하여 **대상자 스스로가 문제를 해결**하도록 노력함(자율성) • 가족간호는 사정, 자료 분석, 진단, 수행, 평가의 연속적 과정이므로 **각 단계의 순서나 구분이 모호할 때가 있음** • **가족의 장점을 활용**해야 함
가족간호 중재유형	**예측적 안내**	• 가족생활주기를 통해 가족들이 경험할 수 있는 **문제를 미리 예측**하여 **대처 능력**을 증진시키는 것 • 주로 **문제해결의 접근방법**을 통해 이루어지며 가족들이 **문제에 대하여 쉽게 적응할 수 있도록** 함 • 가족이 경험할 수 있는 문제와 각 단계에서 발생가능한 문제에 대한 적절한 결정을 위한 도움을 줌
	계약(문서화)	• 가족 간에 포함된 모든 사람들의 **역할과 기대를 명백히 하고 구체적인 절차에 대한 윤곽과 책임을 명시**함 • 가족 방문간호를 제공하기 전 방문횟수나 내용에 대해 상호 계약한 후(구두나 서면) 제공하는 방법 • **가족구성원의 참여**와 **자기결정권** 인정을 의미함 • 가족이 **함께** 측정 가능한 **목표를 설정**하여 누구보다 가족건강에 대한 **책임**이 있음을 인식하게 함 • 장점: 가족의 능동적 참여로 자율성과 자긍심을 높임, 가족이 간호의 목적을 구체적으로 이해함, 측정가능한 목표 설정, 가족과 간호사 모두 목적을 인식하여 목적 성취 가능성 증가, 간호계획의 개별화 가능 • 단점: 가족이나 구성원이 의존적일 경우 적용 어려움
	건강상담	• 가족이 가족의 문제를 인식하게 하고 문제해결방안을 스스로 찾을 수 있게 하는 방법 • 개인은 물론 가족을 스스로 돌보는 능력과 의료자원의 효과적인 이용을 증진시킴
	보건교육	• 보건교육의 이론과 더불어 시각적으로 볼 수 있는 실물을 사용하거나 실제 장면을 만들어 지도하는 방법 • 시범, 사례연구, 가족 집담회, 역할극 등 사용
	그 외 직접간호제공, 의뢰, 가족의 자원 강화, 스트레스 관리, 조정(서비스 결핍·중복 해소) 등	

가족간호 평가

<table>
<tr><td>가족간호 평가</td><td>

• 계획단계에서 실시한 평가계획을 토대로 가족과 함께 **간호계획에 명시된 목표를 얼마나 잘 달성하였는지** 평가함
• 평가의 주체: 지역사회간호사와 가족

[평가 종류]
㉠ 구조평가: 간호가 제공된 환경에 초점을 둠(인력, 예산, 물품 및 장비, 가족간호사업 조직체계 등)
㉡ 과정평가: 문제 원인요인의 해결 및 감소, 가족간호 횟수, 등록관리 가족의 수, 가족서비스 제공 내용 및 횟수 등 평가
㉢ 결과평가: 사업의 효과성, 사업 목표 달성, 사업 효율성 등 평가

[평가 후 종결조건]
• 가족의 문제가 해결된 경우
• 가족에게 새로운 문제가 없는 경우
• 가족 문제의 재발위험이 없는 경우
• 가족이 최대기능수준에 도달한 경우

</td></tr>
</table>

04 취약가족간호

<table>
<tr><td rowspan="1">취약가족</td><td>

• 장기적 또는 일시적 위험요인이 개인, 가족, 지역사회에 작용하여 생활 속에서 **바람직하지 못한 결과를 좀 더 많이 경험**하는 가족
• 가족적 차원과 사회적 차원의 접근으로 **집중적인 간호**를 제공해야 함
• 고위험가족: 평소에 사용하던 문제해결 전략으로는 주어진 위험상황을 해결하기 어려울 때 **불균형과 파괴현상**이 나타나면서 가족 구성원에게 새로운 행동이 요구되는 상황에 처한 가족
[취약가족 분류]
<table>
<tr><td>**구조적**으로 취약한 가족</td><td>• 가족구성원의 **구조적 결손**에 의한 취약가족
예 한부모가족, 이혼가족, 단독가족, 조손가족, 새싹가족(가족구성원 전체가 미성년자인 가족)</td></tr>
<tr><td>**기능적**으로 취약한 가족</td><td>• 가족의 **경제적 결핍**이나 **만성질환, 장애** 등에 의한 취약가족
예 저소득층 가족, 실업가족, **만성질환자가족, 장애인 가족**, 다문화가족</td></tr>
<tr><td>가족 내 **상호작용** 취약 가족</td><td>• 가족 내 상호작용의 단절로 인한 탈선, 비행, 약물중독 등에 의한 취약가족
예 폭력가족(학대가족), 비행청소년 가족, 알코올중독자 가족, 다문화가족</td></tr>
<tr><td>**발달단계** 취약 가족</td><td>• 생애주기 발달단계의 미숙으로 인한 취약가족
예 미혼모·미혼부 가족, 미숙아 가족</td></tr>
</table>
[취약가족의 공통된 특성]
<table>
<tr><td>• 대부분이 재정적 어려움을 겪음
• 대부분 구조적인 문제를 가짐: 한 명 이상 가족구성원이 없거나 분리되어 있음
• 위험상황이 장기화되면서 많은 스트레스가 동반되어 복합적 위기를 경험함
• 가족 내에서 역할 변화를 자주 경험하며 자녀 훈육에 어려움이 있음
• 위험상황에 처한 구성원에게만 관심이 집중되어 다른 구성원들의 신체적·정서적 욕구가 무시되는 경향이 있음</td></tr>
</table>
</td></tr>
</table>

<table>
<tr><td rowspan="4">취약가족 간호중재</td><td>만성질환자 가족</td><td>• **권력과 역할 관계의 재조정**: 역할의 균형유지를 위한 역할 분담을 담당하는 권력과 역할 관계의 재조정이 필요함
• 보건교육 및 상담 강화: 만성질환으로 인한 생활방식 변화에 적극적 대처를 위함
• 대인관계적 상호작용을 통하여 개별적·집단적·사회적지지 제공
• **가족 내 결속강화**를 위한 프로그램 제공
• 대상자의 자아존중감 향상 및 격려와 지지 제공
• 만성질환자뿐만 아니라 환자의 가족도 간호대상에 포함함</td></tr>
<tr><td>결손 가족
(한부모, 미혼가족)</td><td>• 부모교육: 이혼한 부모를 대상으로 이혼이 자녀에게 미치는 영향과 이혼 후 자녀들이 겪게 될 문제와 그 대처법에 대한 교육
• 아동상담: 이혼가정의 아동들이 부모의 이혼 사실을 인정하고 부모의 갈등과 스트레스로부터 자신을 분리하여 아동 자신의 일상을 재정립하고 이혼의 영속성을 수용하도록 상담·지지함</td></tr>
<tr><td>다문화가족</td><td>• 언어적응: 읍·면·동 단위의 다문화가족지원센터 등과 연계
• 문화적 다양성에 대한 이해와 중요성에 대하여 인식하며, 간호사 자신의 문화를 바탕으로 대상자를 평가해서는 안 됨
• 다문화 간호사정 시 문화적 편견 해소를 위하여 지역사회 간호사 자신의 문화를 먼저 사정함</td></tr>
<tr><td>폭력가족
(학대가족)</td><td>• 아동학대 의심 시 신체적·정서적·성적 학대와 방임의 증거가 있는지 자세히 관찰하고 잠재적 학대 현상이 파악되면 확인을 위해 다른 팀 요원에게 의뢰할 수 있으며 부모-자녀 관계가 이미 회복하기 어려우므로 양측에 신뢰감을 주도록 함
• 노인학대의 사정은 전반적 사정, 신체 및 행동 사정, 사회적 상호작용, 의학적 사정 등에 초점을 맞춰야 함</td></tr>
</table>

필수 학습 주제 셀프 점검표

주제를 읽고 학습한 내용이 머릿속에 정확히 떠오르는지 셀프 점검해봅시다.

점검 주제		학습 완료	학습 미흡
가족의 특징 및 기능			
가족생활주기(Duvall)			
가족간호 정의 및 특징			
가족간호 접근법			
가족간호 이론	구조-기능이론		
	상징적 상호작용 이론		
	가족발달이론(Duvall)		
가족사정 기본원칙			
가족건강 사정도구	가족구조도		
	가족밀착도		
	외부체계도		
	사회지지도		
	가족연대기, 가족생활사건도구, 가능기능평가도구		
가족간호 중재전략			
가족간호 중재유형(예측적 안내 및 계약)			
취약가족 분류와 그 예			

V.

지역사회 간호사업

01 가정간호사업

<table>
<tr><td rowspan="3">가정간호사업 개요</td><td colspan="2">[가정간호의 필요성(시행배경)]
• 사회경제적 측면: 노인인구 증가, 핵가족화 및 여성의 사회진출, 의료기기의 발달
• 국민건강 측면: 만성퇴행성 질환의 증가, 정신질환자의 증가, 고령화로 인한 노인의 보건문제 대두
• 보건의료 측면: 국민의료비 부담증가, 건강보험 재정부담 증가, 의료자원의 비효율적 사용, 보건의료전달체계의 역의뢰 미흡</td></tr>
<tr><td colspan="2">[가정간호사업 특징]
• 가정간호사업의 궁극적 목적은 대상자의 건강 회복과 건강 유지·증진, 질병의 상흔이나 불구를 최소화하는 것으로 비영리운영이 원칙
• 「의료법」에 근거하여 민간·공공의료기관에서 시행됨
• 우리나라는 1974년 병원(의료기관) 중심의 가정간호사업이 먼저 실시됨
• 입원대체서비스로 국민건강보험이 적용되어 가정간호수가가 지불되고 있음</td></tr>
<tr><td>장 점

• 심리적 편안함과 안도감 및 존엄성이 유지됨
• 가족의 간호능력 향상으로 가정간호사와 협력 가능
• 시간, 비용, 노력의 절감 (효율적 보건의료자원 이용)
• 환자의 재가 활동이 가능하므로 기능 상태의 회복 촉진 가능
• 병원 입원과 재원일수를 줄이고, 병상 회전율을 높일 수 있음
• 장기입원으로 인한 병원감염의 위험을 감소</td><td>단 점

• 응급상황 시 대처능력 떨어짐
• 가족들에게 부담될 수 있고, 가족이 불편해 할 수 있음
• 입원이 꼭 필요한 경우에도 입원을 지연시킬 수 있음
• 진단 검사 및 치료 조치가 늦어질 수 있음
• 입원환자와 같은 주기적 모니터링 곤란함
• 경우에 따라 비용이 더 들 수 있고, 입원에 비해 안전이 보장되지 못함</td></tr>
<tr><td>가정간호사업 발전과정</td><td colspan="2">1974 • 연세대 원주기독병원 내 지역사회 보건간호과 중심으로 가정간호 시작(병원중심 가정간호사업)
1990 • 「의료법 시행규칙」에서 분야별 간호사에 가정간호사를 포함시키면서 가정간호사의 자격기준에 대한 법적 근거 마련
1994-1996 • 1차 병원 중심(의원급) 가정간호 시범사업 실시
2000 • 「의료법」개정으로 의료기관 가정간호사업 법적 근거 마련: 의료기관 외에서 행할 수 있는 의료범위에 가정간호 포함</td></tr>
<tr><td>가정간호 대상</td><td colspan="2">• 「의료법」상 가정간호 대상자: 의사나 한의사가 의료기관 외의 장소에서 계속적인 치료와 관리가 필요하다고 판단하여 가정전문간호사에게 치료나 관리를 의뢰한 자에 대하여만 실시
• 가정간호사업 대상자 등록 기준: 의료기관에서 입원치료 후 퇴원한 환자와 외래 및 응급실 환자 중 다음에 해당하는 자
㉠ 뇌혈관질환자 ㉡ 산모 및 신생아
㉢ 수술 후 조기퇴원환자 ㉣ 만성폐쇄성호흡기질환자
㉤ 만성질환자(고혈압·당뇨·암 등) ㉥ 기타 의사나 한의사가 필요하다고 인정하는 환자</td></tr>
</table>

<table>
<tr><td>가정간호 내용</td><td>

[「의료법」상 가정간호의 범위]

㉠ 간호
㉡ 응급처치 등에 대한 교육 및 훈련
㉢ 검체의 채취(현장검사 포함) 및 운반(**검사X**)
㉣ 상담
㉤ 투약
㉥ 다른 보건의료기관 등에 대한 건강관리에 관한 의뢰
㉦ 주사

- 가정간호를 실시하는 간호사는 「전문간호사 자격인정 등에 관한 규칙」에 따른 **가정전문간호사**여야 함
- 가정간호 중 **검체의 채취 및 운반, 투약, 주사 또는 치료적 의료행위인 간호**를 하는 경우 의사나 한의사의 **진단과 처방**에 따라야 함

[가정간호 중 **의사의 처방 필요 유무**에 따른 분류]

- 처방이 필요 없는 기본간호: 간호사정, 간호진단, 온·냉요법, 체위변경 등 마사지, 구강간호 등
- 처방이 필요한 치료적 간호: 비위관 교환, 정체도뇨관 교환, 기관지관 교환 및 관리, **산소요법,** 욕창치료, **단순 상처치료, 염증성 처치, 봉합사 제거, 방광 및 요도세척** 등

- 의사 및 한의사 **처방의 유효기간**은 처방일로부터 **90일**까지로 함
- 가정간호를 실시하는 의료기관의 장은 **가정전문간호사**를 **2명 이상** 두어야 함
- 가정간호를 실시하는 의료기관의 장은 **가정간호에 관한 기록**을 **5년 이상** 보존해야 함
- 가정전문간호사를 2명 이상 둔 곳은 의료기관의 **종별 제한 없이** 가정간호사업 시행 가능(치과 제외)

</td></tr>
<tr><td>가정간호수가</td><td>

- **입원대체서비스**로 **「국민건강보험법」**에 따라 **입원진료비**를 적용하는 급여기준과 동일하며, 종별 가산 적용
- 건강보험 급여항목으로 **기본방문료(방문당 정액수가)**와 **개별행위료(행위별 수가)**에 대해 일반적으로 본인 20% 부담, 건강보험공단 80% 부담
- 가정간호방문 횟수 제한: 가정간호사 1인당 월평균(또는 주평균) 1일 7회까지 인정

</td></tr>
</table>

02 방문건강관리사업

<table>
<tr><td rowspan="2">방문건강관리사업 개요</td><td colspan="4">[방문건강관리사업]
• 보건소에 내소하여 건강관리서비스를 받기 어려운 사람을 대상으로 직접 가정 등을 방문하여 제공하는 건강관리서비스로 지역주민의 자가건강관리 능력향상 및 허약예방 등을 통한 건강수준 향상에 그 목적을 두고 있음</td></tr>
<tr><td colspan="4">[방문건강관리사업 법적근거]
□「지역보건법」 제11조(보건소의 기능 및 업무)
① 보건소는 해당 지방자치단체의 관할 구역에서 다음 각 호의 기능 및 업무를 수행한다.
5. 지역주민의 건강증진 및 질병예방·관리를 위한 다음의 각 목의 지역보건의료서비스의 제공
라. 여성·노인·장애인 등 보건의료 취약계층의 건강유지·증진
사. 가정 및 사회복지시설 등을 방문하여 행하는 보건의료 및 건강관리사업</td></tr>
<tr><td>추진과정</td><td colspan="4">1995 • 「지역보건법」에 방문보건사업 법적근거 마련
2001 • 방문보건사업 표집지침 개발 및 보급, 전국 보건소 정규인력을 통해 방문보건사업 전면 실시
2007 • 맞춤형 방문건강관리사업 '찾아가는 보건소 사업' 실시, 서비스 제공인력 2,000명 확보
2008 • 맞춤형 방문건강관리사업+재가암환자관리사업+지역사회중심재활사업 통합운영
2013 • 지역사회 통합건강증진사업으로 운영
2018 • 지역사회 통합건강증진사업으로부터 별도 예산사업으로 분리(사례관리 전달체계 개선)</td></tr>
<tr><td rowspan="7">사업 체계도</td><td>목적</td><td>지역주민의 자기건강관리능력의 향상 및 허약예방 등을 통한 건강수준 향상</td><td>목표</td><td>㉠ 금연, 절주, 식생활, 신체활동 등 건강생활개선
㉡ 고혈압, 당뇨 등 만성질환 관리율 향상 및 합병증 예방
㉢ 노인의 허약(노쇠) 속도 지연</td></tr>
<tr><td rowspan="2">사업대상</td><td>방문건강관리 서비스가 필요한 대상</td><td colspan="2">우선순위 고려대상</td></tr>
<tr><td>• 흡연, 잦은 음주, 불규칙적인 식생활, 신체활동 부족 등 건강행태개선이 필요한 자
• 고혈압, 당뇨, 비만 등 만성질환 위험군 또는 질환군
• 노인 등 허약(노쇠) 예방 및 관리가 필요한 자</td><td colspan="2">• 연령 기준: 만 65세 이상 노인
• 경제적 기준: 기초생활보장수급자, 차상위 계층 등
• 사회적 특성: 독거노인, 다문화가족, 한부모 가족, 조손가족, 북한이탈주민 등
• 건강 특성: 관리되지 않는 만성질환자 및 만성질환 위험군, 장애인, 재가암환자 등</td></tr>
<tr><td rowspan="3">운영방법</td><td>건강 상태 스크리닝</td><td colspan="2">• 신체계측 및 건강면접조사 등을 통한 건강행태 및 건강위험 요인 파악
• 맞춤 건강관리서비스를 위한 계획수립 기준마련(대상자 군 분류)</td></tr>
<tr><td>건강관리서비스</td><td colspan="2">• 기본건강관리, 만성질환 예방 및 관리, 생애주기별 및 특성별 관리</td></tr>
<tr><td>보건소 내·외 자원 연계</td><td colspan="2">• 지역사회 내 자원연계를 통한 효과적, 효율적(중복방지) 건강관리 실현</td></tr>
</table>

대상자군 분류기준

집중관리군

- 건강위험요인 및 건강문제가 있고 **증상조절이 안 되는 경우(질환군)**
- **3개월 이내 8회 이상** 건강관리 서비스 실시

고혈압 기준	당뇨 기준	기타 질환
• 수축기압 **140㎜Hg** 이상 또는 이완기압 **90㎜Hg** 이상 • 수축기압 **140㎜Hg** 이상 또는 이완기압 **90㎜Hg** 이상이고, 흡연·위험음주·비만·신체활동 미실천 중 **2개 이상**의 건강행태 개선 필요	• 당화혈색소 **7%** 이상 또는 공복혈당 **126㎎/㎗** 이상 또는 식후혈당 **200㎖/㎗** 이상 • 당화혈색소 **7%** 이상 또는 공복혈당 **126㎎/㎗** 이상 또는 식후혈당 **200㎖/㎗** 이상이고, **흡연·고위험음주·비만·신체활동 미실천** 중 **2개 이상**의 건강행태 개선 필요	• **관절염, 뇌졸중, 암 등록자**로 흡연·위험음주·비만·신체활동 미실천 중 **2개 이상**의 건강행태 개선 필요 **대상 특성별** • **임부** 또는 **분만 8주 이내 산부**, 출생 4주 이내 **신생아, 영유아, 다문화가족** • **허약노인 판정점수 4~12점**인 만 65세 이상 노인 • **북한 이탈주민: 감염성 질환 1개 이상**이거나, **흡연·위험음주·비만·신체활동 미실천** 중 **2개 이상**의 건강행태 개선 필요 • 암 치료 종료 후 5년이 경과되지 아니한 경우

[참고: 불건강행태 기준]
㉠ 흡연(현재흡연율): 평생 담배 5갑(100개비) 이상 피웠고 현재 담배를 피우는 분율
㉡ 고위험 음주(고위험음주율): 1회 평균음주량이 남자는 7잔 이상, 여자는 5잔 이상이며, 주 2회 이상 음주하는 분율
㉢ 비만(비만유병율): 체질량지수(BMI) 25㎏/㎡ 이상인 분율
㉣ 신체활동 미실천(걷기실천율): 최근 1주일 동안 걷기율 1회 10분 이상, 1일 총 30분 이상, 주 5일 이상 실천한 분율

정기관리군

- 건강위험요인 및 건강문제가 있고 **증상이 있으나 조절이 되는 경우(위험군)**
- **3개월마다 1회 이상** 건강관리 서비스 실시

고혈압 기준	당뇨 기준	기타 질환
• 수축기압 120~139㎜Hg이상 또는 이완기압 80~89㎜Hg • 수축기압 120~139㎜Hg이상 또는 이완기압 80~89㎜Hg이고, **흡연·위험음주·비만·신체활동 미실천** 중 **1개 이상**의 건강행태 개선 필요	• 공복혈당 100~125㎎/㎗ 또는 식후혈당 140~199㎖/㎗ • 공복혈당 100~125㎎/㎗ 또는 식후혈당 140~199㎖/㎗이고, **흡연·고위험음주·비만·신체활동 미실천** 중 **1개 이상**의 건강행태 개선 필요	• **관절염, 뇌졸중, 암 등록자**로 **흡연·위험음주·비만·신체활동 미실천** 중 **1개 이상**의 건강행태 개선 필요 **대상 특성별** • **북한 이탈주민: 흡연·위험음주·비만·신체활동 미실천** 중 **1개 이상**의 건강행태 개선 필요 • 암 치료 종료 후 5년이 경과되지 아니한 경우

자기역량지원군

- 건강위험요인 및 건강문제가 있으나 **증상이 없는 경우(정상군)**
- **6개월마다 1회 이상** 건강관리서비스 실시

고혈압 기준	당뇨 기준	기타 질환
• 수축기압 120㎜Hg **미만**이고, 이완기압 80㎜Hg **미만** • 수축기압 120㎜Hg **미만**이고, 이완기압 80㎜Hg **미만**이고, 흡연·위험음주·비만·신체활동 미실천 중 **1개 이상**의 건강행태 개선 필요	• 당화혈색소 **7% 미만** 또는 공복혈당 100㎎/㎗ **미만** 또는 식후혈당 140㎖/㎗ **미만** • 당화혈색소 **7%미만** 또는 공복혈당 100㎎/㎗ **미만** 또는 식후혈당 140㎖/㎗ **미만**이고, **흡연·고위험음주·비만·신체활동 미실천** 중 **1개 이상**의 건강행태 개선 필요	• **질환은 없고,** 흡연·위험음주·비만·신체활동 미실천 중 **1개 이상**의 건강행태 개선 필요 • 기타 집중관리군과 정기관리군에 해당되지 않는 경우

03 통합건강증진사업(2013~)

통합건강증진사업 개요

- 지역사회 통합건강증진사업: **지방자치단체**가 **지역사회 주민을 대상**으로 **건강생활 실천 및 만성질환예방, 취약계층 관리**를 목적으로 하는 사업을 **통합**하여 **지역 특성 및 주민수요에 맞게** 기획·추진하는 사업
- 추진 배경: 국민건강에 대한 관심 증대, 지방자치제도 정립, 지역별 상이한 건강 수준, 주민·생활 자치의식 향상
- 목적: 지방자치단체가 **지역별로 다양한 특성과 수요에 부합되는 차별적인 서비스**를 주도적으로 발굴·집행함으로써 **지역주민의 보건사업 참여도를 향상**시키고, 중앙정부와 지방정부가 함께 노력하여 **국민건강증진종합계획**(HP 2030) **목표를 달성**하는 것

기본 방향	㉠ 건강증진사업 통합 및 재편성을 통한 사업의 **효율성** 제고(대상자 중심 통합서비스 제공) ㉡ 포괄보조형태로 전환하여 지역자치단체의 **자율성** 확대(지역 여건에 맞추어 탄력적 운영) ㉢ 지역자치단체의 **책임성** 제고(사업목적, 목표달성 여부의 성과중심의 책임 평가)		
사업 영역	금연, 절주(음주피해예방)	구강보건	여성어린이특화
	신체활동	심뇌혈관질환 예방관리	치매관리
	영양	한의약 건강증진	방문건강관리
	비만	아토피·천식 예방관리	지역사회 중심재활
추진 체계	• 보건복지부: 중앙정책방향 및 사업안내, 사업총괄조정, 국고보조금확보 및 예산배정, 교육지원 • 한국건강증진개발원: 중앙 정책방향 및 사업안내 추진지원, 총괄지원, 기술지원, 성과관리, 사업운영 총괄지원, 프로그램 개발 • 광역자치단체: 시·군·구 사업 예산배정 및 관리, 시도 통합건강증진사업지원단 운영 • 시도 통합건강증진사업지원단: 시도 정책방향 설정, 시도 사업수행 지원, 시·군·구 사업 성과관리 • 기초자치단체(보건소): 사업계획수립, 중앙 및 시도 교육 참여, 사업 추진 • 한국보건복지인력개발원: 인력교육 총괄, 교육지원, 교육 성과관리, 통합건강증진사업 교육협의체 운영 • 사회보장정보원: 지역보건의료정보시스템 구축 및 안정적 운영, 사용자 교육 실시 등 사용지원, 시스템 내 개인정보 보안관리		

04 노인보건사업

노인보건의 이해

<table>
<tr><td rowspan="2">노인보건 사업 개요</td><td colspan="2">[노인보건사업의 목적]
• 노인들의 독립적 생활 유지(기능적 능력 최대한 유지)
• 의료시설 조기입원 예방
• 질적인 노년기 삶을 보낼 수 있도록 노인들의 건강관리, 질환 조기발견 및 치료</td></tr>
<tr><td colspan="2">[노인보건사업 추진 배경]
• 우리나라는 2000년에 노인인구비율 7%가 넘어 고령화사회로 진입하였고, 2017년에 노인인구비율이 14%를 넘어 고령사회로 진입하였으며 2026년에는 20%를 넘어 초고령사회가 될 것으로 예측함
• 2021년 기준 노년부양비 23명, 노령화지수 138.8명, 고령인구비율 17%(▲)
• 인구 피라미드는 30-50대가 두터운 항아리 형태이며 2060년에는 고령화로 인해 60대 이상이 두터운 모습으로 변화될 것으로 전망됨
• 2018년 65세 이상 고령자 성비(여자 100명당 남자수)는 74.6명이며, 남성노인의 평균수명 증가로 2060년에는 91.3명이 될 것으로 전망
• 노인부양 책임의식의 저하, 노인 의료비 증가 및 노인 1인가구 증가와 함께 노인부양에 대한 국가의 책임이 증가함</td></tr>
<tr><td rowspan="3">노인 특성</td><td>신체적 특성</td><td>• 비전형적 증상으로 질병의 진단이 어렵고 여러 질병을 동시에 가지고 있음
• 만성퇴행성질환으로 경과가 길고 재발이 빈번하며, 합병증이 발생하기 쉬움
• 질환으로 인한 일상생활 수행능력의 저하 및 약물에 대한 반응성이 떨어져 약물중독이 되기 쉬움
• 고관절 골절이나 골다공증, 신체적 활동과 운동능력 저하로 낙상 위험이 있음
• 소화기계, 호흡기계, 심혈관계의 기능 저하와 피부 노화 및 건조, 상처 회복지연 등이 보임
• 통증의 역치 증가 및 수면시간 감소와 기억력 감퇴, 체온 저하 등을 보임</td></tr>
<tr><td>심리사회적 변화</td><td>• 은퇴로 인한 사회적 고립감과 우울 경향을 보임
• 여가활동 및 교육의 기회가 줄어듦
• 배우자가 사망한 독거노인 비율 증가
• 친근한 사물에 대한 애착심이 커짐
• 퇴직으로 인한 고정적 수입원의 감소
• 노인학대 증가</td></tr>
<tr><td>노인인구 건강수준</td><td>• 건강지표 중 노인에게 가장 중요한 의미가 있는 것은 일상생활수행능력(ADL)임
㉠일생생활수행능력(ADL): 식사하기, 배뇨·배변조절, 계단오르기, 목욕하기 등
㉡도구적 일상생활수행능력(IADL): 가벼운 집안일, 금전관리, 약물복용, 전화기사용 등
[참고: 노인 ADL 측정의 중요성]
• 기능장애가 질병의 증상을 나타내는 것일 수 있음
• 기능 상태의 사정으로 치료할 것인지, 보류할 것인지 결정함
• 기능 상태의 사정은 노인이 필요로 하는 돌봄의 수준을 정확히 예측할 수 있게 함(서비스에 대한 요구 사정)
• 식사, 이동, 보행 등에 대한 독립성의 정도는 다양한 분야에서 소통 가능한 용어임
• 노인 사망원인: 암 > 심장질환 > 폐렴 순
• 노인의 암 종류별 사망률: 폐암 > 대장암 > 간암 순
(남녀 모두 폐암 사망률이 가장 높고, 그다음으로 남자는 간암, 여자는 대장암 사망률이 높게 나타남)
• 암, 뇌혈관질환으로 인한 사망률은 감소하고 있으나, 폐렴, 심장질환으로 인한 사망률은 증가 추세를 보임</td></tr>
</table>

노인보건복지사업

<table>
<tr><td rowspan="10">**노인복지 시설**</td><td rowspan="3">노인주거 복지시설</td><td>양로시설</td><td>• 노인을 입소시켜 급식과 그 밖에 일상생활에 필요한 편의 제공</td></tr>
<tr><td>노인공동생활가정</td><td>• 노인에게 가정과 같은 **주거여건**과 급식, 그 밖에 일상생활에 필요한 편의 제공</td></tr>
<tr><td>노인복지주택</td><td>• 노인에게 주거시설을 **분양 또는 임대**하여 주거편의·생활지도·상담 및 안전관리 등 일상생활에 필요한 편의 제공</td></tr>
<tr><td rowspan="2">노인의료 복지시설</td><td>노인요양시설</td><td>• **치매·중풍 등 노인성 질환으로 심신에 상당한 장애**가 발생하여 도움을 필요로 하는 노인에게 급식·요양, 그 밖에 일상생활에 필요한 편의 제공</td></tr>
<tr><td>노인요양 공동생활가정</td><td>• **치매·중풍 등 노인성 질환으로 심신에 상당한 장애**가 발생하여 도움을 필요로 하는 노인에게 **가정과 같은 주거여건**과 급식, 그 밖에 일상생활에 필요한 편의 제공</td></tr>
<tr><td rowspan="3">노인여가 시설</td><td>노인복지관</td><td>• 노인의 교양·취미생활 및 사회참여활동 및 복지증진 등에 대한 각종정보와 서비스를 제공</td></tr>
<tr><td>경로당</td><td>• 지역노인들이 자율적으로 친목도모·취미활동·공동작업장 운영 및 각종 정보교환과 기타 여가활동 장소 제공</td></tr>
<tr><td>노인교실</td><td>• 노인의 사회활동 참여욕구의 충족을 위해 건전한 취미생활·노인건강유지 등 일상생활 관련 학습프로그램 제공</td></tr>
<tr><td>재가노인 복지시설</td><td colspan="2">• 방문요양서비스, 주·야간 보호서비스, 단기보호서비스, 방문 목욕서비스 등</td></tr>
<tr><td>기타시설</td><td colspan="2">• 노인일자리지원기관: 노인인력개발기관, 노인일자리지원기관, 노인취업알선기관
• 학대피해노인전용쉼터</td></tr>
<tr><td rowspan="8">**노인복지 정책**</td><td rowspan="5">의료보장</td><td>건강보험</td><td>• 강제가입으로 의료서비스 제공하는 사회보험</td></tr>
<tr><td>의료급여</td><td>• 건강보험료를 납부할 수 없는 저소득층을 대상으로 국가 재원으로 의료서비스를 제공하는 공공부조</td></tr>
<tr><td>노인장기요양보험</td><td>• 노인 또는 노인성 질병자에게 신체활동 및 가사활동 지원</td></tr>
<tr><td>노인건강지원사업</td><td>• 노인 건강진단, 노인실명예방사업(안검진 및 개안수술), 노인 무릎인공관절 수술지원, 치매관리사업 등</td></tr>
<tr><td>치매종합관리대책</td><td>• 치매조기검진사업(만60세이상), 치매치료관리비 지원사업(약제비·진료비 월3만원 지원)
• 치매안심센터 운영: 중앙치매센터(분당서울대병원), 광역치매센터(시·도), 치매상담센터(시·군·구 보건소)
• **치매특별등급 도입: 노인장기요양 5등급 및 인지지원등급**
• 치매가족지원 확대, 치매전담형 장기요양기관 도입 및 공립요양병원 기능 강화, 치매안심병원 지정 등</td></tr>
<tr><td rowspan="3">소득보장</td><td>연금제도</td><td>• 공적연금(국민연금)은 근로자가 근로를 하며 납입한 보험료를 일정한 시기에 지급 개시함</td></tr>
<tr><td>공공부조</td><td>• 생활보호 및 기초연금</td></tr>
<tr><td>고용지원</td><td>• 「고령자고용촉진법」, 「노인복지법」에 의한 고용지원</td></tr>
</table>

노인실태조사	• **보건복지부장관**은 노인의 보건 및 복지에 관한 실태조사를 **3년**마다 실시하고 그 결과를 공표하여야 함 [노인실태조사 내용] ㉠ 노인과 생계를 같이 하는 가구의 가구구성, 소득·재산 등 경제 상태 및 주택에 관한 사항 ㉡ 노인의 부양 실태 및 가족관계에 관한 사항 ㉢ 노인의 소득·재산 등 경제 상태 및 경제활동에 관한 사항 ㉣ 노인의 보건의료 및 사회활동 실태에 관한 사항 ㉤ 정부 또는 민간에서 제공하는 노인복지서비스 이용 현황 및 이용 욕구에 관한 사항 ㉥ 노후준비 상황 및 노후준비 주체 등 노후생활의 인식에 관한 사항
노인건강진단	• 국가 또는 지방자치단체는 대통령령이 정하는 바에 의하여 65세 이상의 자에 대하여 **건강진단**과 **보건교육**을 실시할 수 있으며, 이 경우 보건복지부령으로 정하는 바에 따라 **성별 다빈도질환 등을 반영**해야 함 • 보건복지부장관, 시·도지사 또는 시장·군수·구청장이 **2년에 1회 이상** 국·공립병원, 보건소 또는 보건복지부령이 정하는 건강진단기관에서 대상자의 건강 상태에 따라 1차 및 2차로 구분하여 실시함 • 보건교육은 실시기관이 보건소 또는 보건의료기관·단체로 하여금 실시하게 할 수 있음

05 지역사회 중심 재활사업

재활과 장애의 이해

<table>
<tr><td>재활</td><td>• 신체적 또는 정신적 질환을 의학적으로 치료함을 물론 기능적인 회복과 심리적·사회적·직업적인 면까지의 회복을 포함하여 사회인으로서의 인간 또는 전체 인간(human as a whole)으로서의 복귀를 의미함
• WHO: 장애를 가진 사람에게 의학, 사회적, 교육적, 직업적 수단을 동원하고 이를 상호 조정하여 그 사람의 기능적 능력을 가능한 한 최고 수준에 도달하도록 하는 것
• 재활의 궁극적 목적: 장애인의 기능적 회복과 최대의 독립성으로 장애인의 사회통합</td></tr>
<tr><td>장애</td><td>[WHO 장애분류체계의 변화과정]
<table>
<tr><th>ICIDH(1980, WHO)</th><th>ICIDH-2(1997, WHO)</th><th>ICF-2(2001. WHO)</th></tr>
<tr><td>㉠ 손상: 신체의 구조적·기능적 손상 자체
㉡ 불구: 손상에 의한 일상생활의 이차적 장애
㉢ 불리: 사회적 불이익으로 편견, 차별 등</td><td>㉠ 손상
㉡ 활동
㉢ 참여 환경과 개인이라는 상황적 요인을 포함</td><td>㉠ 손상 ㉡ 활동 제한
㉢ 참여 제한 장애에 대한 개별적, 사회적 모형을 한 체계 안에서 포괄적으로 설명</td></tr>
</table>
[「장애인복지법」상 장애의 정의]
㉠ 장애인: 신체적, 정신적 장애로 오랫동안 일상생활이나 사회생활에 상당한 제약을 받는 자
㉡ 신체적 장애: 주요 외부 신체기능의 장애, 내부기관의 장애 등
㉢ 정신적 장애: 발달장애 또는 정신질환으로 발생하는 장애
(※2007년 발달장애를 자폐성 장애로, 정신지체를 지적장애로 명칭 변경)</td></tr>
</table>

장애

[장애 분류기준]

대분류	중분류	소분류	기준
신체적 장애	외부 신체 기능 장애	지체장애	• 한 팔, 한 다리 또는 몸통의 기능에 영속적 장애가 있는 사람 • 한 손의 엄지손가락을 지골(손가락뼈) 관절 이상 부위에서 잃은 사람 또는 한손의 둘째 손가락을 포함한 두개 이상의 손가락을 모두 제1지골 관절 이상의 부위에서 잃은 사람 • 한 다리를 가로발목뼈관절 이상의 부위에서 잃은 사람 • 두 발의 발가락을 모두 잃은 사람 • 한 손의 엄지손가락 기능을 잃은 사람 또는 한 손의 둘째손가락포함 손가락 두개 이상의 기능을 잃은 사람 • 왜소증으로 키가 심하게 작거나 척추에 현저한 변형 또는 기형이 있는 사람 • 지체에 위 각 목의 어느 하나에 해당하는 장애 정도 이상의 장애가 있다고 인정되는 사람
		뇌병변장애	• 뇌성마비, 외상성 뇌손상, 뇌졸중 등 뇌의 기질적 병변으로 인해 발생한 신체적 장애
		시각장애	• 나쁜 눈의 시력(교정시력)이 0.02 이하인 사람 • 두 눈의 시야가 각 주시점에서 10도 이하로 남은 사람 • 좋은 눈의 시력이 0.2 이하인 사람 • 두 눈의 시야 2분의 1 이상을 잃은 사람 • 두 눈의 중심 시야에서 20도 이내에 겹보임(복시)이 있는 사람
		청각장애	• **두 귀**의 청력손실이 각각 60dB 이상인 사람 • 한 귀의 청력손실이 80dB 이상, 다른 귀의 청력손실이 40dB 이상인 사람 • **두 귀**에서 들리는 보통 말소리의 명료도가 50% 이하인 사람 • 평형 기능에 상당한 장애가 있는 사람
		언어장애	• 음성기능이나 언어기능에 영속적으로 상당한 장애
		안면장애	• 안면부의 변형이나 기형
	내부 기관 장애	신장장애	• 신장의 기능장애로 인해 혈액투석이나 복막투석을 지속적으로 받아야 하거나 신장기능의 영속적 장애
		심장장애	• 심장의 기능부전으로 인한 호흡곤란 등의 장애
		호흡기장인	• 폐·기관지등 호흡기관의 만성적 기능부전으로 인한 호흡기능의 장애
		간장애인	• 간의 만성적 기능부전과 그에 따른 합병증 등으로 인한 간기능장애
		장루·요루장애	• 배변기능이나 배뇨기능의 장애로 인하여 장루 또는 요루를 시술한 자
		뇌전증장애	• 뇌전증에 의한 뇌신경세포의 장애
정신적 장애	발달 장애	지적장애	• 정신발육이 항구적으로 지체되어 지적능력 발달이 불충분하거나 불완전(지능지수 70 이하)
		자폐성장애	• 소아자폐증, 비전형적 자폐증에 따른 언어, 신체표현, 자기조절, 사회적응 기능 및 능력의 장애
	정신 장애	정신장애	• 지속적인 양극성 정동장애, 조현병, 조현정동장애 및 재발성 우울장애 • 지속적 치료에도 호전되지 않는 강박장애, 뇌의 신경학적 손상으로 인한 기질적 정신장애, 투렛장애 및 기면증

지역사회 중심 재활간호사업(CBR)

<table>
<tr><td>지역사회
재활사업
개요</td><td>

[지역사회중심 재활사업의 목적]

- **지역사회의 인적·물적 자원을 최대한 활용**하여 장애인에게 지속적이고 효율적인 재활서비스를 제공함으로써 **장애를 최소화**하고 **일상생활에의 자립능력 증진**을 목적으로 함

[WHO 지역사회 재활의 목적]

- 장애인의 삶의 질 향상
- 경제적이며 실행하기 쉬운 기술을 사용하도록 하기 위함
- 지역사회 의식수준의 향상
- **장애인 강화**: 장애인이 지역사회에 참여하여 책임있는 행동을 하고 지역사회와 더불어 자신들의 문제를 해결해 감으로써 스스로 강화함

[지역사회 중심 재활사업의 필요성]

- 장애인 인구의 급속한 증가 및 **시설중심 재활**로 인하여 **재가 장애인을 위한 재활서비스이 절대적 부족**
- 시설중심 재활은 장애인을 사회생활 주류에서 고립시키는 결과를 가져오므로, 지역사회에 거주하면서 사회에 적응하는 것이 바람직하다는 **탈시설화 운동**에 영향을 받음
- 재가장애인들의 재활욕구의 70%는 장애 조기발견, 재활에 대한 인식고취, 욕창관리, 대소변관리, 간단한 재활치료 등 **일차보건의료수준에서 해결 할 수 있는 문제들**이므로 의료취약계층 장애인에 대한 공공보건사업의 필요성이 증대됨
- 선천적 장애보다 **후천적 장애가 대부분**으로 고령화로 인한 장애노인의 지속적 증가가 예상됨

[지역사회 재활사업 기본방향]

- 사회통합을 위한 장애인 건강보건관리: 지역사회 중심의 장애예방 및 조기발견, 재활치료, 장애인 건강증진, 가족지지, 지속적 관리체계 적용
- 지역사회 역량강화: 지역주민들의 재활의식 개선 및 관련기관 간 연계를 구축함으로써 지역사회 내 재활서비스 제공 역량강화
- 통합 네트워크 구축: 지역사회의 자발적 참여와 유기적 연계를 위한 **지역사회 재활협의체** 운영으로 다양한 자원을 통한 포괄적 재활서비스 제공
- 지역 특성별 모형 개발: 지역사회 여건에 맞는 재활사업의 전략 및 프로그램을 개발·시행·평가하여 지역 특성별 사업모형 보급 및 확산
- 「장애인 건강권 및 의료접근성 보장에 관한 법률」기반 장애인 건강보건관리사업 추진(2018)

[사업 대상]
㉠ 사례관가 필요한 중증의 1-3급 등록 장애인
㉡ 장애 등록을 하지 않으나 장애등급 기준에 해당하는 장애인
㉢ 의료기관에서 보건소 CBR사업으로 의뢰·연계된 관할 지역 내 거주하는 퇴원환자(예비 장애인)
㉣ 취약계층으로 지역사회에서 지속적 관리가 필요한 재가장애인
㉤ 장애발생 고위험군: 임산부, 만성 성인병질환자, 노인, 산업장, 근로자, 영유아 등

</td></tr>
<tr><td>지역사회
재활
협의체(회)</td><td>

- 지역사회 중심 재활사업 시행 시 **필수적**으로 **지역사회재활협의체(회)**를 운영해야 함
- 목적: **지역사회자원 상호간에 연계 체계**를 구축하여 **자원들 간 효율적 운용**을 통한 수요자 중심의 통합적 서비스를 제공하기 위함
- 구성: 지역사회 내 행정기관, 의료기관, 전국보조기기센터, 복지기관, 교육기관, 자원봉사단체 등 관련기관 기관장, 담당자 등(2개 기관 이상)

[지역사회 재활협의체의 기능 및 업무]
㉠ 지역사회중심재활사업 운영 방향 논의
㉡ 지역사회 다양한 재활관련 자원 개발 및 발굴
㉢ 지역자원 간 정보공유 등 상호연계 및 협력 강화
㉣ 각 자원 간 의사소통 채널의 다양화, 서비스 중복 방지
㉤ 장애인 욕구에 맞춘 장애인 건강보건 사례관리를 통한 통합적 서비스 연계

</td></tr>
</table>

06 지역사회 정신건강사업

정신건강사업 개요	[지역사회 정신건강사업의 개념 및 목적] • 지역사회자원을 우선적으로 활용하여 **지역주민 전체를 대상**으로 하는 치료보다는 **예방**과 **포괄적인 정신건강 증진**을 위한 일련의 활동 • **지역 특성에 적합**한 **포괄적**인 정신보건체계를 구축하여 지역사회를 지지적이고 치료적인 환경으로 변화시킴으로써 **정신질환의 치료, 재활 및 사회복귀를 도모**하여 일반주민의 정신건강증진을 통하여 더불어 살아가는 지역사회 공동체 구축을 도모하는 것 • 목적: 정신질환의 **예방·치료**, 정신질환자의 **재활·복지·권리보장**과 **정신건강 친화적인 환경 조성**에 필요한 사항을 규정함으로써 **국민의 정신건강증진** 및 **정신질환자의 인간다운 삶을 영위**하는 데 이바지함을 목적으로 함 [「정신건강복지법」(정신건강증진 및 정신질환자 복지서비스 지원에 관한 법률) 기본이념] • 모든 국민은 정신질환으로부터 보호받을 권리를 가짐 • 모든 정신질환자는 인간으로서의 존엄과 가치를 보장받고, 최적의 치료를 받을 권리를 가짐 • 모든 정신질환자는 정신질환이 있다는 이유로 부당한 차별대우를 받지 아니함 • 정신질환자에 대해서는 입원 또는 입소가 최소화되도록 지역 사회 중심의 치료가 우선적으로 고려되어야 하며, 정신건강증진시설에 자신의 의지에 따른 입원 또는 입소가 권장되어야 함 • 건강건강증진시설에 입원 등을 하고 있는 모든 사람은 가능한 한 자유로운 환경을 누릴 권리와 다른 사람들과 자유로이 의견교환을 할 수 있는 권리를 가짐 • 미성년자인 정신질환자는 특별히 치료, 보호 및 교육을 받을 권리를 가짐 • 정신질환자는 원칙적으로 자신의 신체와 재산에 관한 사항에 대하여 스스로 판단하고 결정할 권리를 가짐. 특히, 주거지, 의료행위에 대한 동의나 거부, 타인과의 교류, 복지서비스의 이용 여부와 복지서비스 종류의 선택 등을 스스로 결정할 수 있도록 자기결정권을 존중받음 • 정신질환자는 자신에게 법률적·사실적 영향을 미치는 사안에 대하여 스스로 이해하여 자신의 자유로운 의사를 표현할 수 있도록 필요한 도움을 받을 권리를 가짐 • 정신질환자는 자신과 관련된 정책의 결정과정에 참여할 권리를 가짐 [지역사회 정신건강사업 원칙] • 지역주민의 참여 • 치료의 지속성 유지 • 일차, 이차, 삼차 예방 • 정신보건전문가의 자문 • 지역사회 주민에 대한 책임 • 정신보건사업의 평가와 연구 • 여러 전문 인력 간 팀 접근 • 환자의 가정과 가까운 곳에서 진료 • 보건의료서비스와 사회복지서비스의 연계 • 치료, 예방과 정신건강증진을 포함한 포괄적 서비스 보장 [정신건강 전문요원] • **보건복지부장관**은 정신건강분야에 관한 전문지식과 기술을 갖추고 보건복지부령으로 정하는 수련기관에서 수련을 받은 자에게 전문분야에 따라 정신건강**임상심리사**, 정신건강**간호사**, 정신건강**사회복지사**, 정신건강**작업치료사**로 구분하여 정신건강전문요원의 자격증을 줄 수 있음 • 정신건강전문요원의 공통업무 ㉠ 정신재활시설의 운영 ㉡ 정신질환자 등의 재활훈련, 생활훈련 및 작업훈련의 실시 및 지도 ㉢ 정신질환자 등과 그 가족의 권익보장을 위한 활동 지원 ㉣ 정신질환의 진단 및 보호의 신청 ㉤ 정신질환자 등에 대한 개인별 지원계획의 수립 및 지원 ㉥ 정신질환 예방 및 정신건강복지에 관한 조사·연구 ㉦ 정신질환자 등의 사회적응 및 재활을 위한 활동 ㉧ 정신건강증진사업 등의 사업 수행 및 교육 [지역사회 정신건강사업 대상] • 지역사회 내의 정신질환자와 그 가족 및 **지역사회 주민 전체** • 고위험군: 정신질환 재발자, 노인 만성정신질환자, 고위험 아동과 청소년, 지적장애인, 약물남용자, HIV감염자, 다문화가족, 북한 이탈주민

<table>
<tr>
<td rowspan="2">정신건강
증진기관</td>
<td>정신건강
복지센터</td>
<td>• 보건복지부장관, 시·도지사, 시장·군수·구청장은 정신건강증진사업 등의 제공 및 연계 사업을 전문적으로 수행하기 위하여 정신건강복지센터를 설치·운영할 수 있음

[주요 업무]
• 지역사회 내 정신질환 예방, 정신질환자 발견·상담·사회복귀훈련 및 사례관리
• 정신보건시설 간 연계체계 구축 등 지역사회 정신보건사업 기획·조정

[중점 사업]
• 자살예방사업
• 중증정신질환 관리사업
• 정신건강증진사업
• 아동·청소년 정신건강증진사업
• 중독관리사업
• 정신건강 위기상담전화 운영
• 정신질환자 권익보호
• 편견해소와 인식개선사업

[설치·운영 기준]
<table>
<tr><th>광역정신건강복지센터</th><th>기초정신건강복지센터</th></tr>
<tr><td>• 시·도지사의 설치·운영
• 시·도 별 1개소</td><td>• 시장·군수·구청장이 보건소에 설치·운영
• 인구 20만 미만 시·군·구: 1개소
• 인구 20만 이상 시·군·구: 2개소 이상 설치 가능
※추가 설치 기준: 인구 20만 명당 1개</td></tr>
</table>
</td>
</tr>
<tr>
<td>중독관리
통합지원센터</td>
<td>• 보건복지부장관 또는 지방자치단체의 장은 알코올, 마약, 도박, 인터넷 등의 중독 문제와 관련한 종합적인 지원사업을 수행하기 위하여 중독관리통합지원센터를 설치·운영할 수 있음

[주요 업무]
• 지역사회 내 중독자의 조기발견 체계 구축
• 중독자 대상 상담, 치료, 재활 및 사회복귀 지원사업
• 중독자 가족에 대한 지원사업
• 중독폐해 예방 및 교육사업</td>
</tr>
</table>

국가정신건강증진사업 비전과 정책목표

비전	마음이 건강한 사회, 함께 사는 나라
정책 목표	• 코로나19 심리방역을 통한 대국민 회복탄력성 증진 • 전 국민이 언제든 필요한 정신건강서비스를 이용할 수 있는 환경조성 • 정신질환자의 중증도와 경과에 따른 맞춤형 치료환경 제공 • 정신질환자가 차별 경험 없이 지역사회 내 자립할 수 있도록 지원 • 약물중독, 이용장애 등에 대한 선제적 관리체계 마련 • 자살 충동, 자살 수단, 재시도 등 자살로부터 안전한 사회 구현

07 만성퇴행성질환 및 심뇌혈관질환 예방관리사업

만성퇴행성질환의 이해

<table>
<tr><td rowspan="3">만성퇴행성 질환</td><td>[만성퇴행성 질환]
• 심혈관질환, 당뇨병, 암, 만성 호흡기질환의 위험요인이며 동시에 고협압, 고콜레스테롤혈증, 비만을 포함하는 비감염성 질환
• 만성퇴행성 질환은 이차 예방(집단검진)을 통한 관리가 이루어져 조기진단 및 치료를 통하여 조기사망을 예방할 수 있음</td></tr>
<tr><td>[만성퇴행성 질환의 특징]
• 일단 발생하면 3개월 이상 오랜 기간의 경과를 취함
• 호전과 악화를 반복하며 결국 나빠지는 방향으로 진행됨
• 연령증가와 비례하며 유병률이 증가함
• 질병 발생 시점이 분명하지 않음
• 여러 가지 질환이 동시에 이환됨
• 원인이 다인적이고 잠재기간이 긺
• 집단 발병 형태가 아님(비감염성 질환)
• 질병의 성격이 영구적이며 후유증이 있으며 개인적·산발적으로 발생함</td></tr>
<tr><td>[참고: 2020 사망원인 통계]
• 10대 사망원인: 악성신생물(암), 심장 질환, 폐렴, 뇌혈관 질환, 고의적 자해(자살), 당뇨병, 알츠하이머병, 간 질환, 고혈압성 질환, 패혈증 순
• 3대 사인은 암, 심장 질환, 폐렴(전체 사망의 44.9%)
• 악성신생물(암) 사망률: 폐암, 간암, 대장암 순
• 30대는 유방암, 40대·50대는 간암, 60세 이상은 폐암 사망률이 가장 높음
• 패혈증은 통계작성 이래 10대 사인에 처음으로 포함
• 80세 이상의 사망자가 전체 사망에서 48.6%를 차지, 10년 전보다 15.2%p 증가함
• 생후 1년 이내 사망한 영아사망률(출생아 천 명당)은 2.5명으로 전년보다 8.9% 감소함
• 치매에 의한 사망률은 20.7명으로, 여자가 남자보다 2.2배 높음
• 10대부터 30대까지 사망원인 1위는 자살, 40세 이후는 암이 1위
• 자살률은 40대 이상에서 감소하였으며, 20대(12.8%), 10대(9.4%) 등 30대 이하에서 증가함
• 남녀 모두 악성신생물(암)이 가장 순위가 높았고, 남자의 암사망률이 여자보다 1.6배 높음
• OECD 국가 간 연령표준화 자살률(OECD 표준인구 10만 명당 명) 비교 시 OECD 평균 10.9명에 비해, 한국은 23.5명(20년 기준)으로 가장 높은 수준임</td></tr>
</table>

제1차 심뇌혈관질환관리 종합계획(2018-2022)

<table>
<tr><td>비전</td><td colspan="3">• 심뇌혈관 걱정 없는 건강한 사회</td></tr>
<tr><td>목표</td><td>• 심뇌혈관질환의 발생과 사망감소
• 심뇌혈관질환 촘촘한 안전망 구축
• 심뇌혈관질환 발병 이후 삶의 질 향상
• 심뇌혈관질환관리 정책근거 생산 강화</td><td>추진 전략</td><td>• 대국민인식 개선과 건강생활 실천
• 고위험군 및 선행질환 관리 강화
• 지역사회 응급대응 및 치료역량 강화
• 환자 지속관리체계 구축
• 관리 인프라와 조사·R&D 강화</td></tr>
</table>

보건소 심뇌혈관질환 및 만성퇴행성질환 예방관리사업

개요

[사업의 목적]

㉠ 인지율 향상: 지역사회 교육·홍보사업을 통하여 고혈압·당뇨·이상지질형증의 예방 및 관리 방법과 필요성에 대한 인지도를 높임

㉡ 치료율 향상: 환자 조기발견사업으로 자신의 혈압·혈당·콜레스테롤 수치를 아는 지역주민수를 증가시키고, 환자를 조기발견·조기치료함

㉢ 조절률 향상: 환자등록관리사업을 통해 고혈압·당뇨병 환자의 자기관리능력 및 지속치료율을 높임

[사업내용]

- 지역사회 심뇌혈관질환 예방관리 및 홍보
- 환자조기발견사업
- 고혈압·당뇨·이상지질혈증 환자 등 등록관리사업
- 방문건강관리사업, 건강행태개선사업 등 타 사업과 연계
- 지역사회 민간 병의원과의 연계

[사업 대상]

- 일반검진결과 고혈압, 당뇨병(정상B군 또는 유질환군)
- 의원급 만성질환관리제를 통해 공단에서 연계받은 자
- 보건소 내소자
- 뇌졸중, 심근경색 등 심뇌혈관질환자

[참고: 의원급 만성질환관리제(2012)]

- 대상: 고혈압, 당뇨병을 치료하기 위해 의원에서 질환관리 의사를 표명한 환자
- 혜택: 본인부담 진료비 경감, 교육책자 제공, 개별상담 및 집단교육, 자가측정기 대여 등

만성질환 진단기준

고혈압

단 계	혈압 기준	약물 치료	생활 요법
정상	수축기혈압 120㎜Hg 미만 **그리고** 이완기혈압 80㎜Hg 미만	불필요	장려
주의	수축기혈압 120~129㎜Hg **또는** 이완기혈압 80~84㎜Hg		필수
고혈압 전단계	수축기혈압 130~129㎜Hg **또는** 이완기혈압 85~89㎜Hg		
고혈압 1단계	수축기혈압 140~159㎜Hg **또는** 이완기혈압 90~99㎜Hg	필요	
고혈압 2단계	수축기혈압 160㎜Hg 이상 **또는** 이완기혈압 100㎜Hg 이상		

당뇨병

단 계	공복혈당(mg/dL)	경구 당부하(2시간후)	임시 시점 혈당	당화혈색소(%)
정상	100 미만	140 미만	-	-
당뇨병 전단계	100~125	140~199	-	-
당뇨병	126 이상	200 이상	200 이상& 다뇨·다음·체중감소 증상	6.5% 이상

이상지질혈증

단 계	총콜레스테롤	중성지방	HDL	LDL
적정	<200	<150	≥60	<100
정상	-	-		100~129
경계	200~239	150~199	-	130~159
높음	≥240	200~499	<40	160~189
매우 높음	-	≥500		≥190

대사증후군

- 당뇨, 복부비만, 고혈압, 고지혈증과 같은 심뇌혈관질환을 일으키는 위험요인이 한 사람에게 동시다발적으로 발생하는 것

복부둘레	남 90cm, 여 85cm 이상	5가지 항목 중 **3개 이상** 해당한다면 대사이상증후군
중성지방혈증	150mg/dL 이상	
HLD	남 40mg/dL, 여 50mg/dL 미만	
고혈압	130/85㎜Hg 이상	
고혈당	공복혈당 100mg/dL 이상	

집단검진

집단검진

[집단검진의 기능]

- 집단검진을 통하여 지역사회의 **유병률**과 **질병 상태**를 정확히 파악하고, 질병 발생에 관계되는 요소를 규명할 수 있으며, **질병 전체의 규모**나 **발생양상** 등 많은 정보를 얻을 수 있음(질병의 역학적 연구)
- 집단검진으로 **질병을 조기에 파악**하게 되면 그 질병의 자연사나 발생기전을 이해하는 데 도움이 됨
- 집단검진의 가장 주요목적은 **조기 발견**이지만, 많은 비감염성 질환에서는 아직도 조기진단이 어려운 실정임
- 집단검진 실시 과정에서 주민들에게 질병 발생에 대한 지식과 예방의 중요성을 인식시키고 정기적인 검진을 받도록 유도(보건교육 기능)

[집단검진을 위한 구비요건]

- 선별해 내려는 상태는 중요한 건강문제이어야 함
- 질병이 발견되면 이를 치료할 수 있어야 함
- 진단과 치료를 위한 시설이 있어야 함
- 초기증상 또는 잠복기가 있는 질병이어야 함
- 타당성과 신뢰성이 있는 검사방법(검사도구)이 있어야 함
- 주민들이 검사방법을 받아들일 수 있어야 함
- 질병의 발생 및 진행과정(자연사)이 알려진 질병이어야 함
- 치료를 해야 할 환자로 규정하는 기준이 마련되어야 함
- 질환 발견, 진단, 치료의 경비가 부담이 되지 않아야 함

집단검진 도구·방법 요건

신뢰도

- **검사를 반복**해서 동일 대상에 적용시켰을 때 **동일한 결과**를 나타나는 **측정결과의 일관성**을 의미함

[신뢰도 높이는 방법]

- 측정도구를 정기적으로 점검함
- 측정도구를 **사용하는 도중 교체하지 않음**
- 측정자의 숙련도, 측정기술 향상
- **측정자 수를 줄여** 측정자간 발생 오차를 감소
- **표준화된 환경**에서 측정함

타당도

- **측정하려는 내용을 얼마나 정확하게 측정하고 있는가**의 정도로 타당도를 수량으로 표시하기 위해 **민감도, 특이도**를 사용함

[타당도의 종류]

구분		내용
민감도		• **질환에 걸린 사람**에게 검사결과 **양성으로 진단**할 확률 • (검사양성수/총환자수)×100 =(a/a+c)×100
특이도		• **질환에 걸리지 않은 사람**에게 검사결과 **음성으로 진단**할 확률 • (검사음성수/비환자수)×100 =(d/b+d)×100
예측도	양성예측도	• **검사도구의 정확도(예측력)**을 측정하는 지표로, 검사결과 **양성**인 사람이 실제 **질환자**일 수 있는 확률 • (환자수/검사양성수)×100 =(a/a+b)×100
	음성예측도	• 검사도구의 정확도(예측력)을 측정하는 지표로, 검사결과 **음성**인 사람이 **비질환자**일 확률 • (비환자수/검사음성수)×100 =(d/c+d)×100

		질병 유무	
		유	무
검사결과	양성	a	b
	음성	c	d

[참고: 타당도 척도의 상호연관성]

㉠ 특이도↑ → 양성예측도↑
㉡ 민감도↑ → 음성예측도↑
㉢ 진단기준(진단의 경계값)을 높일 경우(완화): 민감도↓, 특이도↑
㉣ 진단기준(진단의 경계값)을 낮출 경우(엄격): 민감도↑, 특이도↓
㉤ 유병률↑(양성예측도↑, 음성예측도↓): 민감도 높은 도구로 보완
㉥ 유병률↓(양성예측도↓, 음성예측도↑): 특이도 높은 도구로 보완

필수 학습 주제 셀프 점검표

주제를 읽고 학습한 내용이 머릿속에 정확히 떠오르는지 셀프 점검해봅시다.

점검 주제	학습 완료	학습 미흡
가정간호 특징과 장단점		
「의료법」상 가정간호의 범위 및 의사 처방 필요유무에 따른 분류		
방문건강관리사업 추진과정		
방문건강관리사업 군 분류 기준		
통합건강증진사업 기본방향 및 사업영역		
노인보건사업 추진 배경 및 노인의 특성		
노인복지정책		
장애 분류기준		
지역사회중심 재활사업의 목적		
지역사회 정신건강사업의 개념, 목적 및 기본이념		
지역사회 정신건강증진기관(정신건강복지센터, 중독관리 통합지원센터)		
만성퇴행성질환 특징		
보건소 만성질환 진단기준		
집단검진 기능, 집단검진 도구 및 방법의 요건		

VI.

건강증진과 보건교육

01 건강증진의 이해

<table>
<tr><td rowspan="3">건강증진</td><td colspan="2">
[건강증진의 정의]
• 사람들로 하여금 건강에 대한 통제력을 향상시키도록 능력을 증진시키는 과정(WHO, 1986)
• 건강에 대한 지식 보급과 실천할 수 있는 여건 마련을 통해 건강에 대한 가치와 책임의식을 함양하는 것(「국민건강증진법」)
• 건강증진은 사람들이 자신의 건강에 영향을 미치는 요인들은 조정하여 자신의 건강을 향상시키는 능력을 갖도록 하는 과정
</td></tr>
<tr><td colspan="2">
[질병예방과 건강증진 비교]
<table>
<tr><th></th><th>질병예방</th><th>건강증진</th></tr>
<tr><td>목표</td><td>임상적 증상의 예방</td><td>총체적 건강을 위한 생활환경 개선</td></tr>
<tr><td>개념</td><td>부정적·소극적 건강개념으로
건강의 악화를 막으려는 노력</td><td>긍정적·적극적 건강개념으로
건강을 지금보다 더 증진시키려는 노력</td></tr>
<tr><td>대상</td><td>위험요인 집단</td><td>전체 인구집단</td></tr>
</table>
</td></tr>
<tr><td colspan="2">
[건강증진의 배경 및 필요성]
• 인구 노령화로 인한 만성질환과 난치병 증가 등 치료중심 의료제도의 보완 필요
• 기후변화 및 환경오염에 따른 시급한 대책이 요구됨
• 국민들의 의료에 대한 관심 증가와 전국민 건강보험 실시에 따른 의료수요 증가로 국민의료비 증가
• 질병 유발 요인의 다양화에 따른 보건의료 이외 분야의 협조가 요구됨
• 생활양식과 생활환경의 변화로 각종 질환의 새로운 위험요인을 증가시켜 새로운 해결방안이 요구됨
• 소득의 양극화 및 건강불평등의 개선 필요
</td></tr>
<tr><td rowspan="3">건강증진
발정과정</td><td>라론드보고서
(1974)</td><td>
• 1974년 캐나다 보건성장관 라론드(Lalonde)가 '캐나다 보건에 관한 새로운 조망'이라는 보고서를 통해 보건의료의 중점을 치료중심의 의학적 모형에서 예방 중심의 총체적 모형으로 전환시키며 건강증진의 중요성에 대해 제시함
• 건강 결정요인을 개인생활양식(50%), 유전적·생물학적 요인(20%), 물리적 환경요인(20%), 보건의료 서비스(10%)로 구분
• 건강 결정요인 중 가장 중요한 요인은 생활요인임을 강조함
</td></tr>
<tr><td>알마아타선언
(1978)</td><td>
• WHO가 구소련 알마아타에서 새로운 차원에서 건강에 도달하겠다는 의지로 'Heath for All by the year 2000(HFA)'을 목표로 설정하여 일차보건의료을 전략적 수단으로 채택함
</td></tr>
<tr><td>제1차 오타와
국제회의
(1986)</td><td>
• 1986년 건강증진을 위한 국제회의를 캐나다 오타와에서 개최, 오타와 헌장을 선포함
• 건강이란 삶의 목적이 아닌 일상생활을 위한 것이며, 건강증진은 사람들이 자신의 건강에 대한 통제력을 증대시키고 건강을 향상시키는 능력을 갖도록 하는 개념
[건강증진 3대 원칙]
㉠ 옹호: 건강에 대한 관심을 불러일으키고, 보건의료의 수요를 충족할 수 있는 건강한 보건정책을 수립해야 함
㉡ 역량강화: 개인과 가족의 건강권을 인정하고, 그들 스스로 건강관리에 적극 참여하여 자신의 행동에 책임을 갖도록 해야 함
㉢ 연합: 모든 사람들이 건강하도록 관련 전문가들이 연합해야 함
[건강증진을 위한 5대 활동 영역(요소)]
㉠ 건강한 공공정책의 수립: 건강에 이로운 공공정책 수립, 입법·예산 영역 등 다양한 부분에서 상호보완적 접근을 해야 함
㉡ 지지적 환경의 조성: 건강지향적 환경 구축
㉢ 지역사회 활동의 강화: 지역사회 역량 개발
㉣ 개인기술의 개발: 자기건강 돌보기 육성
㉤ 보건의료서비스의 방향 재설정: 전문인력 훈련과정에 건강증진 교육 포함, 건강과 다른 분야 간 의사소통 통로 확보 등
</td></tr>
</table>

구분	회의	내용
건강증진 발전과정	제6차 방콕 국제회의 (2005)	• 급속한 세계화 속에서 새롭게 직면하는 건강결정요인 및 건강과제를 파악하고 효과적 대처를 위한 **새로운 건강증진전략**을 제시함 • 주제: **실천**을 위한 정책과 파트너십 [실천중심적 건강증진의 5가지 **우선순위 전략**] ㉠ 주장(옹호): 건강의 중요성 및 형평성을 사회에 널리 알림 ㉡ 투자: 건강결정요인을 위한 지속가능한 정책 및 프로그램 개발 등 건강을 위해 투자함 ㉢ 역량함량: 정부와 지역사회, 일반인 모두가 정책개발, 서비스, 지식전달 및 연구 등의 건강증진을 위한 능력을 배양함 ㉣ 규제 및 법규제정: 모든 이의 건강과 안녕을 위한 동등한 기회 제공이 가능하도록 법규를 제정하고 규제함 ㉤ 파트너십 및 연대구축: 정부, 민간부문, 비정부기관, 국제기구가 지속적 활동을 위한 파트너십 형성 및 연대 구축
	제9차 상하이 국제회의 (2016)	• 주제: 지속가능한 발전에 있어서의 건강증진(모두를 위한 건강과 건강을 위한 모든 것) • 건강증진 3대 축: 좋은 거버넌스, 건강도시, 건강문해력(제5차 국민건강증진종합계획 수립의 토대가 됨) [상하이 건강증진 선언문 요약] • 지속가능한 발전의 본질이 되는 것은 건강과 웰빙 • 건강을 위한 대담한 정치적 결의 • 지속가능한 발전을 위한 모든 활동을 통해 건강증진 달성 • 건강도시 실현 [건강도시] • 지속가능한 발전의 본질은 '건강'과 '웰빙'임을 인식하여 1991년 WHO총회에서 선진국, 개발도상국 모두에서 도시의 건강문제를 해결하는 수단으로 건강도시 사업을 지목함 • 건강도시란, 도시의 물리적·사회적·환경적 여건을 창의적이고 지속적으로 개발해 나아가는 가운데, **개인의 잠재능력을 최대한 발휘**하며 **지역사회의 참여주체들이 상호협력**하며 시민의 **건강과 삶의 질을 향상**하기 위해 지속적으로 나가는 도시 • 건강도시의 11가지 조건(WHO, 1997) ㉠ 과거의 질을 포함하여 양질의 깨끗하고 안전한 물리적 환경 ㉡ 안정되고 장기적으로 지속가능한 생태계 ㉢ 강력하고 상호협조적이고 통합적이고 비착취적인 지역사회 ㉣ 다양하고 혁신적인 도시경제 ㉤ 건강 및 복지와 관련된 결정에 시민의 높은 참여와 통제 ㉥ 도시의 역사적, 문화적 유산에 대한 높은 인식 ㉦ 모든 시민을 위한 기본적 요구(의·식·주·고용 등)의 충족 ㉧ 모든 시민에 대한 최적의 공중보건 및 치료서비스 보장 ㉨ 지역문화의 특성을 유지시키고 촉진시키는 도시구조와 행정체계 ㉩ 높은 건강수준: 적극적 건강, 낮은 이환율 ㉪ 광범위하고 다양한 상호교류와 대화를 가능하게 하는 폭넓은 경험과 자원에의 접근성

	개최 시기		개최장소	슬로건	주요 내용
건강증진 국제회의의 요약	1차	1986	**캐나다 오타와**	새로운 공중보건을 위하여	오타와 헌장, 건강증진 3대 전략, 5대 활동요소
	2차	1988	호주 애들레이드	건강한 공동체	여성건강증진, **건강한 공공정책수립**
	3차	1991	스웨덴 썬즈볼	건강을 위한 지지적 환경	보건 지원 환경구축(지지적 환경)의 중요성 강조
	4차	1997	인도네시아 자카르타	새로운 시대의 새로운 파트너-21C 건강증진	자카르타 선언, 건강증진은 가치있는 투자
	5차	2000	멕시코시티	건강증진: **평등**의 격차 간 연결	계층간, 지역간 **건강불균형 해소**
	6차	2005	**태국 방콕**	**실천**을 위한 정책과 파트너십	방콕 헌장 선언, **실천중심적** 건강증진 전략
	7차	2009	케냐 나이로비	**수행역량 격차 해소**를 통한 건강증진	나이로비선언, 아프리카의 날, **건강문해력** 강조
	8차	2013	핀란드 헬싱키	건강을 모든 **정책**의 목표로	헬싱키선언, **비감염 질병** 예방과 관리, 지속가능한 개발 의제에 대한 토의
	9차	2016	**중국 상하이**	지속가능한 건강증진	상하이 건강증진 선언문, 건강과 웰빙, **건강도시** 실현

02 건강증진 관련 이론

<table>
<tr><td rowspan="10">건강신념모형</td><td colspan="2">• 예방적 행위를 하지 않는 사람들이 질병예방 행위를 실천할 수 있도록 중재하는 제공하는 데 유용함
• 사람들이 특정 질병에 대한 예방행위를 하는 데 유의하게 관련된 개념들이 무엇인지 설명함
• 개인의 가치와 신념이 행동으로 연결된다는 심리학이론에서 착안되었고, 레빈의 장이론(field theory)에 근거하여 개발됨
• 기본 구조: 개인의 지각, 수정요인, 행동 가능성
[건강신념모형의 구성 개념]</td></tr>
<tr><td>지각된 민감성</td><td>• 자신이 어떤 질병에 걸릴 위험이 있다는 가능성에 대한 개인의 지각 정도
• 지각된 민감성이 높을수록 건강행위 가능성 증가</td></tr>
<tr><td>지각된 심각성</td><td>• 질병의 심각성을 개인의 지각하는 정도로 죽음·통증 등의 의학적 결과나 직장·가족생활 등의 사회적 결과 포함
• 지각된 심각성 높을수록 건강행위 가능성 증가</td></tr>
<tr><td>지각된 유익성</td><td>• 특정행위를 함으로써 오는 혜택과 유익성에 대한 인지정도
• 건강을 위한 행위를 하면 자신에게 유익할 것이라고 생각할수록 건강행위 가능성 증가</td></tr>
<tr><td>지각된 장애성</td><td>• 특정 건강행위에 대한 부정적 인지정도로, 건강행위 방해요소로 작용함
• 그 건강행위를 하였을 때의 비용부담, 부작용, 통증, 불안감, 시간소비 등에 대해 무의식적 비용-효과분석에 의해 발생함
• 지각된 장애가 낮을수록 건강행위 가능성 증가</td></tr>
<tr><td>지각된 위험성</td><td>• 특정 행위에 대한 정보 제공과 자신의 증상이나 이웃의 발병 등에 대해 질병의 위험성에 대하여 인식하는 정도</td></tr>
<tr><td>행위의 계기</td><td>• 질병에 대한 지각된 위험성에 영향을 주는 요소로 특정 행위에 참여하도록 자극을 주는 중재
• 질병 인지의 감수성이 낮을 사람일수록 강하고 효과적인 중재를 주어야 건강행위 가능성 증가
예 대중매체 캠페인, 의료진의 조언, 지인의 질병 등</td></tr>
<tr><td>자기효능감</td><td>• 건강에 필요한 행위를 수행할 수 있다는 확신 정도로 자기효능감의 정도가 높을수록 건강행위를 할 가능성 증가
• 장기간에 걸친 생활양식의 변화를 통해 얻어진 자신감에 따라 행동 여부가 결정됨</td></tr>
<tr><td>기타 변수들</td><td>• 지각요인과 자기효능감에 영향을 줄 수 있으며 간접적으로 건강관련행위에 영향을 줌
• 인구학적 변수(연령, 성별 등), 사회심리학적 변수(성격, 사회적 지위, 경제 상태 등), 구조적 변수(질병에 대한 경험 등)</td></tr>
<tr><td colspan="2"></td></tr>
<tr><td rowspan="4">합리적 행위이론
(TRA)</td><td colspan="2">• TRA; Theory of reasoned action
• 인간의 행위의 직접적인 결정요인은 행위의도이며, 행위의도는 그 행위에 대한 태도와 주관적 규범에 의하여 결정됨
[합리적 행위이론 구성요소]</td></tr>
<tr><td>행위에 대한 태도</td><td>• 행위에 의해 초래될 수 있는 결과에 대한 주관적 평가(긍정/부정)</td></tr>
<tr><td>주관적 규범</td><td>• 자신에게 의미있는 사람들이 그 행위에 대해 어떠한 기대는 하는지에 대한 주관적 지각(지지/반대)
• 주위의 기대에 부응하려는 동기</td></tr>
<tr><td>행위의도</td><td>• 특정행위에 대한 동기유발이나 준비로, 의도는 행동에 대한 가장 직접적인 결정요인이 됨</td></tr>
<tr><td>계획된 행위이론
(TPB)</td><td colspan="2">• TPB; Theory of Planned Behavior
• 합리적 행위이론에 지각된 행위 통제 개념을 포함: 행위에 대한 통제감을 가져야 행위의도가 행위로 연결됨
• 계획된 행위이론 구성요소: 행위에 대한 태도, 행위의도, 주관적 규범+지각된 행위 통제
• 지각된 행위통제: 특정 행위의 수행이 어려울 것이라고 지각하거나 쉽게 해낼 수 있을 것이라고 지각하는 것으로 행위에 대한 과거의 경험과 행위를 수행하는 데 필요한 자원과 기회의 유무, 예상되는 장애물 또는 방해요인들을 포함(수행의 어려움/용이함)</td></tr>
</table>

<table>
<tr>
<td>사회인지이론</td>
<td>
<ul>
<li>인간의 행위, 개인적 요소, 환경적 영향이 서로 역동적으로 상호작용하여 개인의 행위가 독특하게 결정됨</li>
<li>벤듀라는 어떻게 사람들이 특정 행위를 습득하고 유지하는지를 사회학습이론에서 자기효능감과 상호결정론을 더해 사회인지이론으로 설명함</li>
</ul>
[사회인지이론 구성요소]
<table>
<tr><td>개인적 요소</td><td>㉠ 결과기대: 어떠한 행동으로 특정 결과가 초래될 것이라는 개인의 기대
㉡ 자기효능감: 주어진 행동을 성공적으로 할 수 있다는 개인의 신념으로 행위변화에 우선적으로 필요하며 수행경험, 대리경험, 언어적 설득, 생리적 상태에 대한 인식 등에 영향을 받음</td></tr>
<tr><td>행동적 요소</td><td>㉠ 자기조절행동: 자신을 관찰하고 목표 행동을 분명히 하며, 행동의 기준을 정하고 이러한 내적기준에 의해 행동이 통제됨
㉡ 자기조절행동의 단계: 자기관찰 → 자기평가 → 자기반응</td></tr>
<tr><td>환경적 요소</td><td>• 상황을 제공하고 행위를 위한 동기를 제공함
• 강화, 관찰학습, 자기규제행동 등이 환경의 영향 하에서 이루어짐
• 관찰학습: 개인이 다른 사람의 행동과 강화를 관찰하여 행동의 변화가 이루어 짐</td></tr>
</table>
</td>
</tr>
<tr>
<td>Pender의 건강증진모형</td>
<td>
<ul>
<li>건강증진 행위를 통제하는 데에 있어서 인식의 조정과정이 중요함을 강조한 이론으로, 사회인지(학습)이론과 건강신념모형을 기초로 개발됨</li>
<li>건강신념모형은 질병 관련 행위를 주로 설명한 반면, Pender의 건강증진모형은 전반적인 건강증진행위를 설명하고 있음</li>
<li>건강증진행위에 영향을 미치는 요인을 설명하며, 건강증진에 인지지각 요인이 미치는 영향이 크다는 것을 강조함</li>
</ul>
[Pender의 건강증진모형 구성요소]
<table>
<tr><td rowspan="2">개인의 특성과 경험</td><td>이전의 관련행위</td><td>• 현재와 비슷하거나 같은 행위를 과거에 얼마나 자주했는지를 의미함</td></tr>
<tr><td>개인적 특성</td><td>• 생물학적, 심리적, 사회문화적 요인으로 분류되며 행위에 따른 인지와 정서에 직접적인 영향을 미치는 요소지만, 행위를 변화시키기 위한 중재로 구체화하기에는 어려움이 있음</td></tr>
<tr><td rowspan="6">행위별 인지와 정서
(간호중재 대상)</td><td>지각된 유익성</td><td>• 특정 건강증진행위에 대한 개인이 기대하는 긍정적 결과
• 유익성이 클수록 건강증진행위 증가</td></tr>
<tr><td>지각된 장애성</td><td>• 특정 건강증진행위를 하는 데 장애가 되는 요인
• 장애성이 클수록 건강증진행위 감소</td></tr>
<tr><td>지각된 자기효능감</td><td>• 확실하게 수행할 수 있을 것이라는 성취에 대한 개인 능력에 대한 판단
• 자기효능감이 클수록 지각된 장애정도는 감소</td></tr>
<tr><td>행위와 관련된 정서</td><td>• 행위에 대해 주관적으로 느끼는 감정으로 긍정적 감정이면 자기효능감 증가
• 행위의 시작 전·중·후에 행위의 특성에 따라 다르게 나타남</td></tr>
<tr><td>대인관계 영향</td><td>• 특정 행위에 대하여 다른 사람의 태도와 신념, 행위 등에 영향을 받는 것으로 특히 청소년기에 대인관계 영향을 크게 받음
• 규범, 사회적 지지, 모델링 등이 있음</td></tr>
<tr><td>상황적 영향</td><td>• 상황에 대한 개인이 지각하고 인지하는 것으로 행위를 촉진시키거나 방해함
• 안전하고 편안한 환경, 흥미로운 상황 등에서는 특정 행위를 더 잘하게 됨</td></tr>
<tr><td rowspan="3">행위결과</td><td>행위계획 수립</td><td>• 특정 행위의 성공적 수행을 위하여 구체적 활동의 계획 및 전략 수립(행위수행의 의도)</td></tr>
<tr><td>즉각적인 갈등적 요구와 선호도</td><td>• 계획된 건강증진행위에 방해가 되는 대안적 행위
• 갈등적 요구와 선호를 얼마나 잘 처리하느냐는 자기조절능력 및 통제력에 달려있음</td></tr>
<tr><td>건강증진</td><td>• 건강증진모형의 최종 목적으로 건강증진행위를 통해 대상자의 건강 상태를 유지·증진함</td></tr>
</table>
</td>
</tr>
</table>

PRECEDE PROCEED 모형 (Green)	• **교육적·생태학적 접근**을 통한 건강증진사업의 기획을 위한 모형으로서 기획, 수행, 평가를 연속적인 단계로 제공하는 **포괄적 기획모형** • 건강 및 건강행위에 **사회적·생태학적 측면**(가족, 지역사회, 문화, 신체적·사회적 환경)의 다면적 요인들이 주요 요인임을 강조하고 있어 건강행위 변화에 대한 책임을 대상자 중심으로 본 다른 건강행위 관련 모형들과 구별됨 • **PRECEDE 과정**: 보건교육사업의 **우선순위 결정** 및 **목적 설정**을 하는 진단단계 • PROCEED 과정: 정책수립 및 보건교육사업 수행과 사업평가의 대상과 기준을 제시하는 건강증진 계획의 개발, 수행, 평가단계 [PRECEDE-PROCEED모형의 8단계] 1) **사회적 진단:** 지역사회 주민의 **삶의 질에 영향을 미치는 사회적 요인**을 규명하는 단계(건강문제X) ㉠ 객관적 사정: 주택밀도, 대기환경 같은 환경적 지표와 실업률 같은 사회적 지표, 지역사회 관련 대중매체, 생정기록자료 등 ㉡ 주관적 사정: 지역사회 주민의 반응, 적응 정도 2) **역학적 진단, 행위 및 환경적 진단** • **건강문제 규명(역학적 진단)**, 우선순위 설정 및 사업목적 수립, **건강 관련 행위와 환경요인(중재대상)**을 규명 단계 • 기존의 PRECEDE모형에서는 행동적 요인만을 고려했으나, 수정된 모형에서는 **생활양식과 환경적 요인**까지 고려함 3) **교육 및 조직적 또는 생태학적 진단** • 건강행위 변화를 위한 **보건교육 프로그램을 설정**하는 단계 • 규명된 건강행위에 영향을 주는 **성향요인, 강화요인, 촉진(기능)요인**을 사정함(어느 요인이 부족하여 교육이 필요한지 사정) ㉠ 성향요인: 행위의 근거나 동기부여하는 **인지적·정서적 요인** 예 지식, 태도, 신념, 가치관, 자기효능 등 ㉡ 촉진요인: 건강행위 수행을 **가능**하게 도와주는 요인 예 보건의료 및 지역사회 자원의 이용가능성, 접근성, 시간적 여유, 기술 및 자원 등 ㉢ 강화요인: **보상, 칭찬, 처벌**과 같이 **행위가 지속되거나 없어지게 하는 요인** 예 사회적·신체적 유익성, 대리보상, 사회적 지지, 친구의 영향, 의료인의 긍정적·부정적 반응 등 4)**행정·정책적 진단**(PRECEDE에서 PROCEED로 진행되는 단계): 수립된 계획의 건강증진 프로그램으로의 전환을 위한 **행정·정책적 사정 및 진단**이 필요함 5) 수행: 프로그램을 개발하고 시행방안을 마련하여 수행하는 단계 6) 과정평가: 프로그램의 수행이 정책, 이론적 근거, 프로토콜 등에 의해 잘 이루어졌는지 평가(단기평가) 7) 영향평가: 행동적, 환경적 요인의 변화 및 성향요인, 강화요인, 촉진요인의 변화를 평가 (대상자의 지식, 신념, 기술, 행동 변화 등 평가) 8) 결과평가: 진단의 초기단계에서 사정된 **건강 상태(유병률, 사망률 등)와 삶의 질의 변화**를 평가(장기평가)
Tannahill의 건강증진 모형	[건강증진 3가지 분야] ㉠ 보건교육: 적극적으로 건강을 향상시키고 불건강을 예방하기 위한 일련의 의사소통 활동 ㉡ 예방: 보건의학적 개입을 통해 질병과 불건강을 감소시키는 활동 ㉢ 건강보호: 법률적·재정적·사회적 방법을 통해 건강에 유익한 환경을 제공함으로써 인구 집단을 보호하는 것 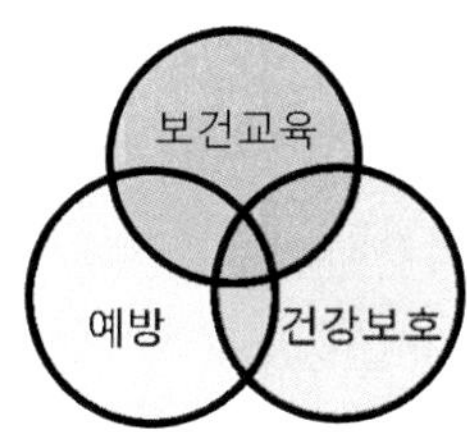 [건강증진 7영역과 그 예] • 예방서비스: 예 예방접종, 자궁검진, 고혈압 발견, 금연을 위한 니코틴 껌 사용 등 • 예방적인 보건교육: 예 불건강 예방을 위한 생활양식 변화 유도 및 예방사업 이용 권장 금연상담 • 예방적인 건강보호: 예 예방을 위한 법률, 정책 제정과 시행을 위한 노력 수돗물 불소 첨가 • 예방적인 건강보호를 위한 보건교육: 예 안전벨트 의무사용 입법을 위한 로비활동 • 적극적 보건교육: 예 청소년 대상의 건강생활기술 습득 활동 • 적극적 건강보호: 예 작업장 금연정책 • 적극적 건강보호를 위한 보건교육: 대중과 정책 결정자들에게 적극적 건강보호 수단의 중요성을 인식시키고 자원을 보장받기 위한 노력 예 담배광고 금지를 위한 로비활동

범이론적모형
(변화단계이론)

- **행위변화의 단계 과정을** 핵심으로 개인·집단이 **문제행위를 어떻게 수정하고 긍정적 행위를 선택하는가**에 대한 행위 변화를 설명하는 이론
- **변화의 각 단계마다 서로 다른 중재가 필요함**을 보여주며 **건강행위로의 변화의 과정**에 초점을 맞춤
- 성인을 대상으로 한 금연 연구에 기초함

[금연 프로그램을 기준으로 한 행위변화 5단계]

단계	내용
무관심단계 (계획 전 단계)	• **6개월 이내** 행동 변화의 의지가 **없는** 단계 • 자신의 문제를 인지하지 못하거나 과소평가, 회피가 나타남 • 중재: 흡연의 유해성에 대한 정보 제공, 금연동기 유발
관심단계 (계획단계)	• 문제를 인식하고 **6개월 이내**에 문제를 해결하고자 하는 **의도는 있으나 구체적인 계획은 없음** • 행동 변화로 인한 유익성, 장애요인을 모두 파악하여 **행동변화에 대한 손실과 이득이 같다**고 인식하는 **의사결정균형**이 나타남 • 중재: 자신의 흡연행위 관찰 및 인식, 구체적인 계획수립 격려하기
준비단계	• 행위 변화 **의도와 행동을 결합**시킨 단계로 **1개월 내 건강행동을 하겠다는 의도**가 있고 **구체적 실행계획**이 있는 단계 • 중재: 금연시기 결정, 금연서약서 작성, 금단증상 대처법, 자신감 강화
실행(행동)단계	• **행동 시작 후 6개월 이내**로 행동 변화가 실행되는 단계 • 행위 변화가 안정되어 있지 않고 **되돌아가려는 성향**이 작용함 • 중재: 흡연욕구와 금단증상에 대처할 수 있는 전략 제공, 가족과 동료들의 지지 및 강화 제공
유지단계	• 실행단계에서 시작한 행위 변화를 **최소 6개월 이상 지속**하여 생활의 일부분으로 정착하는 단계 • 행위 변화가 점점 습관화되고, 되돌아 가려는 성향은 줄어드나 여전히 주의를 요함(재발위험 존재) • 금연을 시도했다가 **실패**하는 경우 **준비단계부터** 다시 시작함
종결단계	• 재발의 위험이 없는 단계 • 종결단계 없이 유지 단계로 끝나는 경우가 많음

[변화과정 단계별 중재전략]

과정	전략	내용
인지적 변화과정 (계획전, 계획 단계)	의식제고 (의식고취)	• 자신의 문제를 인식하여 건강한 행동 변화를 위한 조언과 아이디어, 새로운 지식과 정보를 습득함
	극적 해소 (극적 전환)	• 불건강행위의 위험에 따른 부정적인 감정(불안, 걱정)을 경험하고 표출함으로써 양가감정을 해소함
	환경재평가	• 자신의 불건강행위가 물리적·사회적 환경(주변인 포함)에 어떠한 영향을 미치는지를 평가하여 인식함
	자기재평가	• 자신의 가치관과 신념에 따라 자신의 행동을 정서적·인지적으로 재평가함 • **자기 기준과 행동 사이의 불일치**를 인식시킴으로써 대상자가 불만족을 느끼고 그로 인한 변화를 야기하여 **스스로 동기부여**함 (가치의 명료화, 역할모델과 비교로 가능) • 계획단계에서 **준비단계로** 이동하는 중요한 과정임
	사회적 해방	• 사회규범이 자신의 건강행위를 지지하는 방향으로 변하고 있다는 개인의 인식
행위적 변화과정 (준비, 행동, 유지 단계)	자기해방 (자기선언)	• 변화를 결심 후, **타인에게 그 결심을 공개함**으로써 확실한 의지와 책임감을 갖도록 함 • 준비단계에서 **행동단계로** 이동 시 중요함
	자극통제	• 행동에 방해되는 요소(상황, 사람 등)를 조절 및 제거하고 극복할 대안을 시도함
	조력관계	• 문제행위의 변화를 위해 타인과의 **지지 관계**를 형성하여 서로 도움
	대체조건형성	• 행동단계나 유지단계에서의 문제 행위를 운동 등의 긍정적 행위나 경험으로 대체함
	강화관리	• 긍정적인 행위 변화에 대한 보상을 늘리고, 불건강 행동에 대한 보상을 감소시킴

03 건강증진사업

「국민건강증진법」

<table>
<tr><td>목 적</td><td>□ 「국민건강증진법」제1조(목적): 이 법은 국민에게 건강에 대한 가치와 책임의식을 함양하도록 건강에 관한 바른 지식을 보급하고 스스로 건강생활을 실천할 수 있는 여건을 조성함으로써 국민의 건강을 증진함을 목적으로 한다.</td></tr>
<tr><td>용어 정의</td><td>• 국민건강증진사업: 보건교육, 질병예방, 영양개선, 신체활동장려, 건강관리 및 건강생활의 실천등을 통하여 국민의 건강을 증진시키는 사업
• 보건교육: 개인 또는 집단으로 하여금 건강에 유익한 행위를 자발적으로 수행하도록 하는 교육
• 신체활동장려: 개인 또는 집단이 일상생활 중 신체의 근육을 활용하여 에너지를 소비하는 모든 활동을 자발적으로 적극 수행하도록 장려하는 것
• 건강관리: 개인 또는 집단이 건강에 유익한 행위를 지속적으로 수행함으로써 건강한 상태를 유지하는 것
• 건강친화제도: 근로자의 건강증진을 위하여 직장 내 문화 및 환경을 건강친화적으로 조성하고, 근로자가 자신의 건강관리를 적극적으로 수행할 수 있도록 교육, 상담 프로그램 등을 지원하는 것</td></tr>
<tr><td>책 임</td><td>• 국가 및 지방자치단체는 건강에 관한 국민의 관심을 높이고 국민건강을 증진할 책임을 짐
• 모든 국민은 자신 및 가족의 건강을 증진하도록 노력해야 하며, 타인의 건강에 해를 끼치는 행위를 하여서는 안 됨</td></tr>
<tr><td>보건의 날</td><td>• 보건에 대한 국민의 이해와 관심을 높이기 위하여 매년 4월 7일을 보건의 날로 정하며, 보건의 날부터 1주간을 건강주간으로 함
• 국가와 지방자치단체는 보건의 날의 취지에 맞는 행사 등 사업을 시행하도록 노력하여야 함</td></tr>
<tr><td>계획 수립</td><td>• 보건복지부장관은 국민건강증진정책심의위원회의 심의를 거쳐 국민건강증진종합계획을 5년마다 수립해야 함
• 보건복지부장관, 관계중앙행정기관의 장, 특별시장·광역시장·특별자치시장·도지사·특별자치도지사 및 시장·군수·구청장은 종합계획을 기초로 하여 소관 주요시책의 실행계획을 매년 수립·시행하여야 함

[국민건강증진종합계획에 포함되어야 할 사항]
• 국민건강증진의 기본목표 및 추진방향
• 국민건강증진을 위한 주요 추진과제 및 추진방법
• 국민건강증진에 관한 인력의 관리 및 소요재원의 조달방안
• 아동·여성·노인·장애인 등 건강취약 집단에 대한 건강증진 지원방안
• 국민건강증진 관련 통계 및 정보의 관리 방안
• 국민건강증진기금의 운용 방안</td></tr>
<tr><td>건강증진사업</td><td>• 국가 및 지방자치단체는 국민건강증진사업에 필요한 요원 및 시설을 확보하고, 그 시설의 이용에 필요한 시책을 강구해야 함
• 특별자치시장·특별자치도지사·시장·군수·구청장은 지역주민의 건강증진을 위해 보건복지부령으로 정하는 바에 의하여 보건소장으로 하여금 다음의 사업을 하게 할 수 있음

[건강증진사업 내용]
㉠ 보건교육 및 건강상담
㉡ 영양관리
㉢ 신체활동장려
㉣ 구강건강 관리
㉤ 질병의 조기발견을 위한 검진 및 처방
㉥ 지역사회의 보건문제에 관한 조사·연구
㉦ 기타 건강교실의 운영 등 건강증진사업에 관한 사항</td></tr>
</table>

건강증진기금	• 보건복지부장관은 국민건강증진사업의 원활한 추진에 필요한 재원을 확보하기 위해 국민건강증진기금을 설치함 • 기금의 재원: 담배사업법에 따른 부담금, 기금의 운용 수익금으로 조성 • 기금의 관리·운용: 보건복지부장관이 관리·운용하며 대통령령이 정하는 바에 의해 계리함 [기금의 사용] • 금연교육 및 광고, 흡연피해 예방 및 피해자 지원 등 국민건강관리사업 • 건강생활 지원사업 • 보건교육 및 자료개발 • 보건통계의 작성·보급과 의료관련 조사·연구 및 개발에 관한 사업 • 질병의 예방·검진·관리 및 암의 치료를 위한 사업 • 국민영양관리사업 • 구강건강관리사업 • 신체활동지원사업 • 시·도지사 및 시장·군수·구청장이 행하는 건강증진사업 • 공공보건의료 및 건강증진을 위한 시설·장비의 확충 • 기금의 관리·운용에 필요한 경비 • 그 밖에 국민건강증진사업에 소요되는 경비로서 대통령령이 정하는 사업 ㉠ 만성퇴행성질환의 관리사업 ㉡ 보건교육을 담당하거나 국민영양조사 및 영양에 관한 지도를 담당하는 공무원의 자질향상을 위하여 필요한 지도·훈련 사업 ㉢ 건강증진을 위한 체육활동 지원사업 ㉣ 금연지도원 제도 운영 등 지역사회 금연 환경 조성 사업
보건교육	• 국가 및 지방자치단체는 모든 국민이 올바른 보건의료의 이용과 건강한 생활습관을 실천할 수 있도록 그 대상이 되는 개인 또는 집단의 특성·건강 상태·건강의식 수준등에 따라 적절한 보건교육을 실시함 [보건교육에 포함되어야 할 사항] • **금연·절주** 등 **건강생활의 실천**에 관한 사항 • **만성퇴행성질환**등 **질병의 예방**에 관한 사항 • **영양 및 식생활**에 관한 사항 • **구강건강**에 관한 사항 • **공중위생**에 관한 사항 • 건강증진을 위한 **체육활동**에 관한 사항
그 외	• **보건복지부장관**은 **국민건강증진기금의 효율적인 운영**과 **국민건강증진사업의 원활한 추진**을 위하여 필요한 **정책 수립의 지원과 사업평가** 등의 업무를 수행할 수 있도록 **한국건강증진개발원**을 설립함 • 국가 및 지방자치단체는 **건강친화 환경을 조성**하고, 국민이 건강생활을 실천할 수 있도록 지원하여야 함 • **보건복지부장관**은 건강친화 환경의 조성을 촉진하기 위하여 건강친화제도를 모범적으로 운영하고 있는 기업에 대하여 **건강친화인증**을 할 수 있음(인증의 유효기간은 3년) • 국가는 혼인과 가정생활을 보호하기 위하여 **혼인전에 혼인 당사자의 건강을 확인하도록** 권장하여야 함 • **질병관리청장**은 보건복지부장관과 협의하여 국민의 건강 상태·식품섭취·식생활조사등 **국민의 영양에 관한 조사**를 정기적으로 실시함 • 국가 및 지방자치단체는 국민의 구강질환의 예방과 구강건강의 증진을 위하여 **구강건강**에 관한 교육사업, **수돗물 불소농도조정사업**, 구강건강에 관한 조사·연구사업, 충치예방을 위한 **치아홈메우기사업**, **불소용액양치사업**을 행함

제5차 국민건강증진종합계획(Health Plan 2030)

<table>
<tr><td>수립 과정</td><td colspan="3">• 1995년 「국민건강증진법」제정 및 건강증진기금 설치·운영
• 2002년 제1차 계획(2002~2005) 수립
• 2005년 제2차 계획(2006~2010) 수립
• 2010년 제3차 계획(2011~2020) 수립(10년계획)
• 2015년 제4차 계획(2016~2020) 수립(제3차 HP2020의 중간 수정의 형태)
• 2020년 제5차 계획(2021~2030)</td></tr>
<tr><td rowspan="3">HP2030 기본틀</td><td>비전</td><td>모든 사람이 평생건강을 누리는 사회</td><td>• 성, 계층. 지역 간 건강형평성을 확보, 적용 대상을 모든 사람으로 확대
• 출생부터 노년까지 전 생애주기에 걸친 건강권 보장, 정부를 포함한 사회 전체를 포괄</td></tr>
<tr><td>목표</td><td>건강수명 연장, 건강형평성 제고</td><td>• (건강수명) '30년까지 건강수명 73.3세 달성('18. 70.4세→'30. 73.3세)
• (건강형평성) 건강수명의 소득 간, 지역 간 형평성 확보
㉠ 소득: 소득수준 상위 20%와 소득수준 하위 20%의 건강수명 격차를 7.6세 이하로 낮춘다.
㉡ 지역: 건강수명 상위 20%와 하위 20%의 건강수명의 격차를 2.9세 이하로 낮춘다.</td></tr>
<tr><td>기본원칙</td><td colspan="2">1) 국가와 지역사회의 모든 정책 수립에 건강을 우선적으로 반영한다.
• 건강의 사회적 결정요인을 확인하고, 건강증진과 지속가능 발전을 도모하기 위한 다부처·다분야 참여 추진
• 모든 정책에서 건강을 우선적으로 고려(Health in All Policies)하는 제도 도입 지향
2) 보편적인 건강수준의 향상과 건강형평성 제고를 함께 추진한다.
• 중점과제별로 특히 취약한 집단·계층을 확인하고, 이들에게 편익이 돌아갈 수 있도록 정책목표와 우선순위 설정
• 세부사업 및 성과지표 선정 시 기본적으로 성별 분리지표를 설정하고, 소득·지역 등 건강의 사회적 결정요인에 따른 격차 감소 고려
3) 모든 생애과정과 생활터에 적용한다.
• 영유아·아동·청소년·성인·노인 등 생애주기별 단계와 학교·군대·직장 등 생활터 내에서 적절한 건강 정책이 투입되도록 정책 설계
4) 건강친화적인 환경을 구축한다.
• 모든 사람이 자신의 건강과 안녕(well-being)을 위한 잠재력을 최대한 발휘할 수 있는 사회적·물리적·경제적 환경 조성
5) 누구나 참여하여 함께 만들고 누릴 수 있도록 한다.
• 전문가·공무원뿐만 아니라 일반 국민의 건강정책 의견 수렴 및 주도적 역할 부여
6) 관련된 모든 부문이 연계하고 협력한다.
• SDGs 등 국제 동향과 국내 분야별/지역별 건강정책과의 연계성 확보, 향후 분야별/지역별 신규 계획 수립 시 지침으로 기능</td></tr>
</table>

[사업분야별 중점과제]

건강생활 실천	정신건강 관리	비감염성질환 예방관리	감염 및 환경성질환 예방관리	인구집단별 건강관리	건강친화적 환경 구축
• 금연 • 절주 • 신체활동 • 영양 • 구강건강	• 자살예방 • 치매 • 중독 • 지역사회 정신건강	• 암 • 심뇌혈관질환 (선행질환 포함) • 비만 • 손상	• 감염병예방 및 관리 (결핵,에이즈, 의료감염·항생제 내성, 예방행태개선) • 감염병위기대비대응 (검역/감시, 예방접종) • 기후변화성 질환	• 영유아 • 아동·청소년 • 여성 • 노인 • 장애인 • 근로자 • 군인	• 건강친화적 법제도 개선 • 건강정보이해력 제고 • 혁신적 정보 기술의 적용 • 재원 마련 및 운용 • 지역사회지원 확충 및 거버넌스 구축

[중점과제별 대표 지표]

금연	• 성인남성 현재흡연율 • 성인여성 현재흡연율	신체활동	• 성인남성 유산소 신체활동 실천율 • 성인여성 유산소 신체활동 실천율
절주	• 성인남성 고위험음주율 • 성인여성 고위험음주율	영양	• 식품 안정성 확보 가구분율
감염병 예방 및 관리	• 신고 결핵 신환자율(인구10만 명당)	감염병 위기 대비 대응	• MMR 완전접종률
손상	• 손상사망률(인구10만 명당)	기후 변화성 질환	• 기후보건영향평가 평가체계 구축 및 운영
구강건강	• 영구치(12세) 우식 경험률	영유아	• 영아사망률(출생아 10만 명당)
자살예방	• 자살사망률(인구10만 명당) • 남성 자살사망률(인구10만 명당) • 여성 자살사망률(인구10만 명당)	아동·청소년	• 고등학교 남학생 현재흡연율 • 고등학교 여학생 현재흡연율
치매	• 치매안심센터의 치매환자 등록·관리율	여성	• 모성사망비(출생아 10만 명당)
중독	• 알코올 사용장애 정신건강 서비스 이용률	노인	• 노인 남성의 주관적 건강인지율 • 노인 여성의 주관적 건강인지율
지역사회 정신건강	• 정신건강 서비스이용률	장애인	• 성인 장애인 건강검진 수검률
군인	• 군 장병 흡연율	근로자	• 연간 평균 노동시간
심뇌혈관 질환	• 성인남성 **고혈압** 유병률 • 성인여성 고혈압 유병률 • 성인남성 **당뇨병** 유병률 • 성인여성 당뇨병 유병률 • 급성 심근경색증 환자의 발병 후 3시간 미만 응급실 도착 비율	건강정보 이해력 제고	• 성인남성 적절한 건강정보이해능력 수준 • 성인여성 적절한 건강정보이해능력 수준
비만	• 성인남성 비반 유병률 • 성인여성 비만 유병률	암	• 성인남성(20-74세) 암 발생률 (인구10만 명당) • 성인여성(20-74세) 암 발생률 (인구10만 명당)

04 보건교육의 이해

보건교육	• 개인 또는 집단으로 하여금 **유익한 행위**를 **자발적으로** 수행하도록 하는 교육 • 보건교육은 **모든 연령층**을 대상으로, 개인이나 집단의 **건강에 관한 지식, 태도, 행위**를 **바람직한 방향으로 변화**시키는 데 목적을 둠 • 보건교육의 궁극적 목표: 대상자들이 최적의 건강을 유지·증진시킬 수 있는 **자가건강관리능력을 함양**하여 삶의 질을 향상시키는 것

보건교육 학습이론

행동주의 학습이론	• 인간의 학습환경과 그 행동의 발생 원인이 되는 **외부환경에 초점**을 두고 설명하는 이론으로, **행동의 변화**가 일어나면 **학습**이 이루어진다고 봄 • **환경을 적절히 조성**하면 학습 또한 의도한 대로 조절이 가능함 • 교수의 역할: 바람직한 행동변화를 유도하도록 자극을 조성함 [주요 이론] ㉠ 파블로프의 고전적 조건화: 조건자극의 반복→조건반응 반복→학습 ㉡ 손다이크의 시행착오이론: 자극으로 인한 반응에 대하여 시행착오를 반복하다가 학습이 이루어짐 ㉢ 스키너의 조작적 조건화: 긍정적 결과를 낳는 행동은 계속 수행하고, 부정적 결과를 낳는 행동은 피하도록 학습됨 [행동주의 학습이론의 기본원리] • 행동은 **보상, 칭찬, 처벌 등과 같은 강화**에 의해 증가함 • **각성**은 주의집중에 영향을 줌 • **결과에 상응하는 보상**이 학습을 증진시킴 • 새로운 자료(정보)는 간격을 두고 단계적으로 제시함 • 강화(보상)+반복+피드백→학습 • **즉각적이고 일관성**있는 **강화**와 **즉각적인 회환(피드백)**은 학습을 향상시킴 • 성공적인 학습이 이루어지면 **긍정적인 강화(보상)**를 제공하도록 함 • **반복적 행동**으로 **강화**가 이루어지며 강화를 통해 학습을 증진시킴 • **학습목표**가 **명백하게 진술**되어야 효과적임 [행동주의 학습이론의 한계] • 관찰 가능한 행동과 학습결과에 대한 강조로 인하여 학습자의 **내적 인지변화와 학습과정을 간과함** • 동물이나 어린 아이의 경우에는 강화(상, 처벌)가 효과가 있지만, 성인 학습자의 경우 그대로 적용하기에는 한계가 있음 • 인간을 외적 자극에 반응하는 수동적 존재로 봄

<table>
<tr><td>인지주의 학습이론</td><td>

- 인간을 문제해결을 위해 **정보를 적극적으로 탐색**하고 **이미 알고 있는 것**을 **재구성함**으로써 학습을 성취하는 **능동적이고 적극적인 존재**로 봄
- **학습**은 **내적 사고과정(인지구조)의 변화**이므로 개인이 환경으로부터 받은 자극이나 정보를 **어떻게 해석하고 재구성하는가**에 관심을 둠
- 교수의 역할: 학습자가 정보를 **재구성**할 수 있도록 정보를 **조직화, 범주화**함

[주요 이론]

쾰러의 통찰학습 이론	• 학습은 통찰(insight)에 의한 인지구조의 변화로 이루어짐 • 통찰: 전체 상황을 구성하는 요소간의 관계를 순간적으로 파악하는 것 • 통찰학습은 문제를 **구조화된 전체로 지각**하는 것이며, 문제의 해결(학습)은 **경험적 사실을 재구성**하는 **인지구조의 전환과정**임
레빈의 장이론	• **장**이란, 어떤 순간에 **개인의 행동을 결정하는 사실들의 전체**로, 개인(심리적 장)과 환경(외부의 장)의 상호작용에 의해 행위가 결정되며 이에 따른 학습이 이루어짐 • 학습은 각 개인의 **심리의 장(인지)**에서 이루어 지므로, 대상자의 심리적 환경(장)을 사정하여 관련 교육을 해야 함
피아제의 인지발달 이론	• **인지발달**은 시간에 따라 발달하는 **점진적 과정**이며, **학습**은 **새로운 통찰력 혹은 더 발달된 인지구조를 얻는 적극적 과정**으로, **동화**와 **조절**을 통해 이루어짐 ㉠동화: 이전에 알고 있던 아이디어, 개념, 기억에 새로운 아이디어를 관련시켜 통합하는 것 ㉡조절: 새로운 관점으로 현상을 보는 것으로 인지구조가 수정이 되는 과정
정보처리 이론	• 학습이란 **단기기억의 정보가 장기기억으로 전이**해 가는 것 • 인지과정을 **정보처리과정**으로 보고, 습득한 관련 지식을 **어떻게 지각**하며 **어떻게 조직**하고 **활용하는가**에 초점을 둠 • **정보의 저장과정: 감각저장고→형태 재인식→여과 및 선택→단기기억→장기기억**

[인지주의 학습이론의 기본원리]
- **주의집중**은 학습을 증가시킴
- 정보자료를 **조직화하고 관련지어** 학습을 증가시킴
- **모방**은 하나의 학습방법임
- **우선적인 것**은 정보의 저장에 영향을 줌
- 새로 학습한 것을 **다양한 배경에서 적용**하는 것은 그 학습의 **일반화**를 도와줌
- **신기하거나 새로운 것**은 정보의 저장에 영향을 줌
- 개개인의 인지구조는 다양하므로 **개개인의 학습유형은 다양함**
- 분산된 연습은 정보의 저장에 효과적임

</td></tr>
<tr><td>인본주의 학습이론</td><td>

- 인본주의는 심리학에 근본을 두고 있으며 **학습**은 개인이 **주위 환경과의 능동적인 상호작용**을 통해 **자아성장과 자아실현**을 이루는 과정임
- 교수의 역할: 학습자는 자발적인 사람이므로 학습자의 역할에 반응하며 촉진자, 조력자, 격려자가 되어야 함

[주요 이론]

위기위계 이론 (매슬로우)	• 직접 경험적 지식과 간접 관찰적 지식을 토대로 자아실현이 이루어지며, 학습을 **최대한의 자발적인 자아실현을 위한 경험**으로 봄 • 교사의 역할은 욕구를 충족시키는 동기부여의 촉진이며, 학습경험은 친근하고 개방적이어야 함
유의미 학습이론 (로저스)	• 인간의 본성이 성장과 성취를 추구하기 때문에 대상자들을 존중하고 그들의 내적 세계를 이해할 때 변화의 과정이 시작된다는 **내담자 중심**의 학습 개념 • 학습자 **스스로 학습선택과 관리**를 하도록하여 학습자의 **자기주도적, 자기의도적** 학습이 이루어져야함 • 교수의 역할: 대상자가 감정표출, 통찰, 행동, 새로운 방향으로의 통합의 과정을 경험하도록 함으로써 **문제를 스스로 해결해 나가도록** 도움을 줌

</td></tr>
</table>

인본주의 학습이론	[인본주의 학습이론의 기본원리] • 학습은 학습자가 **긍정적 자아개념**을 갖도록 도와주는 것이며, 학습자가 **자아실현**을 할 수 있도록 개인의 잠재력을 발달시키는 것임 • 학습은 학습자의 조화로운 발달을 도모하며 **학습자 중심**으로 이루어져야 효과적임 • 학습에서 필수적인 것은 학습자가 **경험에서 의미를 이끌어내는 것**이므로 **스스로 학습**하며 학습의 유용성을 평가 • 학습은 학습자의 **자기책임**이 강조되고, **비지시적**이며 **자기평가**가 이루어질 때 더 고양됨
구성주의 학습이론	• 학습: 인간이 처한 **상황의 맥락 안에서 개인적 경험**에 의해 개개인의 마음에 능동적으로 재구성하는 것 • **문제상황:** 학습자의 **학습동기를 유발**하여 관련 지식을 점검하고 습득하게 하며, **문제해결에 지식을 적용하도록** 유도함 (**문제중심적 접근**) • 교육목적: **상황의 맥락**에서 자신이 구성한 의미를 사용함으로써 **실질적인 문제**에 **지식을 적용할 수 있는 능력**을 기르는 것 • 교수의 역할: 학습자의 흥미를 유발하고, 지속적인 피드백과 지지를 통하여 학습자의 의미 구성과정을 촉진하는 안내자, 코치, 멘토의 역할 [구성주의 학습이론의 기본원리] • 학습자는 학습의 주체이며 **능동적으로 학습과정에 참여**하여 **스스로 경험의 의미를 구성**할 때 학습이 일어남 • 학습이 의미를 가지기 위해서는 학습이 **실제로 사용될 수 있는 맥락(문제상황)**과 함께 제공되어야 하며, 맥락은 실제 상황과 유사해야 함 • 사회공동체 내에서 **다른 사람들과 아이디어를 공유**하고 **다양한 관점을 접함**으로써 학습효과가 상승함(**사회적 상호작용**과 **협동학습**의 활용) • **과정중심의 평가:** 평가는 학습과정에서 이뤄야 져야 하며 **지속적인 피드백과 지지**는 학습자의 의미 구성과정을 촉진함

05 보건교육 과정

보건교육 과정			
보건교육 과정	① 보건교육 요구사정	② 학습주제 선정	③ 학습목표 선정
	④ 학습내용 선정	⑤ 교육 방법 선정	⑥ 교육 자료 및 매체 선정
	⑦ 평가 계획 수립	⑧ 교육 수행	⑨ 교육 평가

보건교육 요구 사정

구분	내용
요구 유형	• 규범적 요구: 보건의료전문가에 의해 정의되는 요구 • 내면적 요구: 언행으로 드러나지 않으나 학습자가 바라는 대로 정의되는 요구 • 외향적 요구: 자신의 건강문제를 다른 사람에게 호소하거나 행동으로 나타내는 요구 • 상대적 요구: 다른 대상자와의 비교를 통해 나타나는 요구(다른 집단과 달리 특정집단이 갖는 **고유한 문제**로 그 집단의 특성에서 비롯됨)
준비성확인 (PEEK)	• 신체적 준비 정도(Physical readiness): 학습자의 성별, 기능정도, 건강 상태, 신체에 직접 영향을 주는 환경 등 • 정서적 준비 정도(Emotional readiness): 학습자의 동기, 지지체계, 불안수준, 심리 상태, 발달단계 등 • 경험적 준비 정도(Experience readiness): 학습자의 배경, 성공 경험, 과거 대처기전, 지향점 등 • 지식적 준비 정도(Knowledge readiness): 학습자의 현재 지식기반 정도, 선호하는 학습유형, 인지적 능력, 학습장애 등

보건교육 계획

구분	내용
학습목표설정	[학습목표 설정 시 고려할 점] • 교육자의 학습목표로 진술하지 않고, **학습자의 행동 변화**를 학습목표로 설정해야 함 • 학습의 과정을 목표로 진술하지 않고, **학습의 결과로 변하게 될 행동**을 목표로 진술함 • **하나의 목표** 속에 **두 가지 학습결과**를 **포함하지 않아야** 함 • 세부 학습목표를 지나치게 세분화 하지 말아야 함 • 학습 목표의 조건: 상위체계와의 관련성, 논리성, 명백성, 실현가능성, 관찰가능성, 측정 가능성 등 [목표의 구성요소] ㉠ 행위: 교육 후 기대되는 구체적 최종 행위 ㉡ 조건: 최종 행위가 나타나는 데 기대되는 조건 기술 ㉢ 변화의 내용: 변화하고자 하는 내용 제시(~를) ㉣ **기준**: 학습자가 도달할 최종 목표를 판단할 기준

학습목표 분류 (Bloom)

- 블룸(Bloom)은 학습목표를 인지적, 정의적, 심리운동 영역으로 구분하였고 각 영역의 복합성에 따라 세분하였음
  - ㉠ 인지적영역: **지식의 증가**와 이를 활용하는 능력
  - ㉡ 정의적영역: 느낌이나 **정서의 내면화**가 깊어짐에 따라 대상자의 성격과 가치체계에 통합되어가는 과정
  - ㉢ 심리운동 영역: 지식에 대한 **실천적·행위적·기술적 영역**으로 **관찰 가능**하여 학습목표의 확인과 측정이 쉬움
- 목표 달성에 소요되는 시간 순: 정의적 > 심리운동 > 인지적 영역
- 교육에 요구되는 시간 순: 인지적 > 심리운동 > 정의적 영역

[목표 영역별 단계적 수준과 구체적 적용]

영역	단계	내용
인지적 영역	지식 (암기)	• 정보를 **회상**하거나 **기억**해 냄 예 대상자들은 흡연의 피해를 열거할 수 있다.
	이해	• 지식을 바탕으로 자료의 **의미를 파악**함(내용의 의미를 알고 사용함) 예 대상자들은 니코틴의 작용을 말할 수 있다.
	적용	• 일반화되고 추상적 개념을 **구체적 상황**에 적용함(구체적 상황에 응용) 예 대상자들은 심장질환과 니코틴의 작용을 관련지어 말할 수 있다.
	분석	• 주어진 자료를 분해하고 **부분 간 상호관계와 조직원리**를 발견함(다른 것과의 관계 비교·분석) 예 대상자들은 흡연으로 인한 증상과 자신에게서 나타나는 증상을 비교한다.
	종합	• **부분을 합하여 완성된 구조**로 구성함(학습내용의 **통합**), **자신의 계획**을 세움, **창의성**과 유사 예 대상자들은 금연방법을 참고하여 자신의 금연계획을 작성한다.
	평가	• 목표에 대한 준거를 바탕으로 한 질적·양적 평가로 **자료의 가치를 판단**함 예 대상자들은 자산들이 계획한 금연계획을 실천 가능성에 따라 평가한다.
정의적 영역	감수 (수용)	• 학습자가 단순히 어떤 것에 의식적이거나, 선호하는 자극에 **주의**를 기울임(**관심**을 보임) 예 대상자는 담배연기로 죽어가는 쥐를 들여다본다.
	반응	• 학습자가 **반응**을 보이며 적극적으로 **참여**함 예 대상자는 담배가 자신과 가족에게 매우 해롭다고 말한다.
	가치화	• **스스로 몰입**하며 가치를 갖고 있음을 **타인이 확인 가능함**(계획 수립과 가시적 실천) 예 대상자는 금연계획을 세워 흡연을 줄이며 금연 스티커를 잘 보이는 곳곳에 붙인다.
	조직화	• 복합적인 가치들을 종합하여 **일관된 가치체계**를 형성하며 **생활에서 체계적으로 실천**함(내적 일관성) 예 대상자는 흡연의 유혹을 피하기 위해 조깅을 하는 등의 생활양식을 체계적으로 실행한다.
	성격화 (채택)	• 새로운 가치를 통합하여 효과적으로 행동함 예 대상자는 지역사회 금연운동에서 자원봉사자로 활동한다.
심리운동 영역	지각	• 감각기관을 통해 대상, 질 또는 관계를 알아가게 되는 과정(시범자의 행동을 관찰) 예 노인들은 운동시범자가 행하는 근력운동을 관찰한다.
	태세	• 특정 활동이나 경험을 위한 준비를 함 예 노인들은 운동 실행을 위해 필요한 고무밴드를 하나씩 집어 든다.
	지시에 따른반응	• **교육자의 안내 하**에 학습자가 **외형적인 행위**를 하는 것 예 노인들은 운동시범자의 **지시에 따라** 고무밴드를 이용한 운동을 따라 한다.
	기계화	• 학습된 반응이 습관화되어 수행에 자신감이 있으며 상황에 따라 **습관적으로 스스로 행동함** 예 노인들은 음악을 들으며 스스로 운동을 한다.
	복합외적 반응	• **고도의 기술이 습득**되고 최소한의 시간과 에너지 활동을 수행할 수 있음(**효율적 행위 가능**) 예 노인들은 집에서 텔레비전을 보며 고무밴드를 이용한 운동을 능숙하게 실행한다.
	적응	• **새로운 문제 상황에 대처**하기 위해 운동 활동을 변경함 예 노인들은 고무밴드가 없는 노인회관에서 고무밴드 대신 긴 타월을 이용하여 운동을 한다.
	창조	• 새로운 운동 활동이나 자료를 다루는 방법을 창안함

학습내용 선정

[학습내용 선정기준]

- 학습목표와의 연관성
- 타당성: 학습자의 건강향상에 필요하고 중요한 내용이어야 함
- 영속성: 다양한 상황에서 활용될 수 있어야 함
- 깊이와 넓이의 균형: 너무 광범위하거나 피상적이어서는 안 되며, 일부 내용만 깊이 다루어서도 안 됨
- 참신성, 유용성, 사회적 현실에의 적절성

[학습내용 조직원리]

원리	내용
계속성의 원리	• 학습내용의 구성요소가 **동일 수준**으로 계속 반복됨으로써 학습자에게 연속적으로 연습의 기회를 제공함
계열성의 원리	• 학습내용의 **위계적·순차적 반복을** 통해 선행 내용을 기초로 후속내용을 전개함 • **수준을 달리한** 동일 교육내용의 반복적 학습(점점 더 어렵게, 깊게, 더 높은 수준으로 반복학습)
통합성의 원리	• 교육내용을 구성하는 요소들이 서로 연결되고 통합되어야 함 • 통합성을 고려하지 않으면 내용 간 불균형과 중복 및 누락을 초래
균형성의 원리	• 여러 가지 학습경험들 사이에 균형이 유지되어야 함
다양성의 원리	• 학생들의 요구를 반영할 수 있는 다양하고 융통성 있는 학습경험이 되도록 학습 내용을 조직해야 함
보편성(건전성)의 원리	• 건전한 가치관, 이해, 태도, 기능을 기를 수 있는 학습경험을 조직해야 함

[학습내용 조직 방법]

- 아는 것에서 모르는 것으로
- 쉬운 것에서 어려운 것으로
- 단순한 것에서 복잡한 것으로
- 구체적인 것에서 추상적인 것으로
- 전체적인 것에서 부분적(세부적)인 것으로
- 가까운 것에서 먼 것으로

보건교육 수행

구분	단계	내용
교육 활동	도입단계	• 학습의욕을 환기시켜 학습을 효과적으로 이끌어가도록 학습자의 **학습동기와 흥미를 유발**하는 단계 • 학습목표 제시, 이전 학습내용과 앞으로 배울 내용의 관계를 제시함 • 교육 활동: 과거 학습경험과 연결, 사전테스트, 동영상 등 활용하여 학습자의 동기와 호기심 유발 등
	전개단계	• 계획에 따라 학습을 전개시켜 나가는 학습의 중심 부분으로 **학습활동의 대부분**을 차지함 • 교육 활동: 학습내용의 제시와 다양한 학습방법 및 매체 사용으로 학습자들의 참여를 유도함
	요약 및 정리 단계	• **전체 내용 요약 또는 결론 부분**으로 전개단계에서 수행한 활동을 종합하여 설정된 목표를 성취해 나아가는 단계 • 교육대상자의 이해정도를 우선적으로 고려함(질문, 토의를 통해 이해정도 평가) • 교육 활동:요약정리, 연습을 통한 강화 및 일반화, 학습과제 설명, 보충자료제시 및 차시 예고, 학습평가 등
대상자별 수행전략	영유아기 학령기	• 보건교육 시 돌보는 사람의 건강정보를 얻고자 하는 준비성, 아기의 발달 수준과 건강 상태 파악 • 아동의 기질적 차이와 발달과정, 안전, 좋은 식습관 형성, 예방접종 등에 관한 교육 수행
	청소년기	• 청소년기에는 개념 이해에 대한 기본적 지식은 충분하나 기존의 가치에 대한 의문이 생길 수 있음 • 다양한 생활양식에 대한 정보와 그 결과를 알려주고, 현재 수행하는 건강행위를 강화시켜 줌 • 자가간호행위에 대한 의사결정에 적극적으로 참여하므로 그 효과가 증가됨
	성인기	• 성인기는 이미 많은 경험과 정보를 가지고 학습에 참여하므로 그들이 가진 사고와 기술을 재표현하는 시기임 • 학습한 것을 **현실적으로 즉각 적용**하기 원하며 교과 중심 학습보다는 **문제 해결 중심의 학습**으로 이행됨
	노년기	• 노인 학습자는 노화로 인한 신체적 변화와 인지, 감각 운동 수준이 저하되므로 **게임, 역할극, 시범, 재시범** 등의 교육방법이 효과적임

보건교육 평가

분류기준	평가 유형	내용
평가 시점	진단평가 (사전평가)	• 대상자의 지식수준, 흥미, 태도, 준비도 등을 파악하여 **어떤 내용의 교육이 필요한지** 알 수 음 • 학습의 개인차를 이해하고 이에 알맞은 학습방법을 모색함
	형성평가	• 교육 방법이나 내용 향상을 위해 교수-학습활동 진행 동안 주기적으로 학습의 진행 정도를 파악 • 중간목표 도달을 점검하여 학습에 영향을 주는 요인을 알아보고 이에 대처해 교육목표에 도달하는 것 • 형성평가를 위한 목표설정은 **최저 성취 수준**으로 해야 함
	총합평가 (총괄평가)	• 일정한 교육이 끝난 후 목표 도달 여부를 알아보는 것(학업성취 수준 결정) • 대상자의 참여로 자신의 능력을 자신이 평가할 뿐만 아니라 교육자의 교육방법과 과정을 대상자가 평가함으로써 교육자와 대상자 간 동등한 관계로 존중받았다는 느낌을 갖게 함
평가 성과	과정평가	• 프로그램이 계획대로 실행되었는지 평가 • 과정의 적절성, 난이도, 각 과정의 진행 시간, 참석자의 수, 참여율 등을 사정하여 평가함
	영향평가	• 프로그램을 투입한 결과로 대상자의 **지식, 태도, 신념, 기술, 행동 또는 실천양상**에 일어난 **변화** 사정 • **위험요인의 감소, 효과적인 대처** 등이 영향평가의 지표
	성과평가	• 프로그램(보건교육) 시행 결과로 얻은 **건강 또는 사회적 요인의 개선점**을 측정함 • 보건교육을 통해 나타난 바람직한 변화와 시간이 흐름에 따라 긍정적으로 나타난 **장기적 효과**를 평가 • 평가된 지역사회의 보건사업(교육)의 당위성과 필요성을 설명하는 중요 수단이 됨
평가 기준	절대평가	• 미리 정해진 기준에 따른 평가 • 보건교육 계획 시 목표를 설정해두고 교육 후에 목표 도달 여부를 확인하는 방법
	상대평가	• 다른 학습자에 비해 어느 정도 잘하고 있는지를 평가하는 것 • 학습자 개인의 상대적 위치, 우열 파악 가능

06 교육방법 및 매체

[교육방법 선정에 영향을 주는 요소]

- 학습목적, 교육과제 및 내용
- 학습 목표의 난이도
- 대상자의 학습심리, 교육정도, 수용도, 동기유발 정도
- 교육 장소와 시설
- 교육자의 능력, 학습지도 기술
- 학습에 배정된 시간과 교육시기
- 대상 집단의 크기
- 자료 및 장비의 이용 가능성

보건교육 방법

<table>
<tr><td rowspan="3">개별교육</td><td>면접(면담)</td><td>• 두 사람 사이에서 목적의 도달을 위해 대면관계에서 언어를 도구로 하여 기술적으로 진행되는 전문 직업적 교육방법
• 교육자는 대상자를 존중하는 태도, 효과적인 의사소통 능력, 관찰력과 통찰력, 전문지식, 등이 필요하며 반드시 비밀이 보장돼야 함</td></tr>
<tr><td>상담</td><td>• 대상자와 직접적인 대화를 통해 태도와 행위가 바람직한 방향으로 변화되도록 촉진하는 것으로 대상자기의 자기이해, 의사결정, 문제 해결이 이루어지도록 상담자가 전문적으로 도와주는 과정
• 대상자가 자유로운 의사표시를 할 수 있도록 부드럽고 조용한 상담 분위기를 조성하고 대상자 스스로 말할 수 있을 때까지 말이나 대답을 강요하지 않으며 대상자의 부정적 감정도 수용함(대상자의 자율성 존중)
• 대상자에게 지시, 명령, 훈계, 설득, 충고 등은 피하고 비밀을 엄수함
• 대상자의 저항 수용, 대상자의 동기(불일치감 확인) 이해, 경청과 공감, 자기효능감 지지</td></tr>
<tr><td>프로그램·컴퓨터보조 학습</td><td>• 프로그램학습: 책이나 소책자를 매체로 이용하는 방법
• 컴퓨터 보조학습: 컴퓨터를 매체로 이용하는 방법
• 대상자가 스스로 학습하도록 고안된 것으로 전문가와 상호작용이 가능하도록 교수자료를 활용하여 대상자 스스로 학습하는 방법
• 반복 학습이 가능하며, 개별화된 학습으로 학습자의 수준과 속도에 따라 학습 조절 가능</td></tr>
<tr><td rowspan="2">집단교육</td><td>강의
(강연회)</td><td>• 가장 전통적이고 보편적인 교육 방법으로 지식 주입에 적절함
• 주로 대상자가 교육 주제에 대한 기본 지식이 없을 때 많이 이용되는 교수 주도의 교육방법(일방향적 지식전달로 수동적 학습)
• 많은 학습량을 단시간 내 전달 가능하며, 대규모 학습에 유용함</td></tr>
<tr><td>배심토의
(패널토의)</td><td>• 충분한 지식을 가진 사람 중 선정된 각기 상반되는 의견을 가진 전문가 4~7명이 사회자의 안내에 따라 토의를 진행함
• 정해진 시간 동안 전문가들의 토의 후 청중과의 질의응답이 진행됨(청중과 토론X)

장 점
• 제한된 시간에 특정 주제에 대해 많은 전문가로부터 다각도의 의견을 들을 수 있음
• 타인의 의견에 대한 비판 능력 배양
• 주제를 다각도로 분석하고 향후 전망을 예측할 수 있음

단 점
• 전문가의 선정이 쉽지 않음
• 사회자의 토의 기술에 따라 토의의 성패가 좌우될 수 있음
• 청중이 관련 지식이 없을 경우 토론 내용의 이해가 어려움</td></tr>
</table>

<table>
<tr><td rowspan="9">집단교육</td><td>심포지엄</td><td>

- 동일 주제에 대해 전문적인 지식을 가진 **전문가 2~5명**을 초정하여 각자 10~15분씩 연설한 후 연설 내용을 중심으로 사회자가 **청중을 공개 토론 형식으로 참여**시키는 방법
- 사회자는 해당분야 최고전문가여야 하고, 연사 전원의 강연(발표)가 끝나면 내용을 짧게 요약하여 질의응답 또는 토론이 진행되게 함
- **특정 주제에 대한 밀도있는 접근**이 가능함(문제에 대한 전체적인 파악과 부분적인 이해 가능→**전문성** 강화)
- 청중이 많고 폭넓은 문제 토의 시에 유용하며, 발표자, 사회자, 청중 모두 그 분야(주제)에 대한 전문지식이나 경험을 가짐

</td></tr>
<tr><td>분단토의
(buzz session)</td><td>

- 전체를 **몇 개 그룹으로 나누어** 토의를 하고, 다시 전체 회의에서 소그룹의 대표가 각 그룹의 토의결과를 발표하여 **전체 의견을 교환, 종합**하는 방법

<table>
<tr><th>장 점</th><th>단 점</th></tr>
<tr><td>• 참석인원이 많아도 진행이 가능함
• 전체가 각자의 의견을 제시할 수 있음(참여기회 확보)
• 다른 분단과 비교되어 반성적 사고능력과 사회성 길러짐</td><td>• 소수의견이 그룹전체의 의견이 될 수 있음
• 적극적이지 못한 사람은 의견 개진의 기회가 적을 수 있음
• 참가들의 준비성 부족 시 토론의 성과를 거둘 수 없음</td></tr>
</table>

</td></tr>
<tr><td>집단토의</td><td>

- 10명 내외의 참가자들 전원 참여로 특정 주제에 대해 자유롭게 상호 의견을 교환하고 결론 내리는 방법
- 대상자들의 능동적 참여를 통해 상호 협동적, 민주적 회의 능력을 기를 수 있음

</td></tr>
<tr><td>브레인스토밍</td><td>

- 묘안착상법, 팝콘회의라고도 하며 구성원이 가능한 많은 아이디어를 기록하여 목록화하고 가장 최상의 아이디어를 선택하는 방법
- 12~15명의 참여자가 한 그룹이 되어 10~15분의 단기 토의를 진행
- 모든 구성원이 **자유로운 분위기** 속에서 다양한 의견이 나올 수 있도록 유도함(의견에 대한 논쟁·반박 금지)

</td></tr>
<tr><td>포럼</td><td>

- 토론자의 의견 발표 후 질문이 이어진다는 점에서 심포지엄과 비슷하나, **토론자 간** 혹은 **청중과 토론자 간** 적극적이고 활발한 토론이 이루어져 **합의가 형성된다**는 점에서 다소 차이가 있음
- 1~3인 정도의 전문가가 간략한 발표를 한 후에 발표내용을 중심으로 **청중과의 질의응답**을 통한 토론을 진행함
- 청중이 직접 토의에 참가하여 공식으로 연설자에게 질의를 하거나 받을 수 있음

</td></tr>
<tr><td>세미나</td><td>

- **토론 구성원(소수집단)모두가 해당 주제에 관한 전문가**로 이루어졌을 때, 발표자의 발표 후 토론 참가자들이 토론하는 방법
- 사전에 철저한 연구와 토론 준비를 전제로 하며 토론자들이 해당 주제에 대한 지식이나 정보를 체계적이고 깊이 있게 토론 가능

</td></tr>
<tr><td>시범</td><td>

- 이론과 함께 시각적으로 볼 수 있는 실물을 사용하거나 실제 장면을 만들어내어 지도하는 교육방법
- 교육자가 전 과정을 천천히 제시해 보임으로써 대상자들이 기술을 습득할 수 있도록 함(심리운동 영역)
- **보건사업에 가장 많이 쓰이는 방법**으로 현실적으로 실천 가능한 효과적인 방법

<table>
<tr><th>장 점</th><th>단 점</th></tr>
<tr><td>• 학습자의 흥미와 동기유발이 용이함
• 배운 내용의 실무 적용이 용이함
• 학습자의 수준에 따라 다양하게 적용가능함</td><td>• 소수에게만 적용 가능
• 특정 장비가 필요하므로 경제적이지 못함
• 시범자는 교육 준비에 시간을 많이 소모함</td></tr>
</table>

</td></tr>
<tr><td>역할극</td><td>

- 학습자들이 직접 실제 상황 중의 한 인물로 등장하여 연극을 하면서 상황을 분석하고 해결방안을 모색하면서 학습목표에 도달함
- 다른 사람의 입장이나 상황을 이해 가능

<table>
<tr><th>장 점</th><th>단 점</th></tr>
<tr><td>• 대상자의 직접 참여로 흥미와 동기유발 가능, 사회성 개발
• 교육 대상자의 수가 많아도 적용 가능
• 의사소통 및 의사결정에 대한 경험을 제공함
• 기술의 습득에 용이함</td><td>• 준비하는 데 시간 소모 많음
• 대상자가 역할을 맡는 것을 위협적으로 생각할 수 있음</td></tr>
</table>

</td></tr>
</table>

집단교육	프로젝트 학습법	• **실제 상황 속에서 목적을 달성**하기 위해 수행하는 활동으로 **문제중심 학습법**이며, **구성주의 학습이론**에 근거함 • 학습목표를 학습자에게 제시하고 목표달성을 위해 **대상자 스스로 계획**하고 수행하게 하여 지식·태도·기술을 포괄적으로 습득하게 함 • 장점: 학습에 대한 동기유발이 용이하고 자주성과 책임감이 개발됨 • 단점: 의존적이고 수동적인 학습에 익숙한 사람에게 적절하지 않고, 평가 기준의 선정이 어려워 신뢰도와 객관성 결여 가능
	견학 (현지답사)	• 현장을 방문하여 실물이나 실제 상황을 눈으로 직접 관찰을 통한 대상자의 학습을 유도함 • 시간과 경비가 많이 소요되며, 사전계획이 미비하면 투자한 비용만큼 효과를 얻기 어렵고 학습효과 높이기 위해 사후평가 필요
	모의실험 (시뮬레이션)	• 실제와 유사한 상황이나 중요한 요소만을 **선별하여 제공**하여 활동을 재현함으로써 **실제 상황에 적용할 수 있는 능력**을 기를 수 있음 • 모의실험 후 디브리핑을 통해 학습자와 함께 상황에 대해 분석하고 토론하는 것이 필요함
	사례연구	• 특정 학습주제를 가르치기 위해 기존의 여러 사례를 이용함 • 학습자는 사례들을 수집, 비교·분석하여 해결방안을 모색하거나 일반적인 원리를 파악하는 과정에서 새로운 지식을 습득함 • 문제해결에 필요한 분석적 사고력이 향상되며, 특정 문제에 대하여 다양한 해결책이 있음을 습득함
대중교육	캠페인	• 건강관리에 필요한 지식과 기술을 향상시키기 위해 **집중적이고 반복적**인 과정으로 교육내용을 널리 알리는 대중교육 방법 • 수일에서 1개월까지 수행기간이 다양하며, 교육매체로는 팸플릿, 포스터, TV, 라디오, 유인물 배포 등이 있음 • 캠페인 종료 후 관심이 급감하므로 지속적인 관리가 필요함
	건강전시회	• 보건교육이 필요한 대상자들에게 일정 장소를 활용하여 시각적 자료를 전시하여 학습을 진행함 • 전시물에 통하여 건강에 관심을 가지며 핵심 정보의 축적 가능 • 전시장소 선정의 어려움, 전달하고자 하는 정보를 자주 교체하여야 학습자의 관심을 끌 수 있음

보건교육 매체

실물 실제상황

- 학습내용에 해당하는 실물을 이용하거나 실제상황에서 교육을 실시함

장 점	단 점
• 대상자가 모든 감각기관을 동원하여 입체적 학습 가능 • 학습자와 교사 간 의사소통 원활함 • 교육 후 실생활에 즉시 활용 가능하여 보건교육에 가장 효과적	• 실물을 구하기 어려움 • 소집단에게만 적합 • 실물의 값이 비싸고 파손·손상의 발생 • 보관의 어려움

모형 유사물

- 실물과 가장 유사한 물건을 사용

장 점	단 점
• 실물이나 실제 상황을 활용할 때와 비슷한 효과 • 여러번 반복하여 관찰하고 시험 가능 • 확대·축소되거나 단면화된 실물을 통해 세부적인 부분까지 볼 수 있어 기술을 배우는 데 유용함	• 소집단에게만 적합 • 값이 비싸고 파손·손상의 발생 • 보관과 운반의 어려움

융판

- 융이나 펠트를 씌워서 만든 판과 그림과 글자, 사포만 있으면 어디서나 활용할 수 있는 매체

장 점	단 점
• 흥미와 동기유발 가능 • 복잡한 내용을 간단하게 표현하며, **반복학습** 가능 • 전후의 변화과정을 쉽게 표현 가능	• 제작 기술이 요구됨 • 섬세한 설명 불가능 • 소그룹, 저학년일 때 유용함

그림·사진

- 어떤 실제상황을 압축하고 간결하게 바꾸어 표현한 것 예 해부도
- 신문이나 책에서 자료를 쉽게 구할 수 있고, 적은 비용으로 제작이 가능하며 필요 시 복사하여 나눠줄 수 있음

팸플릿

- 알리고자 하는 정보를 간단하고 명확하게 요약하여 그림과 함께 인쇄하여 중요한 내용을 이해하는 데 도움을 줌
- 보관하면서 필요시 볼 수 있으며 신뢰성이 높음
- 제작비용이 많이 소요됨

투시 환등기

- OHP: Over Head Projector
- **암막장치 없이** 투시물을 확대하여 선명한 상을 스크린에 비추는 기계(투명한 자료만 투시 가능)
- 학습자와 교육자가 마주 앉은 상태에서 사용가능할 수 있으며 조작이 간편함

실물 환등기

- 불투명한 자료를 스크린에 투사하여 인쇄물, 도표, 그림을 확대·축소하여 보여줌
- 실물을 직접 영사하여 보여주므로 특별히 제작할 필요는 없으나, **암막을 사용**해야 선명하게 볼 수 있으며 고비용임

컴퓨터

- 즉각적 반응, 수많은 정보의 저장과 응용, 특성이 다양한 학습자에게 각기 다른 처방을 줄 수 있는 가능성 등으로 다각적으로 활용됨

게시판 (벽보)

- 일선 교육현장에서 많이 사용하는 것으로 사업내용, 교육일정, 시간표 등을 포스터, 만화, 사진, 유인물로 제작하여 게시함

장 점	단 점
• 자료가 하나뿐일 경우 전체 대상자가 볼 수 있어 효과적임 • 알리고자 하는 내용을 지속적으로 다수에게 알릴 수 있음 • 준비하는 데 시간이 적게 들며 강사가 필요없어 경제적 • 학습자를 모으지 않아도 되므로 활용하기가 쉬움	• 학습자들의 관심을 끌기가 어려움 (흥미있는 사람의 자발적 학습) • 복잡하고 많은 내용에는 부적합 • 학습자에게 정보전달 여부 확인 불가능 • 장시간 게시하거나 배치가 좋지 않은 경우 정보전달 저하됨

대중매체 (방송)

장 점	단 점
• 가장 빠르게 많은 대상자에게 내용 전달 가능 • 유인물과 같은 매체에 노출되지 않은 대상자에게 효과적 • 보건지식과 정보의 전달에 효과적	• 시간이 지나면 방송내용이 잊혀짐 • 방송망 활용의 어려움

필수 학습 주제 셀프 점검표

주제를 읽고 학습한 내용이 머릿속에 정확히 떠오르는지 셀프 점검해봅시다.

점검 주제		학습 완료	학습 미흡
건강증진의 정의 및 질병예방과의 비교			
라론드 보고서			
제1차 오타와 건강증진 국제회의 - 건강증진 3대 원칙 및 5대 활동 영역			
건강증진 이론	건강신념모형		
	Pender의 건강증진모형		
	Green의 PRECEDE PROCEED모형		
	합리적 행위이론, 계획된 행위이론		
	사회인지이론, Tannahill의 건강증진모형		
	범이론적모형(변화단계이론)		
「국민건강증진법」 제정 목적			
건강증진사업 내용			
보건교육에 포함되어야 할 사항			
제5차 국민건강증진종합계획 - 비전, 목표, 사업분야 별 중점과제와 대표지표			
보건교육 학습이론	행동주의 학습이론		
	인지주의 학습이론		
	인본주의 학습이론		
	구성주의 학습이론		
보건교육 과정			
보건교육 요구 유형			
학습목표 설정 시 고려할 점			
학습목표의 분류(Bloom)			
학습내용 선정기준 및 학습내용 조직원리			
보건교육 평가 유형(평가시점, 평가성과, 평가기준별 평가 분류)			
보건교육 방법과 매체			

VII.

역학과 감염병

01 역학의 이해

역학과 질병

<table>
<tr><td rowspan="1">역학</td><td colspan="2">• 역학: 인구 집단을 대상으로 질병의 발생요인에 대한 빈도와 분포를 기술하여 발생요인 간의 상호관계를 규명하고 이를 통해 질병예방과 건강증진을 위한 실제적인 수단을 개발하는 학문

[역학의 특성]
• 역학의 대상은 개인이 아닌 인구 집단임
• 질병의 빈도와 분포를 기술한다는 것은 인구 집단에서 발생하는 생리적 상태와 이상 빈도와 분포를 과학적으로 설명하는 것을 의미함
• 빈도와 분포를 결정하는 요인과 결과의 관계를 원인적 연관성에 근거하여 밝혀내는 다양한 역학적 방법론을 개발함
• 개발된 인과적 연관성 혹은 위험요인을 건강증진과 질병예방 및 관리에 이용함

[역학 조사단계]
① 진단의 확인: 임상소견, 발생수, 필요한 검사물 채취 및 확인
② 유행의 확인: 수년 동안의 평균 발생수 확인 및 비교
③ 유행의 특성기술: 발생일시, 유행 지역, 환자 인적 특성 등
④ 감염원과 전파방식에 대한 가설 설정
⑤ 가설의 검증 및 가설 지지 여부 검증
⑥ 관리대책 수립 및 중재</td></tr>
<tr><td>역학의 역사</td><td colspan="2">• 존 스노우: 콜레라가 눈에 보이지 않는 미생물을 가진 환자의 배설물에 오염된 물이나 음식물로 인해 전파됨을 규명
• 골드버거: 실험역학조사를 통해 펠라그라가 신선한 우유나 육류의 섭취가 부족하여 발생하는 영양결핍증임을 증명
• Doll & Hill: 흡연과 폐암의 관계를 통계적 유의성으로 입증(폐암역학 조사, 생태학적 연구)
• 프레밍햄: 프레밍햄 지역의 전체 성인을 대상으로 코호트연구를 수행하여 심장병의 원인을 밝힘</td></tr>
<tr><td rowspan="5">역학의 역할</td><td>기술적 역할</td><td>• 현상을 의도적 설계나 조작없이 분석하여 역학적인 접근 방식으로 그 의미를 해석하고 논리적으로 설명하는 것

[역학의 기술적 역할]
㉠ 질병의 자연사에 대한 기술: 질병의 시작부터 소멸에 이르기까지의 일련의 과정의 서술
㉡ 건강수준과 질병양상에 관한 기술: 사망률, 유병률 등의 보건지표와 지역사회의 여러 요인을 관련시켜 질병 발생 원인을 규명하기 위한 가설 설정과 보건사업계획 수립의 기초가 됨
㉢ 모집단 및 인구동태에 관한 기술: 출생률, 사망률, 인구이동 등의 자료는 질병 발생 양상에서 영향을 줄 수 있음
㉣ 보건지수의 개발 및 측정치에 대한 정확도와 신뢰도 검증</td></tr>
<tr><td>질병 발생원인 규명</td><td>• 역학의 가장 중요한 역할은 예방을 위한 질병의 원인 규명임
• 현상에 대한 기술과 분석을 근거로 질병의 원인과 전파규정, 또는 유행의 근본원인을 밝혀냄</td></tr>
<tr><td>연구 전략 개발</td><td>• 원인과 결과 관계 규명에 필요한 과학적 연구방법을 개발하는 역할</td></tr>
<tr><td>유행성 질병 발생감시</td><td>• 유행성 질병의 발생을 예견, 통제를 위해 질병이나 이상 상태의 발생 분포를 정밀하게 감시해야 함</td></tr>
<tr><td>보건사업 평가</td><td>• 역학은 개발된 방법에 따라 사업 시행 시 실제 적용하는 응용학문</td></tr>
</table>

질병의 과정

[질병의 자연사]

단 계	상 태	예방활동	예방단계
비병원성기	• 질병 발생 이전 (병원체, 숙주, 환경요인의 상호작용)	**건강증진을 위한 예방접종,** 환경위생개선, 보건교육 등	1차 예방
조기병원성기	• 병원체의 **숙주에 대한 자극**이 시작되는 시기 • 숙주의 면역 강화로 질병에 대한 저항력 증진이 요구됨	예방적 치료, 환경개선, 영양섭취, 안전관리, **수동적 예방접종,** 개인위생·환경위생 관리, **사고예방, 영양체 섭취** 등	
불현성감염기	• **감염**되었으나 **잠복기**로 병의 **증상이 나타나지 않는** 시기	사례발견, 집단**검진,** **조기발견**과 **조기치료**	2차 예방
발현성감염기	• 병의 증상이 구체적으로 나타나는 시기	**적절한 치료**로 **불능을 최소화**하고 사회적 적응훈련을 함	
회복기	• 병이 회복되거나 만성화되어 사회에 복귀하거나 사망하여 질병이 종료되는 시기(회복/사망)	근무지 선별, 가능한 고용 상태 유지, 질병의 후유증이나 불구를 최소화시키고 잔여능력을 최대한으로 재생(재활 단계)	3차 예방

[감염성 질병의 감염과정]

구분	내용
잠재기	• 병원체가 숙주에 침입하여 감염 후 표적장기로 이동하여 증식하는 시기로 균 검사 시 발견되지 않음
전염기(개방기)	• 병원체가 숙주에서 배출되기 시작하여 배출이 끝날 때까지 기간으로 전염이 가능한 시기
잠복기	• 병원체가 숙주에 침입한 시간부터 질환에 대한 증상·징후가 나타나기 전까지 기간으로 잠재기보다 길
세대기	• 병원체가 숙주에 침입한 시기부터 균 배출이 가장 많아 감염력이 가장 높은 시점까지의 기간

역학모형(질병발생 모형)

모형	내용
생태학적 모형	• 고든의 **지렛대 이론**이 대표적 • 질병은 **숙주(인간), 환경, 병원체** 세요인 사이의 **상호작용**에 따라 결정됨 • 한계점: 감염병의 발생에는 적합하나, 유전적 소인이 있는 질병이나 비감염성 질환 설명에는 한계가 있음
수레바퀴 모형	• 숙주인 인간과 환경의 상호작용에 의해 **만성병이 발생하는 것을 설명**하는 모형임 • 인간 숙주를 중심으로 인간의 **유전적 소인**과 **생물학적·물리적·사회경제적 환경**과의 **상호작용**에 의하여 질병이 발생 • **병원체의 요인을 배제**하고 질병의 발생을 설명함(병인을 환경의 일부로 간주) • 바퀴를 구성하는 각 부분의 크기를 다르게 함으로써 숙주에 영향을 미치는 주요 환경요인을 설명함
거미줄모형	• **다요인모형, 원인망모형**이라고도 함 • 질병의 발생은 한 가지 원인에 의해서는 이루어질 수 없으며 사람의 내부와 외부의 여러 환경이 서로 얽히고 연결되어 발생함 • 질병의 여러 복잡한 원인들 중 몇 가지를 차단하거나 1차 원인과 가장 가까운 곳을 단절하면 질병을 예방할 수 있다고 봄 • 병원체 요인, 숙주, 환경을 구분하지 않고 모두 질병 발생에 영향을 미치며 질병의 원인과 발생과정이 복잡할수록 거미줄 길이는 길어짐 • 질병의 **예방대책 수립** 및 **비감염성 질환 예방** 및 이해에 효과적인 모형

감염성 질환의 생성과정

감염성 질환의 생성과정

병원체	병원소	병원체 탈출	전파	침입	숙주의 저항성
바이러스 세균, 진균 리켓치아 프리온 기생충 등	인간(환자, 보균자) 동물 흙 물	호흡기 소화기 비뇨생식기 피부(상처) 태반	직접전파 간접전파	호흡기 소화기 비뇨생식기 피부(상처) 태반	면역(선천성, 후천성) 영양과 건강 상태 등

병원체

[병인: 건강문제에 직접 원인이 되는 요인]
- 화학적 병인: 인체에서 분비되는 물질이나 호흡기나 피부를 통해 들어가는 생물병원체를 제외한 모든 유해물질
- 물리적 병인: 열, 과다한 자외선 노출, 방사능 등
- **생물학적 병인(병원체)**: 박테리아, 바이러스, 리켓치아, 메타조아, 곰팡이 등

[병원체 종류와 그 예]
- 박테리아: 성홍열, 장티푸스, 결핵, 디프테리아, 백일해, 한센병, 세균성 이질, 페스트, 파라티푸스, 콜레라, 매독균, 부르셀라, 탄저 등
- 바이러스: 두창, 홍역, 소아마비, A형간염, 일본뇌염, 인플루엔자, 유행성 이하선염, AIDS, 풍진, 황열, B형간염, 수두 등
- 리켓치아: 발진티푸스, 록키산홍반열, Q열, 쯔쯔가무시 등
- 메타조아: 회충, 십이지장충 등
- 원충: 말라리아, 이질아메바 등
- 곰팡이: 무좀, 각종 피부질환, 칸디다증, 백선, 진균증, 만성폐질환(폐진균증), 뇌막염(크립토콕쿠스 뇌막염, 칸디다 뇌막염) 등

[병원체의 특성]

특이성	• 병원체는 종류에 따라 각각 다른 질병을 일으킴(한 가지 병원체는 반드시 한 가지 질병만 일으킴) • 생물 병원체의 화학적 구성성분과 형태가 항원성을 결정함
항원성	• 감염 시 숙주에게 그 병원체에 대해서만 면역을 생기게 하는 면역 특이성을 나타냄
병원체 양	• 침입한 병원체의 양은 감염이나 발병 정도에 큰 영향을 미침
감염력	• 감염을 성공시키는 데 필요한 최저 병원체의 수 • 항체 여부로만 판단할 수 있으므로 직접 측정은 불가능함 $\frac{\text{불현성 감염자수 + 현성 감염자수}}{\text{접촉자수(감수성자 총수)}} \times 100$
병원력	• 병원체가 **임상적으로 질병을 일으키는 능력**으로 병원성이라고도 함 • 감염된 숙주 중 **현성 감염**을 나타내는 수준 (감염자 중 발병자) $\frac{\text{발병자수(현성 감염자수)}}{\text{총 감염자수(현성 + 불현성 감염자수)}} \times 100$ ※홍역, 광견병은 거의 100%, 백일해 60~80%, 소아마비 0.1~3%
독력	• 발병된 **증상의 심각한 정도**를 나타내는 미생물의 능력으로 **현성 감염으로 인한 사망이나 후유증**을 나타내는 정도 $\frac{\text{중환자수 + 사망자수}}{\text{총 발병자수(현성 감염자수)}} \times 100$
치명률	• **현성 감염자수** 중에서 그 병으로 **사망한 환자**의 비율 $\frac{\text{사망자수}}{\text{발병자수(현성 감염자수)}} \times 100$

[참고: 감염력, 병원력, 독력의 상대적 강도]

	감염력	병원력	독력
높음	두창, 홍역, 수두, 폴리오, 감기	두창, 관경병, 홍역, 수두, 에이즈	광견병, 두창, 결핵, 한센병, 에이즈
중간	풍진, 유행성이하선염	풍진, 유행성이하선염	폴리오
낮음	결핵, 한센병, 에이즈	폴리오, 결핵, 한센병	홍역, 풍진, 수두, 감기

<table>
<tr><td rowspan="4">병원소</td><td colspan="2">• 병원소: 병원체가 생활하고 증식하며 생존하고 있는 숙주를 말하며 인간 병원소, 동물 병원소, 무생물 병원소가 있음</td></tr>
<tr><td>인간병원소</td><td>• 현성감염자, 불현성 감염자(임상증상이 미약하여 간과하기 쉬움), 보균자(증상이 없으나 균을 배출함)

[참고: 보균자의 종류]
㉠ 회복기보균자: 질병 이후 보균자로 임상증상은 없으나 병원체를 배출함
예 장티푸스, 이질
㉡ 잠복기보균자: 발병 전 보균자로 잠복기간에 전염성을 가지는 보균자
예 홍역, 디프테리아, 유행성이하선염, 백일해
㉢ 건강 보균자: 감염되었거나 처음부터 증상을 나타내지 않아 관리가 어려움
예 디프테리아, 소아마비, 일본뇌염
㉣ 만성 보균자: 보균기관이 3개월 이상 되는 보균자
예 장티푸스, B형간염, 결핵</td></tr>
<tr><td>동물병원소</td><td>• 인간과 관계있는 가축과 쥐나 곤충이 질병의 매개역할을 함
• 인수공통감염병: 동물과 사람 간에 서로 전파되는 병원체에 의하여 발생되는 감염병

[감염병별 동물병원소]
• 결핵: 소, 돼지, 새
• 황열: 원숭이
• 일본뇌염: 돼지, 조류, 뱀
• 동물인플루엔자 인체감염증: 조류
• 광견병: 개, 고양이, 너구리 등 기타 야생동물

[참고: 질병관리청장 고시 인수공통감염병 11종]
• 장출혈성대장균감염증
• 일본뇌염
• 브루셀라증
• 공수병
• 동물인플루엔자 인체감염증
• 중증급성호흡기증후군(SARS)
• 변종크로이츠펠트-야콥병(vCJD)
• 중증열성혈소판감소증후군(SFTS)
• 큐열
• 결핵
• 탄저</td></tr>
<tr><td>무생물병원소</td><td>• 토양, 물, 먼지, 공기 등 예 파상풍(토양)</td></tr>
</table>

<table>
<tr><td rowspan="7">병원소에서 병원체 탈출</td><td colspan="2">탈출경로에 따른 전염병 종류</td></tr>
<tr><td>호흡기 탈출</td><td>• 비강, 기도, 기관지, 폐 등 호흡기계에서 증식한 병원체가 외호흡을 통해 나가며 주로 기침, 대화, 재채기로 전파
예 폐결핵, 폐렴, 백일해, 홍역, 수두, 천연두 등</td></tr>
<tr><td>소화기 탈출</td><td>• 위 장관을 통한 탈출로 소화기계 전염병이나 기생충질환의 경우 분변에 의해 체외로 배출되어 전파
예 세균성 이질, 콜레라, 장티푸스, 파라티푸스, 폴리오 등</td></tr>
<tr><td>비뇨생식기 탈출</td><td>• 소변이나 생식기 분비물에 의한 탈출
예 성병, 임질 등</td></tr>
<tr><td>개방병소 탈출</td><td>• 신체 표면의 농양, 피부병 등의 상처부위에서 병원체가 직접 탈출
예 한센병, 성홍열, 트리코마, 종기 등</td></tr>
<tr><td>기계적 탈출</td><td>• 모기, 이, 벼룩 등 흡혈성 곤충에 의한 탈출과 주사기 등에 의한 탈출
예 발진티푸스, 발진열, 뇌염, 간염, 말리리아, 에이즈, 간염 등</td></tr>
<tr><td colspan="2">[참고: 침입경로에 따른 전염병 종류]
• 호흡기: 결핵, 한센병, 두창, 풍진, 디프테리아, 성홍열, 수막구균성수막염, 인플루엔자, 백일해, 홍역, 유행성이하선염, 폐렴
• 소화기: 전염성 설사, 이질, 브루셀라증, 콜레라, 장티푸스, 살모넬라, 식중독, 폴리오, A형간염
• 성기점막: 매독, 임질, 연성하감, AIDS
• 점막/피부: 트라코마, 파상풍, 페스트, 발진티푸스, 일본뇌염, 렙토스리파증</td></tr>
<tr><td>전파</td><td colspan="2">• 전파: 병원체가 탈출하여 숙주로 옮겨지는 과정으로 직접전파, 공기매개 전파, 간접전파로 구분됨
<table>
<tr><th>직접 전파</th><th>간접 전파</th></tr>
<tr><td>• 신체접촉: 피부접촉, 키스, 성교 등
예 농가진, 에이즈 등
• 비말 전파
예 디프테리아, 백일해, 인플루엔자, 폐렴, 풍진, 코로나19 등</td><td>• 중간 매개체를 통하여 숙주로 전파하는 것
㉠ 활성 매개체: 숙주로 전파하는 매개체가 생물인 것
예 모기, 벼룩, 이, 진드기, 파리 등
㉡ 비활성 매개체: 병원체를 매개하는 모든 무생물
예 물, 식품, 토양, 혈액, 기구 등
※개달물 감염: 물, 우유, 공기, 식품, 토양 외에 의복, 장난감, 그릇, 수술기구와 같은 매개물에 의한 감염병의 전파</td></tr>
</table>
[참고: 활성 매개체에 의해 전파되는 감염성 질환]
• 파리: 장티푸스, 파라티푸스, 이질, 콜레라, 결핵, 수면병
• 쥐벼룩: 페스트, 발진열
• 바퀴: 장티푸스, 살모넬라증
• 이: 발진티푸스, 재귀열
• 모기: 말리리아, 사상충증, 일본뇌염, 황열, 뎅기열, 지카바이러스 감염증, 웨스트나일열, 치쿤구니야열
• 쥐: 렙토스피라증, 신증후군출혈열, 살모넬라증, 라싸열, 페스트, 서교열, 선모충증, 아메바성이질, 페스트
• 진드기: 쯔쯔가무시증, 재귀열, 록키산홍반열, 라임병, 중증열성혈소판감소증후군</td></tr>
<tr><td>침입</td><td colspan="2">• 호흡기계, 소화기계, 비뇨기계, 개방병소 등을 통해 병원소에서 병원체가 탈출하여 새로운 숙주로 침입하게 됨</td></tr>
</table>

<table>
<tr><td rowspan="3">**숙주의 저항성**</td><td rowspan="2">개인의 면역성</td><td>선천 면역</td><td colspan="2">• 태어날 때부터 가진 자연면역으로 종속면역, 종족면역, 개인 특이성에 따라 다름</td></tr>
<tr><td>후천 면역</td><td>능동면역

수동면역</td><td>• 병원체 또는 독소에 의해 생체의 세포가 **스스로 활동**하여 생기는 면역
• 면역효과가 **늦게** 나타나지만 **장기간** 지속됨
<table><tr><td>자연능동면역</td><td colspan="2">감염 후 자연적으로 얻어지는 면역</td></tr><tr><td rowspan="3">인공능동면역</td><td colspan="2">예방접종으로 얻어지는 면역</td></tr><tr><td>**백신**</td><td>두창, BCG, 홍역, 디프테리아, 인플루엔자 등</td></tr><tr><td>독소</td><td>파상풍, 보툴리눔 등</td></tr></table>
• **감염자 자신이 아닌** 다른 숙주나 생물이 만든 항체가 항독소를 이용한 면역
• 면역효과가 **빠르게** 나타나지만 지속기간이 **짧아서** 치료 및 응급처치용으로 사용함
<table><tr><td>자연수동면역</td><td>• 태어날 때부터 모체로 받은 면역
• 경태반 면역: 홍역, 소아마비, 디프테리아 등</td></tr><tr><td>**인공수동면역**</td><td>• 질병유행 시 예방접종을 받지 못한 이들에게 투여하는 **면역 혈청** 항체
• B형 간염 **면역글로불린**, 파상풍 **항독소** 등</td></tr></table></td></tr>
<tr><td>집단 면역</td><td colspan="3">• **집단의 총인구 중 면역성을 가진 사람의 비**로, 지역사회 또는 집단에 병원체가 침입, 전파하는 것에 대한 **집단의 저항성**
• 면역을 가진 인구의 비율이 높은 경우 감염자가 감수성자와 접촉할 기회가 적어서 감염재생산수가 적어지게 됨
• **백신 접종**은 개인의 감염 예방과 동시에 공중보건이라는 측면에서 **집단면역을 높이는** 데 주요한 목적을 둠
• **한계밀도:** 유행이 일어나는 **집단면역의 한계치**로, **한계밀도보다 집단면역 수준이 높아야** 질병이 유행하지 않음
• 기초감염재생산수(R_0): 모든 인구가 감수성이 있다고 가정할 때 감염력 있는 환자가 **직접적**으로 감염시키는 환자수
• 감염재생산수(R): 한 인구집단 내에서 특정 개인에서 다른 개인으로 질병이 확대되어 나가는 잠재력
<table><tr><td>집단면역 수준(%) = $\frac{\text{저항성(면역)이 있는 사람수}}{\text{총인구수}} \times 100$

기초감염재생산수(R_0)= $\frac{\text{2차 감염자수}}{\text{전체 접촉자수}} \times 100$</td><td>**감염재상산수($R$)**
= 기본감염지수(R_0)×(1-면역인구비율)
㉠ R < 1: 질병의 유행이 일어나지 않고 사라지게 됨
㉡ R = 1: 풍토병이 됨(지역사회에 일정 수 유지)
※한계밀도: R=1 일때 면역인구비율(집단면역수준)
㉢ R > 1: 질병의 유행이 일어남</td></tr></table></td></tr>
</table>

02 역학연구방법

역학 연구의 종류 및 방법

<table>
<tr><td rowspan="1">원인적 연관성</td><td colspan="2">• 원인적 연관성: 한 사건의 양과 질이 변화하면 뒤따르는 다른 사건의 양과 질도 따라서 변화하는 두 사건 간의 관계로 역학연구에서는 특정 질병을 일으킨 원인일 가능성을 뜻함
[원인적 연관성의 조건]
㉠ 시간적 선후관계(속발성): 원인이라고 추정된 요인은 결과에 선행해야 함
㉡ 통계적 연관성의 강도: 비교위험도, 교차비 등으로 연관성 측정함
㉢ 양적 반응 관계: 요인에 폭로되는 노출량이나 많거나 노출기간이 길때 질병 발생률이 증가한다면 원인적 연관성이 큼
㉣ 기존 지식과의 일치성: 이미 확인된 지식과 일관되게 같은 방향으로 일치할 경우 원인적 연관성의 강도는 커짐
㉤ 연관성의 특이성: 요인에 폭로되었을 경우 폭로되지 않은 경우보다 질병 발생을 추정할 수 있을 만큼 특이성이 있어야 함
㉥ 실험적 증거: 요인의 인위적 조작에 의해 해당 질병발생률 변화되는 것이 확인되면 원인일 가능성 높음
㉦ 일관된 연구결과: 다른 연구자나 다른 지역에서도 연구를 수행하여 같은 결과를 얻는다면 원인적 연관성이 큼</td></tr>
<tr><td rowspan="2">역학연구 방법론</td><td>실험적 연구</td><td>• 연구자가 연구대상자의 참여, 주요인 및 교란요인에의 노출, 무작위 배경 등 여러 연구조건을 통제(조작)하여 연구수행 과정에서 발생할 수 있는 여러 편향요소가 연구 결과에 영향을 미치지 못하도록 고안된 연구형태
예 임상시험연구, 지역사회시험연구
[실험역학의 조건]
㉠ 실험군과 대조군을 선정하며, 무작위 선정(확률 할당)하여 선택적 교란을 없애야 함
㉡ 실험군의 독립변수의 성질을 임의로 조작하여 대조군과의 차이를 검증해야 함
㉢ 조작 시 이중맹검법을 실시하여 대상자가 실험군에 속하였는지 대조군에 속하였는지를 모르게 함
※이중맹검법: [실험역학의 조건] 표 넓이 넓혀서 한줄로 서술</td></tr>
<tr><td>관찰적 연구</td><td>• 연구자가 연구대상자에 대한 특별한 조작을 하지 않고, 연구대상자에게 일어나는 질병 현상 또는 원인과 질병 발병과의 관계를 관찰하여 파악함
[관찰적 연구(역학)의 종류]
<table><tr><td>기술역학(가설설정연구)</td><td>• 질병발생 원인에 대한 가설을 설정함
예 사례군연구, 생태학적연구</td></tr><tr><td>분석역학(가설검증연구)</td><td>• 기술역학에서 설정한 질병원인에 대한 가설을 관측, 분석하여 검증함
예 단면조사연구, 환자-대조군연구, 코호트연구</td></tr></table></td></tr>
</table>

관찰적 연구

기술역학

- 기술역학: 건강 관련 상황 발생 시 **있는 그대로의 상황과 질병의 특성을 기술하기 위해** 관찰을 기록하는 연구 방법
- 질병 발생 양상을 인적·지역적·시간적 특성별로 파악하여 질병 발생 **원인에 대한 가설을 설정**하는 연구방법(주요 세 변수는 **사람, 장소, 시간**)

[기술역학의 주요 변수]

변수	구분	내용
인적 변수		• 연령, 성별, 혼인 유무, 인종과 종교, 사회·경제적 수준 등
지역적 변수	범(대)유행성	• 질병이 최소 **두 국가 이상**의 광범위한 지역에서 동시에 발생 또는 유행하는 것
	유행성	• 어떤 지역에서 일시적으로 **평상시 기대되는 발생수준(토착적 발생)이상**으로 발생하는 양상
	풍토성(토착성)	• 특정 지역에 **항상 존재**하면서 시간적으로 **비교적 오랜 기간** 발생수준이 일정함(R=1)
	산발성	• 산발적으로 일부 한정된 지역에서만 발생하는 경우로, 어떠한 경향성에 대한 예측 불가
시간적 변수	추세변화(장기변화)	• 어떤 질병을 수십년~백년 정도 장기간 관찰하였을 때 증감의 경향을 알 수 있는 것 • 주로 10년 단위로 추적함 예 장티푸스 30~40년, 디프테리아 20년, 인플루인자 30년의 주기로 반복됨
	주기변화(순환변화)	• **집단면역의 영향 하**에서 몇 년을 주기로 순환적으로 집단 발생이 재현됨 예 유행성 독감 3~6년, 홍역 2~3년, 백일해 2~4년
	계절적 변화	• **1년을 주기**로 계절에 따른 질병률·사망률의 변화가 매번 비슷한 양상을 보이는 것 예 여름에 소화기계, 겨울에 호흡기계 감염병 유행, 일본뇌염 7~9월, 홍역·백일해 3~5월
	돌연유행(불규칙변화)	• 질병이 시간적 특징을 나타내지 않고 돌발적으로 발생하여 집중적으로 많은 환자가 발생 예 외래 전염병의 국내 침입 시 돌발적인 유행, 장티푸스·콜레라 등 수인성 감염병, 식중독

[그 밖의 기술역학적 연구방법]

구분	내용
생태학적 연구	• 다른 목적을 위해 생성된 **기존 자료** 중 **질병**에 대한 인구집단 통계자료와 해당 **질병 요인**에 대한 인구집단 통계자료를 이용하여 **상관분석**을 시행함 • 대상 질병의 **집단별 발생률**과 **위험요인에의 노출률** 간의 **양적 상관성**이 있는지 분석함 • 원인적 요인과 질병 발생 간 **선후 관계가 불분명**함 예 Doll&Peto의 흡연(담배생산량)과 폐암 연구, 소금 섭취량이 높은 국가에서 고혈압 발생률이 높은 경향을 보이는 것
사례연구	• 이전에 알려지지 않았던 새로운 질환양상이거나 특이한 원인이 의심되는 경우, 적은 수의 대상자들을 집중적으로 탐구하여 원인적 노출 요인과 발병에 관하여 임상적 특성 기술

분석역학

단면연구

- 일정 인구집단을 대상으로 특정 시점이나 **단기간**에 **질병의 유무**와 **질병요인의 유무**를 **동시에** 조사함
- 인구집단의 속성과 질병과의 상관관계 규명(=상관관계 연구, 유병률 연구)
- 단면조사연구에 적합한 질병: 만성기관지염, 퇴행성관절염, 각종 정신질환 등

장 점	단 점
• 비용과 시간적 측면에서 **경제적**임 • 해당 질병의 **유병률**을 구할 수 있음 • 질병의 자연사나 규모를 모를 때 최초 연구로 시행함 • 보건사업의 우선순위를 정하는 데 도움이 됨 • 현재 발병한 질병만 조사하므로 질병 발생 시점이 불분명하거나 진단까지 많은 시간이 걸리는 질병에 적합 • 동시에 여러 질병과 발생요인 간 관련성 조사 가능	• 질병과 관련요인의 **선후관계가 불분명함** • 복합요인들 중 원인에 해당하는 요인만을 찾아내기 어려움 • 유병률이나 노출률이 낮은 질병의 연구는 어려움 • 연구대상이 연구시점에 만날 수 있는 환자로 제한되며 유병 기간이 긴 환자가 더 많이 포함될 가능성이 있어 문제가 됨 • 치명률이 높은 질병 연구에는 적합하지 않음

분석역학

환자-대조군 연구

- 질병에 이환된 **환자군**과 질병이 없는 **대조군**을 선정하여 질병 발생과 관련이 있다고 의심되는 요인들과 질병 발생의 원인관계를 규명하는 연구 방법
- 현재 질병이 있는 환자군이 **과거에 어떤 요인에 노출되었는지를 조사**하는 것으로 **후향성 연구**라고도 함

장 점	단 점
• 코호트연구에 비해 시간과 비용 상 비교적 경제적임 • 필요한 연구대상자의 수가 적음 • **희귀한 질병**과 **잠복기가 긴 질병**에 대한 연구가 가능함 • 한 질병과 관련된 **여러 위험요인**을 **동시에 조사**할 수 있음 • 피연구자가 새로운 위험에 노출되는 윤리적문제가 없음	• 위험요인과 질병의 시간적 **선후관계가 불분명함** • 후향성 연구이므로 **발생률을 알 수 없음** • 위험요인에 대한 노출이 드문 경우 수집이 어려움 • 노출에 대한 과거의 정보수집이 제한되어 있음 (정보편견 위험) • 적절한 대조군 선정이 어려움

- 요인과 질병 간의 연관성 지표로서 **교차비**(OR;Odd Ratio)를 산출함

$$\text{교차비} = \frac{a/c}{b/d} = \frac{a \times d}{b \times c} = \frac{\text{환자군에서 위험요인에 노출된 사람과 노출되지 않는 사람의 비}}{\text{대조군에서 위험요인에 노출된 사람과 노출되지 않는 사람의 비}}$$

		질병유무	
		유 (환자군)	무 (대조군)
요인에 폭로 여부 (노출군)	유	a	b
	무	c	d

[교차비(OR)의 의미]

㉠ OR > 1: 환자군에 대조군에 비해 위험요인에 더 많이 노출된 것 위험요인 노출이 질병발생 원인일 가능성이 높음

㉡ OR =1: 환자군과 대조군의 노출정도가 같음 위험요인 노출이 질병 발생과 상관없음

㉢ OR < 1: 대조군이 환자군에 비해 위험요인에 더 많이 노출됨. 위험요인이 오히려 질병의 예방효과를 가져옴

코호트연구

- **질병 발생 전** 연구대상에 대하여 원인으로 의심되는 요인들을 조사해 놓고 **장기간 관찰** 후 발생한 질병의 크기와 의심되는 요인의 상관성을 **비교위험도(상대위험비)**로 제시함
- 대상 질환에 걸리지 않은 **건강군을 모집단**으로 하여 **앞으로의 위험요인과 질병 발생의 상관성**을 연구함
- 현시점을 기준으로 앞으로 결과를 검토하는 것으로 **전향성 연구**라고도 함

장 점	단 점
• 위험요인 노출에서부터 **질병 진행의 전 과정**을 관찰 가능 • 위험요인의 노출수준을 **여러 번 측정**할 수 있음 • 위험요인과 질병 간의 **시간적 선후관계**가 비교적 분명함 • 질병 **발생률**과 **비교위험도(상대위험비)**를 구할 수 있음 • 위험요인의 노출과 질병 간의 연관성을 볼 수 있음 • **위험요인에 대한 노출이 드문 경우에도 연구 가능**	• **비용(경비, 시간, 노력)이 많이 소요됨** • 장기간 계속 관찰해야 함 • 추적불능 연구대상자가 많아지면 연구 결과에 영향을 미침 • 질병 발생률이 낮은 경우 연구의 어려움 발생 • 진단방법과 기준, 질병의 분류 방법이 시간이 지남에 따라 변경될 가능성이 있음

- 상대위험비((RR; Relative Risk, 비교위험도): 특정 위험요인에 **노출된** 사람들과 **노출되지 않은** 사람들의 **발생률**을 비교함

$$\text{상대위험비}(RR) = \frac{\text{위험 요인에 노출된 군에서의 질병발생률}}{\text{비노출군에서의 질병발생률}} = \frac{a/(a+b)}{c/(c+d)}$$

		질병유무	
		유(환자군)	무(대조군)
요인에 폭로 여부 (노출군)	유	a	b
	무	c	d

[상대위험비(RR)의 의미]

㉠ RR > 1: 위험요인에 대한 노출이 질병의 원인일 가능성이 높음

㉡ RR = 1: 위험요인에 대한 노출이 질병 발생과 연관이 없음

㉢ RR < 1: 위험요인에 대한 노출이 질병의 예방효과를 가져옴

- 기여위험도(AR; Attributable Risk): **노출군과 비노출군의 발생률 차이**로 노출군이 **비노출군에 비해** 얼마나 질병발생위험이 높은지를 나타내며 **예방효과**를 나타낼 때 중요한 개념

$$\text{기여위험도} = \text{노출군에서의 발생률} - \text{비노출군에서의 발생률} = \frac{a}{a+b} - \frac{c}{c+d}$$

$$\text{기여위험도 백분율} = \frac{\text{귀속위험도}}{\text{노출군에서의 질병발생률}} \times 100 = \frac{a/(a+b) - c/(c+d)}{a/(a+b)} \times 100$$

[참고: 후향적 코호트연구]

- **질병 이환 이후에, 질병 발생 전에 수집된 자료를 바탕으로** 질병을 연구하는 것
- 관찰 시작과 폭로, 질병의 시간적 관계는 환자-대조군 연구와 같이 후향성이지만, 관찰방법은 코호트적으로 하는 것
- 연구 시작점 훨씬 이전으로 거슬러 올라가 '요인 노출'과 '질병 발생'간의 관련성을 추적하므로 특수한 역사적 사건에만 연구 가능하므로 **'역사적 코호트 연구'**라고도 함

질병의 이환지표

유병률

- 발생 시기와 관계없이 **일정 시점이나 기간에 존재**하는 **모든 환자의 비율**로 발생률과 이환기간에 영향을 받음(양의 상관관계)
- 의료시설, 의료요원의 확보 등 질병의 관리대책을 세우는 데 중요한 자료가 되지만 **질병의 원인 조사에는 별로 도움이 되지 않음**
- 유병률의 **분자**는 신환자와 구환자를 합친 **누적 환자수**, 분모는 집단의 전체인구
- **유병률이 높아지는 경우** 질병의 독성이 약해지거나 치료기술의 발달로 **생존 기간이 길어진 경우임**

구분	내용	산식
시점 유병률	• 어느 시점에 일정 집단 내에 질병에 걸린 환자수가 몇 명인지 나타내는 비율	$\frac{\text{그 시점의 환자수}}{\text{일정 시점의 인구수}} \times 1,000$
기간 유병률	• 어느 기간 내에 발병한 신환자수와 이미 질병에 이환된 사람을 모두 포함	$\frac{\text{그 기간 내에 존재한 환자수}}{\text{특정기간 동안의 중앙인구}} \times 1,000$

[참고: 급성질환과 만성질환의 유병률과 발생률 간 상관관계]

관계식	구분	내용
유병률(P) = 발생률(I) X 이환기간(D)	급성질환	• 이환기간이 짧으므로 발생률과 유병률은 거의 같으나, 치명률이 높다면 유병률보다 발생율이 높음
	만성질환	• 이환기간이 길어지고 치명률이 낮아 매년 환자가 누적되므로 유병률이 발생률보다 훨씬 높음

발생률

- **일정 기간** 위험요인에 노출된 인구집단 중에서 **새롭게 발생한 환자**의 수로, **질병에 걸린 가능성**을 나타냄
- **분모**에 관찰 대상 인구집단은 특정 질병에 대한 **감수성자**(제외대상: 대상 질병에 이미 이환된 환자, 병후 항체형성자 및 예방접종자)
- **급성질환에** 있어서 유행 여부의 진단 및 전파기전, 병원체의 원인을 찾아내는 데 유용함

구분	내용
누적발생률 (발생률)	• 전체 대상자의 관찰기간이 동일한 경우, 일정 기간 동안에 단위 인구 당 발생한 환자 수로 표시함 누적발생률 = $\frac{\text{특정 기간 내 새롭게 발생한 환자수}}{\text{동일기간 위험요인에 폭로된 인구(감수성자)}} \times 1,000$
평균발생률	• 관찰대상자의 **관찰 기간이 각각 다른 것을 감안**하여 어떤 인구집단에서 **질병의 순간발생률**을 측정한 것 평균발생률 = $\frac{\text{일정기간 내 새롭게 발생한 환자수(신환자수)}}{\text{관찰 대상자의 총 관찰한 기간의 합}} \times 1,000$

발병률

$$\text{발병률} = \frac{\text{유행기간 내 집단 내 새로 발생한 환자수}}{\text{유행기간 내 발병위험에 폭로된 인구(감수성자)}} \times 1,000$$

- 어떤 집단이 **한정된 기간(단기간)**에 한해서만 특정 질병에 걸릴 위험에 놓여 있을 때 전체인구 중 주어진 집단 내에서 **새로 발병한 총수**의 비율
- **감염병 유행**과 같이 **제한 기간 동안만** 정해진 **특정 집단에 적용**되는 개념(발생률과는 **기간의 차이**로 구분함)

이차발병률

$$\text{이차발병률} = \frac{\text{환자와의 접촉으로 인해 이차적으로 발병한 사람의 수(현성 + 불현성)}}{\text{환자와 접촉한 사람 수(발단환자 제외)}} \times 1,000$$

- 질병에 감수성을 가진 사람이 발단환자와 접촉하여 그 질병의 잠복기 경과 후 발병할 확률
- 해당 병원체의 **감염력**과 **전염력**을 간접적으로 측정하는 데 유용함

03 감염병의 관리

감염병의 전파 차단(검역)

<table>
<tr><td>검역</td><td>□「검역법」제1조: 우리나라로 들어오거나 외국으로 나가는 사람, 운송수단 및 화물을 검역하는 절차와 감염병을 예방하기 위한 조치에 관한 사항을 규정하여 국내외로 감염병이 번지는 것을 방지함으로써 국민의 건강을 유지·보호하는 것을 목적으로 한다.
• 검역: 감염병 유행지에서 들어오는 사람들을 떠난 날부터 계산하여 병원체의 잠복기 동안 그들이 머물렀던 곳을 신고하게 하거나 일정한 장소에 머물게 하여 감염 여부를 확인할 때까지 감시하는 것
• 검역감염병 환자등의 격리 기간은 검역감염병 환자등의 감염력이 없어질 때까지로 하고, 격리기간이 지나면 즉시 해제하여야 함</td></tr>
<tr><td>「검역법」
검역감염병</td><td>
<table>
<tr><td>검역감염병</td><td>콜레라 / 동물인플루엔자 인체감염증 / 중동호흡기증후군(MERS) / 황열
페스트 / 신종인플루엔자 / 에볼라바이러스병 / 중증급성호흡기중후군(SARS)

• 그 외 외국에서 발생하여 국내로 들어올 우려가 있거나 우리나라에서 발생하여 외국으로 번질 우려가 있어 질병관리청장이 긴급 검역조치가 필요하다고 고시하는 감염병: 급성출혈열증상, 급성호흡기증상, 급성설사증상, 급성황달증상 또는 급성신경증상을 나타내는 신종감염병증후군, 세계보건기구(WHO)가 공중보건위기관리 대상으로 선포한 감염병</td></tr>
</table>
[검역감염병의 최대 잠복기간]
• 콜레라: 5일
• 페스트, 황열: 6일
• 중증급성호흡기증후군(SARS), 동물인플루엔자 인체감염증: 10일
• 중동 호흡기 증후군(MERS): 14일
• 에볼라바이러스병: 21일
※ 감시 또는 격리 기간은 해당 검역감염병의 최대 잠복기간을 초과할 수 없음

[참고: WHO 감시대상 감염병(질병관리청장의 고시)]
두창 / 중증급성호흡기증후군(SARS) / 황열
폴리오 / 콜레라 / 바이러스성 출혈열
신종인플루엔자 / 폐렴형 페스트 / 웨스트나일열
</td></tr>
</table>

법정 감염병

구분	내용
감염병	□「감염병의 예방 및 관리에 관한 법률」제1조: 국민 건강에 위해가 되는 감염병의 발생과 유행을 방지하고, 그 예방 및 관리를 위하여 필요한 사항을 규정함으로써 국민 건강의 증진 및 유지에 이바지함을 목적으로 한다. • 「감염병의 예방 및 관리에 관한 법률」상 감염병: 제1급감염병, 제2급감염병, 제3급감염병, 제4급감염병, 기생충감염병, 세계보건기구 감시대상 감염병, 생물테러감염병, 성매개감염병, 인수공통감염병 및 의료관련감염병
제1급 감염병	**생물테러감염병** 또는 **치명률**이 높거나 **집단 발생**의 우려가 커서 발생 또는 유행 **즉시 신고**해야 하고, **음압격리**와 같은 높은 수준의 격리가 필요 (갑작스러운 국내유입 또는 유행이 예견되어 긴급한 예방·관리가 필요하여 질병관리청장이 보건복지부장관과 협의하여 지정하는 감염병 포함) 에볼라바이러스병, 마버그열, 라싸열, 크리미안콩고출혈열, 디프테리아, 남아메리카출혈열, 리프트밸리열, 두창, 페스트, 탄저, 보툴리눔독소증, 야토병, **신종감염병증후군**, 중증급성호흡기증후군(SARS), 중동호흡기증후군(MERS), 동물인플루엔자 인체감염증, 신종인플루엔자
제2급 감염병	**전파가능성을 고려**하여 발생 또는 유행 시 **24시간 이내**에 신고하여야 하고, **격리**가 필요한 감염병 (갑작스러운 국내유입 또는 유행이 예견되어 긴급한 예방·관리가 필요하여 질병관리청장이 보건복지부장관과 협의하여 지정하는 감염병 포함) 결핵, 수두, 홍역, 콜레라, 장티푸스, E형간염, 파라티푸스, 세균성이질, 장출혈성대장균감염증, A형감염, 백일해, 유행성이하선염, 풍진, 폴리오, 수막구균 감염증, b형헤모필루스인플루엔자, 페렴구균 감염증, 한센병, 성홍열, 반코마이신내성황색포도알균(VRSA)감염증, 카바페넴내성장내세균속균종(CRE)감염증
제3급 감염병	발생을 **계속 감시**할 필요가 있어 발생 또는 유행 시 **24시간 이내**에 신고하여야 하는 감염병 (갑작스러운 국내유입 또는 유행이 예견되어 긴급한 예방·관리가 필요하여 질병관리청장이 보건복지부장관과 협의하여 지정하는 감염병 포함) 파상풍, B형간염, 일본뇌염, C형간염, 말라리아, 레지오넬라증, 비브리오패혈증, 발진티푸스, 발진열, 쯔쯔가무시증, 렙토스피라증, 브루셀라증, 공수병, 신증후군출혈열, 후천성면역결핍증(AIDS), 크로이츠펠트-야콥병(CJD) 및 변종크로이츠펠트-야콥병(vCJD), 황열, 뎅기열, 큐열, 웨스트나일열, 라임병, 진드기매개뇌염, 유비저, 치쿤구니야열, 중증열성혈소판감소증후군(SFTS), 지카바이러스 감염증
제4급 감염병	제1~3급 감염병 외에 **유행 여부를 조사**하기 위하여 **표본감시활동**이 필요한 감염병 인플루엔자, 매독, 회충증, 편충증, 요충증, 간흡충증, 폐흡충증, 장흡충증, 수족구병, 임질, 클라미디아감염증, 연성하감, 성기단순포진, 첨규콘딜롬, 반코마이신내성장알균(VRE)감염증, 메티실린내성황색포도알구균(MRSA)감염증, 다제내성녹농균(MRPA)감염증, 다제내성아시네토박터바우마니균(MRAB)감염증, 장관감염증, 급성호흡기감염증, 해외유입기생충감염증, 엔테로바이러스감염증, 사람유두종바이러스 감염증

<table>
<tr><td rowspan="7">그 외 질병관리청장 지정·고시하는 감염병</td><td>기생충감염병</td><td>회충증, 편충증, 요충증, 간흡충증, 폐흡충증, 장흡충증, 해외유입기생충감염증</td></tr>
<tr><td>WHO감시대상 감염병</td><td>두창, 폴리오, 신종인플루엔자, 중증급성호흡기증후군(SARS), 콜레라, 폐렴형 페스트, 황열, 바이러스성 출혈열, 웨스트나일열</td></tr>
<tr><td>생물테러감염병</td><td>탄저, 보툴리눔독소증, 페스트, 마버그열, 에볼라열, 라싸열, 두창, 야토병</td></tr>
<tr><td>성매개감염병</td><td>매독, 임질, 클라미디아, 연성하감, 성기단순포진, 첨규콘딜롬, 사람유두종바이러스(hpv) 감염증</td></tr>
<tr><td>인수공통감염병</td><td>장출혈성대장균감염증, 일본뇌염, 브루셀라증, 탄저, 공수병, 동물인플루엔자 인체감염증, 중증급성호흡기증후군(SARS), 변종크로이츠펠트-야콥병(vCJD), 큐열, 결핵, 중증열성혈소판감소증후군(SFTS)</td></tr>
<tr><td>의료관련감염병</td><td>반코마이신내성황색포도알균(VRSA) 감염증, 반코마이신내성장알균(VRE) 감염증, 메티실린내성황색포도알균(MRSA) 감염증, 다제내성녹농균(MRPA) 감염증, 다제내성아시네토박터바우마니균(MRAB) 감염증, 카바페넴내성장내세균속균종(CRE) 감염증</td></tr>
<tr><td colspan="2"></td></tr>
<tr><td>강제처분</td><td colspan="2">□「감염병의 예방 및 관리에 관한 법률」 제42조(감염병에 관한 강제처분)
• 질병관리청장, 시·도지사 또는 시장·군수·구청장은 해당 공무원으로 하여금 다음에 해당하는 감염병환자 등이 있다고 인정되는 주거시설, 선박·항공기·열차 등 운송수단 또는 그 밖의 장소에 들어가 필요한 조사나 진찰을 받게 할 수 있으며, 그 진찰 결과 감염병환자등으로 인정될 때에는 동행하여 치료받게 하거나 입원시킬 수 있음

㉠ 제1급감염병
㉡ 제2급감염병 중 결핵, 홍역, 콜레라, 장티푸스, 파라티푸스, 세균성이질, 장출혈성대장균감염증, A형간염, 수막구균감염증, 폴리오, 성홍열 또는 질병관리청장이 정하는 감염병
㉢ 제3급감염병 중 질병관리청장이 정하는 감염병
㉣ 세계보건기구 감시대상 감염병

• 질병관리청장, 시·도지사 또는 시장·군수·구청장은 제1급감염병이 발생한 경우 해당 공무원으로 하여금 감염병 의심자에게 다음 각 호의 조치를 하게 할 수 있으며 이 경우 해당 공무원은 감염병 증상 유무를 확인하기 위하여 필요한 조사나 진찰을 할 수 있음
㉠ 자가 또는 시설에 격리, 격리에 필요한 이동수단의 제한
㉡ 유선·무선 통신·정보통신기술을 활용한 기기 등을 이용한 감염병의 증상 유무 확인이나 위치정보의 수집(위치정보의 수집은 격리된 사람으로 한정)
㉢ 감염 여부 검사</td></tr>
</table>

감염병 신고·보고

[감염병 신고·보고 주체별 절차]

의료기관에 소속된 의사·치과의사·한의사	보고 →	의료기관의 장	신고 →	질병관리청장 또는 관할 보건소장
소속되지 않은 의사·치과의사·한의사	신고 →	관할 보건소장		
감염병 병원체 확인기관의 소속직원	보고 →	감염병 병원체 확인기관의 장	신고 →	질병관리청장 또는 관할 보건소장
군의관	보고 →	소속 부대장	신고 →	관할 보건소장
감염병 표본감시기관(제4급감염병)	보고 →	질병관리청장 또는 관할보건소장		
신고 받은 관할 보건소장	보고 →	특별자치도지사, 시장·군수·구청장	각각 → 보고	시·도지사 질병관리청장

- **제1급~제3급 감염병**을 신고·보고함 (제4급감염병은 표본감시기관만 보고함)
- 제1급 감염병은 **즉시,** 제2급 및 제3급 감염병은 **24시간** 이내에, 제4급감염병은 **7일** 이내에 질병관리청장 또는 관할 보건소장에게 신고해야 함
- **제1급감염병**의 경우에는 **신고서를 제출하기 전**에 질병관리청장 또는 관할 보건소장에게 **구두, 전화 등의 방법**으로 알려야 함

[의사·한의사·치과의사가 보고 또는 신고해야 하는 경우(제4급감염병 제외)]

㉠ **감염병환자** 등을 진단하거나 그 사체를 검안한 경우
㉡ **예방접종 후 이상 반응자**를 진단하거나 그 사체를 검안한 경우
㉢ 감염병환자등이 **제1급~제3급** 감염병에 해당하는 감염병으로 **사망**한 경우

[그밖의 신고의무자]

- 다음 각 호의 어느 하나에 해당하는 사람(그밖의 신고의무자)은 **결핵, 홍역, 콜레라, 장티푸스, 파라티푸스, 세균성이질, 장출혈성대장균감염증, A형간염**이 발생한 경우에는 **의사, 치과의사 또는 한의사의 진단이나 검안을 요구**하거나 해당 주소지를 관할하는 **보건소장에게 신고**하여야 함
  - ㉠ 일반가정에서는 세대를 같이하는 **세대주**(세대주가 부재중인 경우에는 그 세내원)
  - ㉡ 학교, 사회복지시설, 병원, 관공서, 회사, 공연장, 예배장소, 선박·항공기·열차 등 운송수단, 각종 사무소·사업소, 음식점, 숙박업소 또는 그 밖에 **여러 사람이 모이는 장소**로서 보건복지부령으로 정하는 장소(산후조리원, 목욕장업소, 이용업소, 미용업소)의 **관리인, 경영자 또는 대표자**
  - ㉢ 약사·한약사 및 약국개설자
- 신고의무자가 아니더라도 감염병환자등 또는 감염병으로 인한 사망자로 의심되는 사람을 발견하면 관할 **보건소장에게** 알려야 함

그 외 「감염병의 예방 및 관리에 관한 법률」 주요 내용

감염관리법 관련	[국가 및 지방자치단체의 책무] • 국가 및 지방자치단체는 감염병환자등의 인간으로서의 존엄과 가치를 존중하고 그 기본적 권리를 보호하며, 법률에 따르지 아니하고는 취업 제한 등의 불이익을 주어서는 아니 된다. • 국가 및 지방자치단체는 감염병의 예방 및 관리를 위하여 다음 각 호의 사업을 수행하여야 한다. 1. 감염병의 예방 및 방역대책 2. 감염병환자등의 진료 및 보호 3. 감염병 예방을 위한 예방접종계획의 수립 및 시행 4. 감염병에 관한 교육 및 홍보 5. 감염병에 관한 정보의 수집·분석 및 제공 6. 감염병에 관한 조사·연구 7. 감염병병원체(감염병병원체 확인을 위한 혈액, 체액 및 조직 등 검체를 포함한다) 수집·검사·보존·관리 및 약제내성 감시 8. 감염병 예방 및 관리 등을 위한 전문인력의 양성 8의2. 감염병 예방 및 관리 등의 업무를 수행한 전문인력의 보호 9. 감염병 관리정보 교류 등을 위한 국제협력 10. 감염병의 치료 및 예방을 위한 의료·방역 물품의 비축 11. 감염병 예방 및 관리사업의 평가 12. 기후변화, 저출산·고령화 등 인구변동 요인에 따른 감염병 발생조사·연구 및 예방대책 수립 13. 한센병의 예방 및 진료 업무를 수행하는 법인 또는 단체에 대한 지원 14. 감염병 예방 및 관리를 위한 정보시스템의 구축 및 운영 15. 해외 신종감염병의 국내 유입에 대비한 계획 준비, 교육 및 훈련 16. 해외 신종감염병 발생 동향의 지속적 파악, 위험성 평가 및 관리대상 해외 신종감염병의 지정 17. 관리대상 해외 신종감염병에 대한 병원체 등 정보 수집, 특성 분석, 연구를 통한 예방과 대응체계 마련, 보고서 발간 및 지침(매뉴얼) 고시
	[의료인 등의 책무와 권리] • 의료인 및 의료기관의 장 등은 감염병 환자의 진료에 관한 정보를 제공받을 권리가 있고, 감염병 환자의 진단 및 치료 등으로 인하여 발생한 피해에 대하여 보상받을 수 있다. • 의료인 및 의료기관의 장 등은 감염병 환자의 진단·관리·치료 등에 최선을 다하여야 하며, 보건복지부장관, 질병관리청장 또는 지방자치단체의 장의 행정명령에 적극 협조하여야 한다. • 의료인 및 의료기관의 장 등은 국가와 지방자치단체가 수행하는 감염병의 발생 감시와 예방·관리 및 역학조사 업무에 적극 협조하여야 한다.
	[국민의 권리와 의무] • 국민은 감염병으로 격리 및 치료 등을 받은 경우 이로 인한 피해를 보상받을 수 있다. • 국민은 감염병 발생상황, 감염병 예방 및 관리 등에 관한 정보와 대응방법을 알 권리가 있고 국가와 지방자치단체는 신속히 정보를 공개하여야 한다. • 국민은 의료기관에서 이 법에 따른 감염병에 대한 진단 및 치료를 받을 권리가 있고, 국가와 지방자치단체는 이에 소요 비용을 부담하여야 한다. • 국민은 치료 및 격리조치 등 국가와 지방자치단체의 감염병 예방 및 관리를 위한 활동에 적극 협조하여야 한다.
	[감염취약계층의 보호 조치] • 보건복지부장관, 시·도지사 또는 시장·군수·구청장은 호흡기와 관련된 감염병으로부터 저소득층과 사회복지시설을 이용하는 어린이, 노인, 장애인 및 기타 보건복지부령으로 정하는 대상(이하 "감염취약계층"이라 한다)을 보호하기 위하여 「재난 및 안전관리 기본법」 제38조제2항에 따른 **주의 이상**의 위기경보가 발령된 경우 감염취약계층에게 의료·방역 물품(「약사법」에 따른 의약외품으로 한정한다) 지급 등 필요한 조치를 취할 수 있다.
	[감염병환자등의 관리] • 감염병 중 특히 전파 위험이 높은 감염병으로서 **제1급감염병** 및 **질병관리청장이 고시한 감염병**에 걸린 감염병환자등은 감염병관리기관, 감염병전문병원 및 감염병관리시설을 갖춘 의료기관에서 **입원치료**를 받아야 한다.

감염관리법 관련

[감염병 예방 및 관리 계획의 수립 등]

- 질병관리청장은 보건복지부장관과 협의하여 감염병의 예방 및 관리에 관한 기본계획을 **5년**마다 수립·시행하여야 한다.
- 기본계획에는 다음 각 호의 사항이 포함되어야 한다.

  1. 감염병 예방·관리의 기본목표 및 추진방향

  2. 주요 감염병의 예방·관리에 관한 사업계획 및 추진방법

  2의2. 감염병 대비 의료·방역 물품의 비축 및 관리에 관한 사항

  3. 감염병 전문인력의 양성 방안

  3의2. 「의료법」 제3조제2항 각 호에 따른 의료기관 종별 감염병 위기대응역량의 강화 방안

  4. 감염병 통계 및 정보통신기술 등을 활용한 감염병 정보의 관리 방안

  5. 감염병 관련 정보의 의료기관 간 공유 방안

  6. 그 밖에 감염병의 예방 및 관리에 필요한 사항
- 특별시장·광역시장·도지사·특별자치도지사와 시장·군수·구청장은 기본계획에 따라 시행계획을 수립·시행하여야 한다.

[인수공통감염병의 통보]

- 가축전염병예방법」 제11조제1항제2호에 따라 신고를 받은 국립가축방역기관장, 신고대상 가축의 소재지를 관할하는 시장·군수·구청장 또는 시·도 가축방역기관의 장은 같은 법에 따른 가축전염병 중 다음 각 호의 어느 하나에 해당하는 감염병의 경우에는 즉시 **질병관리청장**에게 통보하여야 한다.

  1. 탄저

  2. 고병원성조류인플루엔자

  3. 광견병

  4. 그 밖에 대통령령으로 정하는 인수공통감염병(동물인플루엔자)
- 통보를 받은 질병관리청장은 감염병의 예방 및 확산 방지를 위하여 이 법에 따른 적절한 조치를 취하여야 한다.

[역학조사]

- 질병관리청장, 시·도지사 또는 시장·군수·구청장은 감염병이 발생하여 유행할 우려가 있거나, 감염병 여부가 불분명하나 발병원인을 조사할 필요가 있다고 인정하면 지체 없이 역학조사를 하여야 하고, 그 결과에 관한 정보를 필요한 범위 에서 해당 의료기관에 제공하여야 한다. 다만, 지역확산 방지 등을 위하여 필요한 경우 다른 의료기관에 제공하여야 한다.
- 질병관리청장, 시·도지사 또는 시장·군수·구청장은 역학조사를 하기 위하여 역학조사반을 각각 설치하여야 한다.

[역학조사반의 구성]

- 역학조사를 하기 위하여 질병관리청에 **중앙**역학조사반을 두고, 시·도에 **시·도** 역학조사반을 두며, 시·군·구에 **시·군·구**역학조사반을 둔다.
- **중앙**역학조사반은 **30명 이상**, **시·도**역학조사반 및 **시·군·구**역학조사반은 각각 **20명 이내**의 반원으로 구성한다.

[감염병 유행에 대한 방역 조치]

- 질병관리청장, 시·도지사 또는 시장·군수·구청장은 감염병이 유행하면 감염병 전파를 막기 위하여 다음 각 호에 해당하는 모든 조치를 하거나 그에 필요한 일부 조치를 하여야 한다.

  1. 감염병환자등이 있는 장소나 감염병병원체에 오염되었다고 인정되는 장소에 대한 다음 각 목의 조치

     가. 일시적 폐쇄

     나. 일반 공중의 출입금지

     다. 해당 장소 내 이동제한

     라. 그 밖에 통행차단을 위하여 필요한 조치

  2. 의료기관에 대한 업무 정지

  3. 감염병의심자를 적당한 장소에 일정한 기간 입원 또는 격리시키는 것

  4. 감염병병원체에 오염되었거나 오염되었다고 의심되는 물건을 사용·접수·이동하거나 버리는 행위 또는 해당 물건의 세척을 금지하거나 태우거나 폐기처분하는 것

  5. 감염병병원체에 오염된 장소에 대한 소독이나 그 밖에 필요한 조치를 명하는 것

  6. 일정한 장소에서 세탁하는 것을 막거나 오물을 일정한 장소에서 처리하도록 명하는 것

감염관리법 관련

[실태조사]

- 질병관리청장 및 시·도지사는 감염병의 관리 및 감염 실태와 내성균 실태를 파악하기 위하여 실태조사를 실시하고, 그 결과를 공표하여야 한다.
- 실태조사의 실시 주기는 다음 각 호의 구분에 따른다. 다만, 질병관리청장 또는 시·지사가 필요하다고 인정하는 경우에는 제1호 및 제2호에 해당하는 실태조사를 수시로 실시할 수 있다.
  1. 의료기관의 감염관리 실태조사: 3년
  2. 감염병 실태조사: 3년
  3. 내성균 실태조사: 매년
- 실태조사의 방법은 다음 각 호와 같다.
  1. 감염병환자등 또는 내성균과 관련된 환자에 대한 설문조사 및 검체 검사
  2. 의료기관의 진료기록부 등에 대한 자료조사
  3. 국민건강보험 및 의료급여 청구 명세 등에 대한 자료조사
  4. 일반 국민에 대한 표본 설문조사 및 검체 검사

[감염병관리기관의 지정 등]

- 보건복지부장관, 질병관리청장 또는 시·도지사는 보건복지부령으로 정하는 바에 따라 「의료법」 제3조에 따른 의료기관을 감염병관리기관으로 지정하여야 한다.
- 시장·군수·구청장은 보건복지부령으로 정하는 바에 따라 「의료법」에 따른 의료기관을 감염병관리기관으로 지정할 수 있다.
- 제1항 및 제2항에 따라 지정받은 의료기관(이하 "감염병관리기관"이라 한다)의 장은 감염병을 예방하고 감염병환자등을 진료하는 시설(이하 "감염병관리시설"이라 한다)을 설치하여야 한다. 이 경우 보건복지부령으로 정하는 일정규모 이상의 감염병관리기관에는 감염병의 전파를 막기 위하여 전실 및 음압시설 등을 갖춘 1인 병실을 보건복지부령으로 정하는 기준에 따라 설치하여야 한다.
  1. 감염병관리시설: 다음 각 목의 구분에 따른다.
     가. **300개 이상**의 병상을 갖춘 감염병관리기관: 별표 4의2의 기준에 적합한 **음압병실**을 1개 이상 설치할 것
     나. **300개 미만**의 병상을 갖춘 감염병관리기관: **외부와 격리된 진료실** 또는 **격리된 병실**을 1개 이상 설치할 것
  2. 격리소·요양소: 「의료법 시행규칙」 제34조에 따른 의료기관의 시설 기준 중 **의원에 해당하는 시설**을 갖추거나 **임시숙박시설** 및 **간이진료시설**을 갖출 것
  3. 진료소: 「의료법 시행규칙」 제34조에 따른 의료기관의 시설 기준 중 의원에 해당하는 시설을 갖추거나 「지역보건법」 제13조에 따른 보건지소일 것

[감염병위기 시 감염병관리기관의 설치 등]

- 보건복지부장관, 질병관리청장, 시·도지사 또는 시장·군수·구청장은 감염병환자가 대량으로 발생하거나 지정된 감염병관리기관만으로 감염병환자등을 모두 수용하기 어려운 경우에는 다음 각 호의 조치를 취할 수 있다.
  1. 제36조에 따라 지정된 감염병관리기관이 아닌 의료기관을 일정 기간 동안 감염병관리기관으로 지정
  2. 격리소·요양소 또는 진료소의 설치·운영

[긴급상황실]

- **질병관리청장**은 감염병 정보의 수집·전파, 상황관리, 감염병이 유입되거나 유행하는 긴급한 경우의 초동조치 및 지휘 등의 업무를 수행하기 위하여 상시 긴급상황실을 설치·운영하여야 한다.
- 긴급상황실의 설치·운영에 필요한 사항은 대통령령으로 정한다.

감염관리법 관련	[감염병병원체 확인기관] • 다음 각 호의 기관은 실험실 검사 등을 통하여 감염병병원체를 확인할 수 있다. 1. 질병관리청 2. 국립검역소 3.「보건환경연구원법」 제2조에 따른 보건환경연구원 4.「지역보건법」 제10조에 따른 보건소 5.「의료법」 제3조에 따른 의료기관 중 진단검사의학과 전문의가 상근하는 기관 6.「고등교육법」 제4조에 따라 설립된 의과대학 중 진단검사의학과가 개설된 의과대학 7.「결핵예방법」 제21조에 따라 설립된 대한결핵협회(결핵환자의 병원체를 확인하는 경우만 해당한다) 8.「민법」 제32조에 따라 한센병환자 등의 치료·재활을 지원할 목적으로 설립된 기관(한센병환자의 병원체를 확인하는 경우만 해당한다) 9. 인체에서 채취한 검사물에 대한 검사를 국가, 지방자치단체, 의료기관 등으로부터 위탁받아 처리하는 기관 중 진단검사의학과 전문의가 상근하는 기관 [감염병 위기관리대책의 수립·시행] • 보건복지부장관 및 질병관리청장은 감염병의 확산 또는 해외 신종감염병의 국내 유입으로 인한 재난상황에 대처하기 위하여 위원회의 심의를 거쳐 감염병 위기관리대책(감염병 위기관리대책)을 수립 · 시행하여야 한다. • 감염병 위기관리대책에는 다음 각 호의 사항이 포함되어야 한다. 1. 재난상황 발생 및 해외 신종감염병 유입에 대한 대응체계 및 기관별 역할 2. 재난 및 위기상황의 판단, 위기경보 결정 및 관리체계 3. 감염병위기 시 동원하여야 할 의료인 등 전문인력, 시설, 의료기관의 명부 작성 4. 의료·방역 물품의 비축방안 및 조달방안 5. 재난 및 위기상황별 국민행동요령, 동원 대상 인력, 시설, 기관에 대한 교육 및 도상연습 등 실제 상황대비 훈련 5의2. 감염병 발생 및 전파상황에 따른 감염취약계층 및 사회복지시설의 유형별 대응방안 6. 그 밖에 재난상황 및 위기상황 극복을 위하여 필요하다고 보건복지부장관 및 질병관리청장이 인정하는 사항 • 보건복지부장관 및 질병관리청장은 감염병 위기관리대책에 따른 정기적인 훈련을 실시하여야 한다. • 감염병 위기관리대책의 수립 및 시행 등에 필요한 사항은 대통령령으로 정한다. • 질병관리청장은 제34조제1항에 따라 수립한 감염병 위기관리대책을 시·도지사에게 알려야 한다. • 시·도지사는 제1항에 따라 통보된 감염병 위기관리대책에 따라 특별시·광역시·도·특별자치도별 감염병 위기관리대책을 수립·시행하여야 한다. [감염병의심자 격리시설 지정] • 시·도지사는 감염병 발생 또는 유행 시 감염병의심자를 격리하기 위한 시설을 지정하여야 한다. 다만,「의료법」상의 의료기관은 감염병의심자 격리시설로 지정할 수 없다. • 질병관리청장 또는 시·도지사는 감염병의심자가 대량으로 발생하거나 지정된 감염병의심자 격리시설만으로 감염병의심자를 모두 수용하기 어려운 경우에는 감염병의심자 격리시설로 지정되지 아니한 시설을 일정기간 동안 감염병의심자 격리시설로 지정할 수 있다. [수출금지 등] • 보건복지부장관은 제1급감염병의 유행으로 그 예방·방역 및 치료에 필요한 의료·방역 물품 중 보건복지부령으로 정하는 물품의 급격한 가격상승 또는 공급부족으로 국민건강을 현저하게 저해할 우려가 있을 때에는 그 물품의 수출이나 국외 반출을 금지할 수 있다. • 보건복지부장관은 제1항에 따른 금지를 하려면 미리 관계 중앙행정기관의 장과 협의하여야 하고, 금지 기간을 미리 정하여 공표하여야 한다. [지방자치단체의 감염병 대비 의료·방역 물품의 비축] • 시·도지사 또는 시장·군수·구청장은 감염병의 확산 또는 해외 신종감염병의 국내 유입으로 인한 재난상황에 대처하기 위하여 감염병 대비 의료·방역 물품을 비축·관리하고, 재난상황 발생 시 이를 지급하는 등 필요한 조치를 취할 수 있다.

필수 학습 주제 셀프 점검표

주제를 읽고 학습한 내용이 머릿속에 정확히 떠오르는지 셀프 점검해봅시다.

점검 주제		학습 완료	학습 미흡
역학의 특성 및 조사단계			
역학의 역할			
질병의 과정			
역학모형(생태학적모형, 수레바퀴모형, 거미줄모형)			
감염성 질환의 생성과정			
병원체의 특성(감염력, 병원력, 독력, 치명률)			
감염력, 병원력, 독력의 상대적 강도			
감염병별 동물병원소 및 인수공통감염병			
탈출경로에 따른 전염병 종류			
활성 매개체에 의해 전파되는 감염성 질환			
개인의 면역성 - 후천면역(능동면역 및 수동면역)			
집단면역과 기초감염재생산수			
원인적 연관성의 정의 및 조건			
기술역학 정의 및 주요 변수			
분석역학 연구방법	단면역학		
	환자-대조군 연구		
	코호트연구		
지역사회 질병의 이환지표			
검역감역병			
법정 감염병	제1급 감염병, 제2급 감염병, 제3급 감염병, 제4급 감염병		
	세계보건기구 감시대상 감염병, 성매개 감염병, 의료관련감염병		
	감염병에 관한 강체처분 감염병		
감염병 신고·보고 주체별 절차			

VIII.

환경보건과 재난관리

01 환경보건의 이해

환경보건	• 환경: 어떠한 조건을 둘러싸고 있으며 직·간접적으로 영향을 주는 자연적 조건이나 사회적 상황을 의미함 • 환경보건: 인간의 신체발육, 건강 및 생존에 유해한 영향을 미칠 가능성이 있는 물리적 환경에 있어서의 모든 요소를 통제하는 것(WHO) • 주요 3대 환경문제: 환경호르몬(내분비계 장애물질), 오존층파괴, 지구온난화 • UN관리 세계 3대 환경협약: 기후변화협약(1992), 생물다양성협약(1992), 사막화방지협약(1994) [참고: 환경호르몬(내분비계 장애물질)] • 정의: 우리 몸에서 정상적으로 만들어지는 물질이 아니라, 산업 활동을 통해 생성, 분비되는 화학물질로, 생물체에 흡수되면 내분비계 기능을 방해하여 성장장애, 생식기능 장애, 암 유발 등을 일으키는 유해한 물질 • 특징: 쉽게 분해되지 않고 신체 내에 잔존하여 지방 및 조직에 농축되어 잘 없어지지 않음 • 종류 ㉠ 각종 산업용 화학물질: PCB, 비스페놀A ㉡ 유기 중금속류: 수은, 납, 카드뮴 등 ㉢ 살충제, 제초제 등 농약류: DDT, 아트라진 등 ㉣ 소각장의 다이옥신류 등

환경영향평가

환경영향평가	• 사업에 대한 계획을 수립·시행 시 해당 사업이 **환경·교통·재해 및 인구에 미칠 영향이 크다면** 이것을 **미리 평가 및 검토**하도록 하는 것 • 환경에 중대한 영향을 미치게 될 계획 등을 **미리 검토·분석하고 평가**하여 **개발과 보존적 차원에서 부정적 영향을 제거·감소할** 수 있는 방법을 모색하여 환경 피해를 **사전에 예방**하기 위함 • **건강영향 평가대상(위생·공중보건)**은 환경영향평가 분야 중 **생활환경 분야**에 속하며 환경유해인자가 국민건강에 미치는 영향을 검토 및 평가함 [우리나라 환경영향평가 항목]
환경영향평가 기능	㉠ 정보기능: 정책 결정자나 지역주민에게 정보를 제공 ㉡ 합의형성기능: 사업에 대한 이해, 설득 또는 합의 형성 촉진 ㉢ 유도기능: 정보제공을 통한 친환경적 계획을 수립, 유도 ㉣ 규제기능: 환경을 훼손하는 사업을 시행하지 못하도록 사전에 규제
환경영향평가 한계	• 현재 이용 가능한 평가기법, 정보 및 자료를 바탕으로 미래에 대한 정확한 예측 불가 • 경제적 편익에 비해 환경적 손실은 계량화 및 금전화가 상대적으로 어려워 각 대안 간 객관적인 비교·검토 어려움 • 개발과 조화수준에 대한 판단기준을 정하기 어려워 각 개인의 가치관에 따라 서로 다른 의견이 제시될 수 있음

[우리나라 환경영향평가 항목]

평가 분야	평가 항목
자연생태환경	동·식물상, 자연환경자산
대기환경	기상, 대기질, 악취, 온실가스
수환경	수질(지표·지하), 수리·수문, 해양환경
토지환경	토지이용, 토양·지형·지질
생활환경	친환경적 자원 순환, 소음·진동, 위락·경관, **위생·공중보건**, 전파장해, 일조장해
사회·경제환경	인구, 주거(이주 포함), 산업

주제별 주요 국제 환경협약

<table>
<tr><th>주 제</th><th>개최
년도</th><th>협 약</th><th>협약 내용 및 규제 내용</th></tr>
<tr><td rowspan="2">환경보호
지속가능발전</td><td>1972</td><td>유엔인간환경회의
(스톡홀름회의)</td><td>• 스톡홀름에서 113개국 정상들이 '단 하나뿐인 지구'를 보전하자는 공동인식을 가지고 채택
• 1973년 유엔환경계획기구(UNDP) 창설의 계기가 됨</td></tr>
<tr><td>1992</td><td>유엔환경개발회의
(리우회의)</td><td>• 국제연합 역사상 최대의 국제회의(지구환경 정상회담), '리우환경선언' 선포
• 환경보건에 대한 각국의 합의(기후변화협약, 생물다양성 협약, 산림보전원칙 등의 성명) 도출
• 지구온난화 공동대응을 위한 기후변화방지협약 채택 및 행동강령으로 의제 21(Agenda 21) 채택</td></tr>
<tr><td>해양오염</td><td>1972</td><td>런던협약</td><td>• 방사성폐기물 등의 해양투기로 인한 해양오염 방지</td></tr>
<tr><td rowspan="2">오존층 보호</td><td>1985</td><td>비엔나협약</td><td>• 오존층파괴 방지, 냉매규제</td></tr>
<tr><td>1987</td><td>몬트리올 의정서</td><td>• 오존층파괴 방지, 냉매(염화불화탄소=프레온가스)규제, 무역연계(수출입규제)</td></tr>
<tr><td rowspan="3">지구온난화
기후변화</td><td>1992</td><td>기후변화협약</td><td>• 리우회의에서 채택한 협약으로, 지구온난화 방지를 위해 온실가스의 인위적 방출을 규제하기 위하여 협의함</td></tr>
<tr><td>1997</td><td>교토의정서</td><td>• 선진국의 지구온난화 방지·규제, 이산화탄소 배출권 거래, 공동이행 등의 제도 도입
• 온실가스 배출량 감축목표 설정: 1990년 수준보다 평균 5.2% 감축
• 2001년 미국탈퇴, 우리나라는 감축의무 없음</td></tr>
<tr><td>2015</td><td>파리기후협정</td><td>• 신기후 합의문 채택: 지구평균온도 상승폭을 산업화 이전과 대비 2℃보다 훨씬 낮은 수준으로 유지하고, 1.5℃로 제한을 위하여 노력함
• 2017년 미국 탈퇴, 우리나라에 감축의무 부여
[교토의정서 vs 파리기후협약]
<table>
<tr><th></th><th>1997년 교토의정서</th><th>2015년 파리기후협약</th></tr>
<tr><td>대상</td><td>주요 선진국 37개국</td><td>195개 협약 당사국(우리나라 포함)</td></tr>
<tr><td>적용시기</td><td>2020년까지 기후변화 대응방식 규정</td><td>2020년 이후 '신기후체제'</td></tr>
<tr><td>주요
내용</td><td>• 기후변화 주범인 주요 온실가스 정의
• 온실가스 총배출량을 1990년 수준보다 평균 5.2% 감축
• 온실가스 감축 목표치 차별적 부여(선진국에만 감축 의무 부여)</td><td>• 지구평균온도 상승폭을 산업화 이전과 비교해 2℃보다 훨씬 낮게 유지하고 더 나아가 1.5℃까지 제한
• 2020년부터 개발도상국의 기후변화 대처사업에 지원
• 2023년부터 5년마다 탄소 감축 상황 보고</td></tr>
<tr><td>우리나라</td><td>감축의무 없음</td><td>감축의무 있음</td></tr>
</table></td></tr>
<tr><td>유해폐기물</td><td>1989</td><td>바젤협약</td><td>• 유해 폐기물의 국가 간 수출입과 그 처리 규제</td></tr>
<tr><td>유기오염물질</td><td>2001</td><td>스톡홀름 조약</td><td>• 잔류성 유기오염물질이 주는 위해로부터 건강과 환경을 보호
• 생물농축물질(PCBs, 다이옥신, DDT 등) 규제</td></tr>
<tr><td rowspan="2">생물멸종위기</td><td>1992</td><td>생물다양성 협약</td><td>• 리우회의에서 채택, 생물 다양성 보전, 생물자원의 지속가능한 이용 등 합의</td></tr>
<tr><td>2010</td><td>나고야의정서</td><td>• 생물학적 유전자원의 접근 및 이익 공유에 대한 국제적 강제이행사항을 규정한 의정서</td></tr>
<tr><td>습지보호</td><td>1971</td><td>람사르협약</td><td>• 습지의 보호와 지속가능한 이용에 관한 국제 조약</td></tr>
<tr><td>사막화방지</td><td>1994</td><td>사막화방지협약</td><td>• 파리에서 채택, 사막화 방지를 통한 지구환경 보호</td></tr>
</table>

02 대기와 건강

대기의 이해

구분	분 류	높 이	설 명
공기의 자정작용	• 공기 자체의 **희석작용** • 중력에 의한 **침강작용** • 강우, 강설 등에 의한 **세정작용**		• 태양광선 중 자외선에 의한 **살균작용** • 식물의 탄소동화작용에 의한 산소와 이산화탄소의 **교환작용** • 산소, 오존, 과산화수소에 의한 **산화작용**
대기권	분 류	높 이	설 명
	대류권	지상~해발 12km	• 지구 공기 총량의 80%존재, **지표 오염물질의 확산 이동 등에 영향을 주는 생활권**으로 **기상 현상** 발생 • 대류권의 가장 높은 곳의 시속 200-400km의 **제트기류**를 항공기가 타고 빠른 속도를 얻기도 함
	성층권	해발 12~50km	• **오존층**이 있어 **자외선 흡수**하여 지표의 생명체를 보호하며, **기상 현상이 나타나지 않음**
	중간권	해발 50~80km	• 공기의 대류는 발생하지만 공기가 희박하여 기상현상은 나타나지 않음
	열 권	해발 80km~	• 태양열에 의한 온도가 지속적으로 상승
공기 조성	질소		• 대기 중 **약 78%** 차지, 삼중수소결합으로 **생리적 비활성화 가스** • **고기압 상태에서 정상기압으로 복귀할 때** 체액 및 지방조직에 발생되는 질소가스가 주원인이 되어 **기포를 형성**하고 모세혈관에 **혈전을 생성**하여 잠함병 또는 감압병 유발(**동통성 관절장애 수반**)할 수 있음 • 3기압에서 자극작용, 4기압 이상 마취작용, 10기압에서는 정신기능장애로 의식 상실 및 사망 • 대기오염물질인 **질소산화물(NOx)** 생성
	산소		• 대기 중 산소 변동 범위는 15-27%이고 일반적으로 **21%** • 흡입된 산소는 Hb(헤모글로빈)와 결합하여 세포조직에 운반되어 영양대사에 사용됨 • 성인이 안정된 상태에서 호흡 시 소비하는 산소량은 **매회 4-5%**로 안정 시 **1일 소모량은 550-600ℓ** • 인체가 산소의 증감에 허용할 수 있는 범위는 15-50% • **14% 이하 저산소증**(폐포내분압 46㎜Hg 이하), 10%이하 호흡곤란, 7%이하 질식 • 고농도(21%이상) 산소중독: 폐포내분압 160㎜Hg 이상 시 폐부종, 충혈, 흉통, 이명 등 발생
	이산화탄소		• 대기 중 이산화탄소 농도 **0.003%**으로 **무색, 무취, 무미**의 **비독성 가스**로 소화제와 청량음료에 사용되기도 함 • 실내에 다수인이 밀집 시 농도 증가하므로 **실내 공기오염(군집독)의 지표**로 사용되며 환기로 예방 가능 • 성인이 안정된 상태에서 **1시간** 동안 배출량은 약 **20ℓ** • 대기 중 3%이상: 불쾌감, 호흡 깊이 증가, 8%이상 호흡곤란, **10%이상 질식, 치사(의식상실)**, 20%이상 중추신경마비 • 위생학적 허용농도(서한량): **1,000ppm(0.1%) 이하**
	일산화탄소		• **불충분한 산소 공급 하에서 불완전 연소 시** 생성되며 **무색, 무취, 무미**의 기체로서 **피부에 자극성이 없음** • 주요 **대기오염물질**의 하나이며 맹독성, 확산성과 침투성이 강함 • 인체가 흡입되면 **혈중 Hb와 결합하여 CO-Hb를 형성**하여 헤모글로빈의 산소 운반능력이 감소되어 **일산화탄소 중독**을 일으킴 • 일산화탄소의 Hb과의 결합능력은 산소보다 200-300배 강하여 오랜 시간 노출 시 **산소결핍증이 발생**하고 심장과 폐 기능에 이상이 생겨 **호흡기질환**을 일으킴(치료: 고압산소요법-3기압 100% 산소) • 일산화탄소 최대 허용량은 1시간에 400ppm, 8시간에 100ppm(0.01%) • 대기 중 위생학적 허용농도: **100ppm(0.01%)** • **1000ppm(0.1%) 이상 시 생명이 위험함**

온열 조건(공기의 물리적 작용)

<table>
<tr><td>기후</td><td colspan="2">• 기후란 어떤 장소에서 매년 반복되는 정상 상태에 있는 대기현상의 종합적 상태
• 기후의 3대 요소: 기온, 기습, 기류
• 온열조건: 인체 체온 조절에 중요한 영향을 미치는 온열요소(온열인자)인 기온, 기습, 기류, 복사열에 의한 종합적 상태
• 온열지수(기후종합지수): 온열요소인 기온·기습·기류·복사열의 복합적인 작용에 의해 만들어지는 객관적인 값으로 평가하는 지수</td></tr>
<tr><td rowspan="4">온열요소</td><td>기온</td><td>• 실외 기온은 인간의 호흡선 위치인 지상에서 1.5m의 대기 온도
• 대기 온도는 일사량과 복사열 등의 영향을 받음
• 생활에 적합한 표준온도는 18±2℃이고 병실의 최적온도는 21±2℃
※일교차(하루 중 최고·최저 기온차): 내륙>해안, 계곡·분지>산림지대, 구름 적은 날>구름 많은 날, 저위도>고위도</td></tr>
<tr><td>기습</td><td>• 공기 중 포함된 수증기의 양으로 위도·고도가 높을수록 감소함
• 낮에는 태양열 흡수로 대지의 과열을 방지하며, 밤에는 지열의 복사를 차단하여 대기의 냉각을 방지해 기후를 완화
• 공기의 건습 정도를 가장 잘 표시는 것은 상대습도(%)=(절대습도/포화습도)×100
• 표준습도 범위 40-70%, 쾌적습도 60-65%</td></tr>
<tr><td>기류</td><td>• 바람 또는 공기의 흐름으로 기압의 차이(실외), 온도의 차이(실내)로 발생
• 인간이 느끼는 기류의 최저속도는 0.5m/sec로 0.5m/sec이하는 불감기류이며, 0.1m/sec이하는 무풍 상태
• 실내 기류측정 도구: 카타 한란계
• 쾌적기류 범위: 0.2-0.3m/sec(실내), 1.0m/sec 전후(실외)
• 보건학적 의의: 신진대사 촉진, 신체방열작용 촉진, 옥내의 자연환기 원동력, 공기성분 평등화, 기후변화의 원동력</td></tr>
<tr><td>복사열</td><td>• 적외선에 의한 태양열이나 난로 등 발열체로부터의 열로 실제 온도보다 큰 온감을 느끼게 함
• 복사열의 영향은 발열체로부터 거리의 제곱에 비례하여 감소함
• 척정: 흑구온도계, 열전도복사계</td></tr>
<tr><td rowspan="5">온열지수</td><td>쾌감대</td><td>• 보통 옷을 입은 안정 상태에서 가장 쾌적하게 느끼는 기후 범위를 표시한 것으로 기온, 기습, 기류에 따라 달라짐
• 보통 착의 시 쾌감온도는 17-18℃이며 쾌감습도는 60-65%
• 쾌감대는 작업량, 개인차, 습도, 의복의 착용 등에 따라 차이가 생김
• 여름철 쾌감대 18-26℃, 겨울철 쾌감대 15.6-23.3℃</td></tr>
<tr><td>감각온도</td><td>• 실효온도, 실효온도, 등감온도라고도 하며, 기온, 기습, 기류 3인자가 종합하여 실제 인체에 주는 온감
• 습도100%인 포화습도(습도100%), 정지공기 상태에서 동일한 온감(등온감각)을 주는 기온
• 여름철(21.7℃)보다 겨울철(19℃)이 낮은데 이는 기후순화현상 때문임</td></tr>
<tr><td>불쾌지수
(D.I)</td><td>• 불쾌지수(DI; Discomfort Index)는 기후 상태로 인해 인간이 느끼는 불쾌감을 나타내는 지수로 기온과 기습의 영향을 받음
• 기류 및 복사열이 고려되지 않아 감각온도의 차이가 있는 수 있는 결점이 있으므로 실내에서만 적용되며 온습도지수라고도 함
• 여름철 실내 무더위 기준이기도 함
[DI((%)에 따른 불쾌감 정도)]
㉠ D.I 70% 이상: 약 10%의 사람들이 불쾌감을 느낌
㉡ D.I 75% 이상: 약 50%의 사람들이 불쾌감을 느낌
㉢ D.I 80% 이상: 거의 모든 사람들이 불쾌감을 느낌
㉣ D.I 85% 이상: 모든 사람이 불쾌감을 느껴 견딜 수 없음</td></tr>
<tr><td>카타
냉각력</td><td>• 기온, 기습, 기류의 3인자가 종합하여 인체의 열을 빼앗는 힘을 의미함(사람의 표면적에서 1초당 빼앗기는 열량)
• 카타 온도계: 공기의 냉각력을 측정하여 공기의 쾌적도를 측정하는 데 사용되거나 기류측정의 미풍계로도 사용됨
• 온도·습도 낮고 기류가 큰 경우 카타 냉각력이 높음</td></tr>
<tr><td>지적온도
(최적온도)</td><td>• 체온조절에 가장 적절한 온도로 기습, 기류의 영향을 받으며 노동강도, 착의 상태, 성별, 연령, 건강 상태 등에 따라 다름
㉠ 생리적 지적온도(건강): 인체 내에서 최소한의 에너지 소모로 최대의 생리적 활동을 발휘하는 온도
㉡ 주관적 지적온도(쾌적): 감각적으로 가장 쾌적한 온도
㉢ 생산적 지적온도(노동): 작업 생산능률을 최고로 올릴 수 있는 온도</td></tr>
</table>

대기오염

대기오염

[대기오염물질의 생성과정에 따른 구분]

구분	내용
1차 대기오염물질	• 오염원에서 **직접 배출**된 물질 예 일산화탄소, 황산화물, 질소산화물, 탄화수소, 불화수소가스, 산화질소, 입자상물질(에어로졸, 분진) 등
2차 대기오염물질	• 1차 대기오염물질이 **대기 중 물리·화학적 변환(광화학적 반응)**에 의해 생성되는 물질 예 과산화수소, **오존**, **PAN**, PBN, **포름알데히드, 스모그** 등

[참고: 대기오염 사건]

발생년도	발생장소	환경조건	발생원인 물질
1930	뮤즈계곡(벨기에)	계곡, 무풍지대에서 기온역전, 공장지대, 연무 발생	공장의 황산가스, 황산, 불소화합물, 일산화탄소, 미세입자
1946	요코하마(일본)	무풍 상태에서 진한 연무 발생	공업지역의 대기오염물질
1948	도노라(미국)	계곡, 무풍지대에서 기온역전, 연무 발생	공장의 아황산가스 및 황산, 미세 에어로졸의 혼합
1952	**런던(영국)**	하천평지, 무풍 상태, **복사성(지표성) 기온역전**, 연무발생, **습도90%**, 인구조밀, 차가운 스모그	석탄연소에 의한 **아황산가스**, 미세 에어로졸, 분진 등
1954	**LA(미국)**	해안분지, 연중해양성 기후, **침강성 기온역전**, 백색연무, 인구급증으로 인한 차량급증, 연료 등	**석유계 연료, 탄화수소**, 포름알데하이드, 오존 등
1950	포자리카(멕시코)	가스공장 조작사고, 기온역전	유화수소
1984	보팔(인도)	한밤중 무풍 상태, 진한 안개	메틸이소시안
1986	체르노빌(소련)	원자로 방사성 물질 유출	방사성 물질

1차 대기오염 물질

입자상 물질

• 물질의 **파쇄·선별** 등의 기계적 처리나 **연소·합성** 등의 과정에서 생기는 **고체 또는 액체상**의 미세한 물질

• 규폐증, 석면폐증, 농부폐증 등 **진폐증** 유발

종류	설명
연무(mist)	화학 반응 시 수증기의 응축에 의해 생성되어 공기나 기체 속에 부유 상태로 존재하는 액체 입자
먼지(dust)	각종 작업장이나 공장, 또는 암석이나 토양의 자연적 침식·붕괴 때문에 발생하는 고체 입자
연기(smoke)	매연이라고도 하며 불완전 연소로 생기는 미세한 연무질 입자
훈연(fume)	기체 상태로부터 응축된 고체입자로 때때로 화학 반응을 수반
스모그(smog)	대기 중 광화학반응에 의해 생성된 가스응축 과정에서 생성
박무(haze)	크기가 1㎛보다 작은 시야를 방해하는 입자상 물질로 수분, 오염물질, 먼지 등으로 구성
검댕(soot)	탄소함유물질의 불완전 연소로 형성된 입자상 물질로, 탄소입자의 응집체

<table>
<tr><td rowspan="5">1차
대기오염
물질</td><td rowspan="5">가스상 물질</td><td colspan="2">• 물질이 연소·합성·분해될 때 발생하거나 물리적 성질로 인해 발생하는 기체상(가스상) 물질</td></tr>
<tr><td>황산화물
(SOx)</td><td>• 가장 대표적인 황산화물 가스는 아황산가스(SO_2)이며 석탄이나 석유계 연료의 연소과정에서 발생
• 아황산가스는 공기 중 쉽게 황산가스로 산화되고 수분과 함께 황산으로 변화되어 습도가 높을 때는 부식성이 높아 황산 미스트를 형성하여 산성비의 원인이 되며 식물에 하얀 반점(백화현상, 표백현상)을 일으킴
• 노출 시 인후, 비강, 눈 및 호흡기 점막에 일차적으로 궤양을 일으켜 세균 감염에 취약하게 됨
• 런던형 스모그의 원인이 됨</td></tr>
<tr><td>질소산화물
(NOx)</td><td>• 유기질소 화합물의 연소 시 발생하며 주 배출원은 자동차 배기가스이며 화석연료를 사용하는 발전소와 보일러 소각로에서도 발생함
• 일산화질소(NO)는 무색, 무취의 기체이나 농도가 높으면 신경에 손상을 주어 마비나 경련을 일으킴
• Hb(헤모글로빈)과의 친화력이 일산화탄소보다 훨씬 높아 혈액 중의 Hb와 결합하여 메트로글로빈혈증을 유발하며, 산소와 결합하여 광화학적 스모그 현상(LA형 스모그)을 일으키며 식물세포를 파괴하고 산성비의 원인이 됨
• 이산화질소는 적갈색, 자극성 기체이며 일산화질소보다 7배 독성이 강하고 기관지염, 폐렴, 폐기종 등 호흡기 질환을 유발함</td></tr>
<tr><td>일산화탄소
(CO)</td><td>• 석탄, 용광로, 자동차 배기가스 등 화석연료의 불완전 연소 시 발생
• Hb와 결합하여 COHB로 변환하여 산소운반기능을 저하시켜 호흡기질환 및 산소결핍 유발</td></tr>
<tr><td>탄화수소
(HC)</td><td>• 자동차 배기가스에서 발생하거나 페인트, 드라이클리닝 등 제조업에 쓰이는 용매가 휘발하여 대기 중 산소, 질소, 염소 및 황과 반응하여 여러 종류의 탄화수소 유도체를 생성함
• 1차, 2차 탄화수소는 산소, 오존과 반응하고 고농도의 산화물을 만들어 냄
• 햇빛(자외선)과 함께 질소산화물과 반응하여 광화학 반응을 일으켜 2차적으로 오존, PAN 등의 오염물질을 생성하여 눈병, 호흡기장애(상기도점막 자극), 식물에 손상을 초래함
• 휘발성 유기화합물질(VOCs): 탄소와 수소의 유기적 결합에 의해 생성되는 화합물로 유해대기물질, 악취 원인 물질로 호흡기장애, 발암성 등 인체에 유해성을 가지며, 햇빛(자외선)에 광화학적 반응을 일으켜 2차적으로 오존, PAN 등을 생성함</td></tr>
<tr><td rowspan="2">2차
대기오염
물질</td><td>광화학적
스모그</td><td colspan="2">• 지상에서 배출되는 연기, 먼지 등 불순물이 대기 속으로 사라지지 못하고 쌓인 채 지상 300m안팎의 공중에 떠있는 현상
• 황산화물, 질소산화물 등이 산소와 강한 자외선에 반응하여 2차적으로 PAN과 오존, Aldehyde 등을 생성하고 이들의 광화학반응으로 광화학적 스모그를 형성함</td></tr>
<tr><td>오존(O_3)</td><td colspan="2">• 무색, 무미의 기체(무취X)로 냄새를 유발하며 3개의 산소원자로 구성되어 있음
• 질소산화물과 탄화수소가 공기의 흐름이 거의 없는 상태에서 강한 태양광선과 광화학 반응을 일으켜 생성됨
• 영향: 눈과 목이 따갑고 기도가 수축되어 호흡하기 힘들고 두통, 기침 등의 증상이 나타나며, 식물 잎 끝에 검은 반점 발생
[오존 경보 단계]
<table><tr><th></th><th>발령 기준</th><th>주민 행동 요령</th></tr><tr><td>주의보</td><td>0.12ppm 이상</td><td>주민의 실외활동 및 자동차사용 자제 요청 등</td></tr><tr><td>경보</td><td>0.3ppm 이상</td><td>주민의 실외활동 제한 요청
자동차 사용의 제한 명령 및 사업장의 연료사용량 감축 권고 등</td></tr><tr><td>중대경보</td><td>0.5ppm 이상</td><td>주민의 실외활동 금지 요청, 자동차 통행금지 및 사업장 조업시간 단축 명령 등</td></tr></table>※발령기준은 시간 평균농도를 기준으로 해당 지역의 대기자동측정소 오존농도로 하며, 1개소라도 발령기준 초과 시 해당 경보 발령</td></tr>
</table>

대기오염과 그 영향

기온역전

- 상부 기온이 하부 기온보다 높아지면서 **공기의 수직 확산이 일어나지 않아(대류현상 발생X)** 공기층이 반대로 형성되는 것
  - ㉠ 복사성 역전: 낮 동안 태양복사열로 인하여 지표면 온도가 높아지나 밤이 되면서 복사열 감소로 **지표 온도가 낮아져** 발생
  - ㉡ 침강성 역전: 고기압 중심부에서 맑은 날 공기가 침강, 압축하여 **따뜻한 200~300m 두께의 공기층(역전층)**을 이룸

[런던형 스모그와 LA형 스모그 비교]

	런던형 스모그(1952)	LA형 스모그(1954)
발생 시 온도	**-1~4℃**	**24~32℃**
발생 시 습도	85% 이상	70% 이하
기온역전 종류	**복사성 역전(지표성 역전)**	**침강성 역전(침강·단열압축)**
풍속	무풍	5m/sec 이하
발생하기 쉬운 달	12월, 1월	8월, 9월
주된 사용연료	석탄과 석유계	석유계
주된 성분	**SOx**, CO, 입자상물질	**NOx, 오존**, 유기물
반응유형	열적	**광화학적**, 열적
화학적 반응	환원	**산화**
최다 발생기간	이른 아침	낮
인체에 대한 영향	기침, 가래, 호흡기 질환	눈의 자극

열섬현상

- 인구밀도가 높고, 고층 건물이 밀집된 **도심지역**이 주변보다 **평균기온이 1~2℃ 높게** 나타나는 현상
- 주요원인: 지표면을 덮은 도시 매연, 도시 건물, 차량 등에서 방출되는 인공열 등

온실효과

- 이산화탄소, 메탄, 아산화질소, 염화불화탄소, 오존 등이 원인이 되어 **대류권의 기온상승**으로 기후가 온난해지는 현상
- 해수면 온도를 상승시켜 **엘니뇨 현상** 발생

오존층파괴

- 성층권에 존재하는 오존층은 자외선을 차단하여 지표의 생명체를 보호함
- 프레온가스, 이산화탄소, 메탄가스, 산화질소 등으로 인해 오존층 파괴되며 **피부암, 지구온난화**에 영향을 미침

산성비

- **pH 5.6 이하**의 빗물. **황산화물**과 **질소산화물**이 대기 중에서 산화되어 비 또는 안개의 형태로 지상에 영향을 주어 건물부식과 농작물피해, 호흡기질환 유발

미세먼지

- **미세먼지(PM-10)**는 입자크기가 10㎛ 이하인 먼지, **초미세먼지(PM-2.5)**는 2.5㎛ 이하인 먼지로 둘 다 **호흡기 질환** 등을 일으킴
- **초미세먼지**는 기도에서 걸러지지 않고 **폐포 깊숙이 침투**하여 폐를 통해 혈액으로 들어와 온몸 전체를 순환하여 조직 곳곳에 노화와 염증 발생시켜 호흡기 계통은 물론 당뇨나 동맥경화 같은 만성질환 발생의 위험이 있음
- 환경부 대기환경기준: 미세먼지(PM-10) 기준은 하루 평균 **100㎍/m³** 이하, 초미세먼지(PM-2.5) 기준은 **50㎍/m³** 이하
- **시·도지사**는 대기오염도가 대기에 대한 환경기준을 초과하여 주민의 건강이나 재산, 동식물의 생육에 심각한 위해를 끼칠 우려가 있다고 인정되면 그 지역에 대기오염경보 **발령**과 필요한 조치를 할 수 있으며, 발령 사유가 없어진 경우 즉시 해제해야 함

[미세먼지 경보 단계]

	미세먼지(PM-10)	초미세먼지(PM-2.5)	주민행동요령
주의보	시간당 평균농도 150㎍/m³ 이상 2시간 이상 지속 (100㎍/m 미만 해제)	시간당 평균농도 75㎍/m³ 이상 2시간 이상 지속 (35㎍/m 미만 해제)	• 실외수업 단축 또는 금지 • 시설 내 기계, 기구류 세척 등 식당 위생관리 강화
경보	시간당 평균농도 300㎍/m³ 이상 2시간 이상 지속 (150㎍/m 미만 해제)	시간당 평균농도 150㎍/m³ 이상 2시간 이상 지속 (75㎍/m 미만 해제)	• 질환자 파악 및 특별관리(진료, 조기 귀가 등) • 등·하교(원) 시간조정, 휴업권고

※황사주의보는 2017년부터 미세먼지예보로 대체됨

03 물과 건강

물		
물	위생학적 의의	• **인체의 70%**는 물로 구성됨 • 체내 수분이 10% 감소 시 병적 상태로 경련, 사지 위축, 정신 흥분이 나타나고 20~22% 감소 시 사망에 이름 • 물은 **콜레라, 장티푸스, 이질 등 전염병의 비활성 매개체**로 알려져 있으나 수중 병원체는 부적당한 온도, 영양부족, 일광 살균작용 등으로 서서히 사멸함
	자정작용	• 침전: 중력, 흡착 및 유속에 의함 • 희석 • 일광: 직사광선의 자외선에 의함 • 산화: 폭기에 의함

상수

상수		
상수		• 상수도: 중앙 급수를 통해 일정한 인구 집단에게 공공적으로 보건상 **양질의 물을 공급**하기 위한 설비 • 수원: 우수·천수, 지표수(대부분의 상수), 지하수(비교적 안정적, 높은 오염가능성), 복류수(지하수면이 하천수와 밀착, 낮은 탁도) • 정화과정: 침전(보통·약품) → 폭기 → 여과(완속·급속) → 소독
정수 과정	침전	• 물속의 비중이 무거운 부유물을 가라앉혀 색도, 탁도, 냄새 등을 감소시키는 방법 ㉠ 보통침전법: 유속을 늦추고 **12시간(장시간) 체류**시켜 색도, 탁도, 세균수를 감소시키는 것으로 **완속여과** 시 사용 ㉡ 약품침전법: 응집제로 **황산알루미늄**을 사용하며 주로 **급속여과** 시 사용. **적은 시간(2~5시간)** 소요(대도시용)
	폭기	• 물과 공기를 밀접하게 접촉시키는 인공정수법으로 인위적으로 **산소를 공급**하여 **산화작용**과 **호기성 세균에 의한 소화작용**을 촉진함 • 물의 pH를 높이고, 수온, 냄새, 맛이 감소함
	여과	• 침전지의 물을 자갈 또는 모래층으로 통과시켜 그 부유물 및 고형물을 완전히 제거하는 방법 ㉠ 완속여과법: **보통침전법**으로 침전시킨 후 여과지로 보내는 방법으로 여과지 상층은 작은 모래, 아래층은 큰 돌을 사용하여 여과함 ㉡ 급속여과법: **약품침전법**으로 침전시킨 후 여과지로 보내는 방법으로 완속여과보다 40배 빠름

	완속여과법(영국식)	급속여과법(미국식)
여과 전 침전법	**보통침전법**	**약품침전법**
청소방법	사면대치	역류세척
여과속도	3m(6~7m)/일	**120m/일(급속)**
1차 사용일수	1-2개월	1일 이하
탁도, 색도 높을 때	불리함	**좋음**
이끼류가 발생하기 쉬운 장소	불리함	**좋음**
수면이 동결하기 쉬운 장소	불리함(추운 곳은 미생물 활동 불리)	**좋음**
전처리	불필요(미생물 증식을 위해 안함)	절대 필요
면적	**넓음**	**짧고 좁음(도시용)**
비용	**건설비↑**, 경상비↓	건설비↓, **경상비↑**
세균 제거율	**98-99%(높음)**	95-98%(낮음)

<table>
<tr><td rowspan="5">정수 과정</td><td rowspan="5">소독</td><td>가열법</td><td>• 100℃ 끓는 물에서 15-20분간 가열하는 자비소독이며, 가장 안전한 소독법
• 75℃에서 15-30분간 끓이면 대부분의 병원균은 사멸되나 소규모의 음료수에만 적용될 수 있음</td></tr>
<tr><td>자외선법</td><td>• 투과력이 약하여 물이 혼탁할 때는 표면만 소독되는 단점이 있고 가격이 비쌈</td></tr>
<tr><td>오존소독</td><td>• 염소소독보다 살균력이 강하고 트리할로메탄(THM)의 생성 염려가 없으며 맛과 냄새가 없음
• 가격이 비싸고 잔류효과 없음</td></tr>
<tr><td>염소소독</td><td>• 우리나라에서 주로 사용하는 화확적 소독법의 대표적인 방법으로 0℃, 4기압에서 액화한 염소를 수도에 섞는 방법
• 장점: 강한 소독력(산화력), 저렴한 가격, 큰 잔류효과, 간편한 조작법
• 단점: 염소의 냄새 및 독성, 발암물질인 트리할로메탄(THM) 생성
※부활현상
㉠ 물에 염소를 주입하면 잔류염소가 증가하다가 어느 시점에 하강하면서 거의 0에 가까워졌다가 다시 증가하기 시작하는 현상
㉡ 결합잔류염소가 0이 되는 점을 불연속점이라 하며, 불연속점 이상으로 염소를 주입하여 유리잔류염소가 검출되도록 해야 함
[유리잔류염소와 결합잔류염소의 비교]
<table>
<tr><td>유리잔류염소</td><td>• 염소주입량에 비례하여 증가하며, 0.2mg/L 정도로 소독 가능
• 염소가 HOCl, OCl^{-}로 존재
• 강한 살균력과 냄새
• 상수의 유리잔류염소 규정: 수도꼭지에서 0.1mg/L 이상을 유지하도록 되어 있으나 병원미생물에 오염되었거나 오염될 우려가 있는 경우 0.4mg/L 이상 유지</td></tr>
<tr><td>결합잔류염소</td><td>• 염소가 암모니아나 질소화합물과 반응하여 존재하는 형태
• 약한 살균력, 냄새는 감소, 잔류효과는 증가
• 상수의 결합잔류염소 규정: 수도꼭지에서 0.4mg/L 이상 필요하며 병원미생물에 오염되었거나 오염될 우려가 있는 경우 1.8mg/L 이상 유지</td></tr>
<tr><td>비 교</td><td>• 살균력이 높은 순서: HOCl > OCl^{-} > 클로라민(결합잔류염소)
• 잔류효과: 결합잔유염소 > 유리잔류염소
• 살균력, 냄새: 유리잔류염소 > 결합잔류염소</td></tr>
</table></td></tr>
</table>

먹는 물

<table>
<tr><td>먹는물 관련 용어</td><td>• 먹는물: 먹는 데 통상 사용하는 자연 상태의 물, 자연 상태의 물을 먹기에 적합하도록 처리한 수돗물, 먹는샘물, 먹는염지하수, 먹는해양심층수
• 샘물: 암반대수층 안의 지하수 또는 용천수 등 수질의 안전성을 계속 유지할 수 있는 자연 상태의 깨끗한 물을 먹는 용도로 만든 원수
• 먹는 샘물: 샘물을 먹기에 적합하도록 물리적으로 처리하는 등의 방법으로 제조한 물
• 먹는물 공동시설: 여러 사람에게 먹는물을 공급할 목적으로 개발했거나 저절로 형성된 약수터, 샘터, 우물 등
• 건강상 유해영향 유기(무기)물질: 건강에 해로움이 확인된 유기(무기)물질을 말함
• 심미적 영향물질: 건강에 해로움은 확인되지 않으나, 심미적인 불쾌감을 줄 수 있는 물질 또는 수질의 전반적인 상태 판정을 위한 간접적인 검사항목으로 냄새, 맛, 색도, 탁도, pH, 염소이온, 과망간산칼륨 소비량 등이 해당함
• CFU(Colony Forming Unit): 눈으로 보기 힘든 미생물을 적절한 조건으로 성장시켜 미생물 1개체마다 눈으로 볼 수 있는 정도의 크기로 키운 집락의 단위</td></tr>
</table>

<table>
<tr><td>먹는물 수질</td><td>[먹는물 수질검사 검사주기별 항목]
• 매일 1회 이상: 냄새, 맛, 색도, 탁도, 수소이온농도(pH) 및 잔류염소
• 매주 1회 이상: 일반세균, 총대장균, 대장균 또는 분원성 대장균군, 암모니아성질소, 질산성질소, 과망간산칼륨 소비량 및 증발잔류물

[먹는 물 수질기준]
• 일반세균 1mL 중 100CFU 이하
• 암모니아성 질소 0.5mg/ℓ 이하
• 질산성 질소: 10mg/ℓ 이하
• 비소 0.01mg/ℓ 이하
• 벤젠 0.01mg/ℓ 이하
• 수은 0.001mg/ℓ 이하
• 크롬 0.05mg/ℓ 이하
• 납 0.01mg/ℓ 이하
• 대장균 100mL에서 무검출
• 질산성 질소 10mg/ℓ 이하
• 톨루엔 0.7mg/ℓ이하
• 총트리할로메탄 0.1mg/ℓ 이하
• 수소이온농도(pH) 5.8-8.5
• (유리)잔류염소 4.0mg/ℓ 이하
• 카드뮴 0.005mg/ℓ 이하
• 아연 3mg/ℓ이하
• 클로로포름 0.08mg/ℓ 이하
• 과망간산칼륨 소비량 10mg/ℓ 이하
• 염소이온 250mg/ℓ 이하
• 세슘(Cs-137) 4.0mBq/L 이하
• 붕소 1.0mg/ℓ 이하
• 포름알데히드 0.5mg/ℓ 이하
• 우라늄 30㎍/ℓ 이하
• 페놀 0.005mg/ℓ 이하
• 동 1mg/ℓ 이하
• 철 0.3mg/ℓ 이하
• 탁도 1NTU 이하
• 색도 5도 이하
• 경도 1000mg/ℓ이하(수돗물 300mg/ℓ이하, 먹는해양심층수 1200mg/ℓ이하)
• 불소 1.5mg/ℓ이하(샘물·먹는샘물, 염지하수·먹는염지하수는 2.0mg/ℓ이하)
• 무미·무취(소독으로 인한 것 제외)</td></tr>
</table>

하수

<table>
<tr><td>하수</td><td colspan="4">• 하수: 생활에서 발생하는 배수(오수, 우수)의 총칭으로 가정하수, 도로, 학교, 공장폐수, 축산폐수 등에서 발생함
• 하수처리: 가정이나 공장에서 배출하는 하수는 그 상태로 자연에 방류하면 생태계를 파괴하거나 수인성 전염병을 전파할 수 있으므로 이를 막기 위하여 하수를 인위적으로 물리화학적 또는 생물학적 방법으로 정화하는 것
㉠ 예비처리(1차 처리): 하수로 1차 처리로, 물리적 처리 방식으로 폐수(하수)내의 부유성 또는 침전성 고형물질을 제거하기 위함
㉡ 본처리(2차 처리): 미생물을 이용한 생물학적 처리 방식으로 혐기성 방식과 호기성 방식으로 구분함
• 하수처리 과정: 스크린 처리 → 침사지 → 침전지</td></tr>
<tr><td rowspan="9">하수 처리</td><td rowspan="2">예비처리</td><td>스크린 처리</td><td colspan="2">• 하수는 대형 부유물질을 제거하는 철책 장치(screening)를 거쳐 침사조로 감</td></tr>
<tr><td>침사법</td><td colspan="2">• 침사지로 유속을 감속(0.3m/sec)시켜 토사 등의 비중이 큰 물질을 침전시키는 방법</td></tr>
<tr><td rowspan="7">본처리</td><td rowspan="3">혐기성 처리</td><td colspan="2">• 하수에 공기의 차단으로 혐기성균을 증식시켜 분해 유도
[혐기성 하수처리 방법]</td></tr>
<tr><td>부패조</td><td>• 소규모 가정에서 사용하는 방법으로, 하수 중에 가벼운 것이 떠올라 공기를 차단하므로 부패조 내에 산소가 결핍되어 혐기성균에 의한 분해가 일어남
• 단점: 가스 발생으로 인한 악취 발생</td></tr>
<tr><td>임호프탱크</td><td>• 부패조의 결점을 보완하여 침전실과 부패실(침사실)로 분리하여 냄새가 역류하지 않도록 함</td></tr>
<tr><td rowspan="4">호기성 처리</td><td colspan="2">• 하수에 산소 공급으로 호기성균의 성장과 산화를 촉진하여 처리함
[호기성 하수처리 방법]</td></tr>
<tr><td>활성오니법</td><td>• 하수의 25% 정도를 호기성균이 풍부한 오니(sludge)로 채우고 산소를 충분히 주입하여 호기성균의 산화작용으로 유기물을 분해하거나, 활성오니와 유기물의 흡착으로 정화됨
• 경제적이며 좁은 면적에서도 가능하며 기계조작에 전문적 기술이 필요함
※오니: 하수에서 분리된 고형성분으로, 침전된 오니는 임호프탱크에 넣고 가온·소화하며 소화된 오니는 건조·탈수되어 비료로 사용되거나 매립 해상투기로 처분됨</td></tr>
<tr><td>살수여상법</td><td>• 비교적 큰 쇄석이나 코크스를 여상(filter)으로 덮은 표면 위에 증식한 호기성세균에 의해 정화되는 하수처리 장치로 주로 도시하수의 2차 처리에 이용됨
• 갑작스러운 수량변화에 대처 가능하나, 높은 수압이 필요하고 악취 발생</td></tr>
<tr><td>산화지법</td><td>• 하수를 연못이나 웅덩이에 저장하는 동안 자정작용에 의해 자연히 안정되어 가는 과정
• 겨울철 동결문제 발생, 소요 면적이 매우 넓음, 악취와 모기 발생</td></tr>
</table>

수질오염

구분	항목	내용
수질오염 원인	자연적 원인	• 동물의 배설물과 사체, 화산 폭발, 지진, 홍수 등에 의한 원인
	인위적 원인	• 가정 폐수, 화학비료나 살충제, 제초제 등이 빗물에 의해 하천에 유입, 공장의 폐기물이 하천으로 유입 등 ㉠ 발생량 순서: 생활하수 > 산업폐수 > 축산폐수 ㉡ 생물학적 산소요구량(BOD) 기준: 산업폐수 > 생활하수 > 축산폐수(오염도 순)
수질오염 현상	부영양화	• **질소나 인**을 함유한 생활하수, 축산폐수, 공장폐수 등이 하천에 **한꺼번에 다량 유입**되어 물속에서 **호기물과 무기물이 증식**하게 되는 현상 • 과정: **질소나 인 등의 무기물**이 지나치게 많으면 **조류가 과다하게 증식**하여 물 표면을 뒤덮어 햇빛을 차단하고, 물속의 **산소가 고갈**되어 혐기성 세균에 의한 불완전한 분해로 유기물이 부패되면서 물에서 악취가 나고 산소 부족으로 인해 결국에서는 수중 생물들이 죽게 됨
	적조현상	• **해수**에 **질소와 인**을 함유한 **영양염류의 과다 유입**으로 **플랑크톤**이 일시에 많이 번식하여 바다나 호수가 붉게 변하는 현상 • 플랑크톤 자체의 독성 또는 플랑크톤의 외부를 감싸는 점액질이 **물고기의 아가미를 덮어 호흡을 방해하여** 어패류가 죽고 수질이 악화됨 • 예방: 부영양화 예방과 양식장의 사료 과다사용 제한, 하수 및 폐수 슬러지의 해양투입 금지 등
	녹조현상	• **호수나 유속이 느린 하천**에 **질소와 인**을 함유한 **영양염류의 과다 유입으**로 **녹조류, 남조류 등**이 다량 번식하여 물색이 녹색으로 변하는 현상 • 예방: 생활하수의 충분한 정화, **물가에 뿌리를 내리고 사는 풀이나 나무**를 강가나 호숫가에 심어 뿌리를 통해 물속 영양염류를 흡수하도록 함
수질오염 사건	이타이이타이병 (1945)	• 아연공장에서 배출된 **카드뮴**이 쌀을 포함한 식물에 과다 흡수되고 이를 섭취한 사람들에게서 만성중독 증상이 나타남 • 증상: **골연화증**, 보행장애, 심한 요통과 대퇴 관절통, 신기능장애(단백뇨) 등
	미나마타병 (1952)	• 공장에서 **메틸수은화합물**이 유출되어 어패류에 오염을 일으켜 이를 먹은 사람에게서 질병이 발생함 • 증상: 사지마비, 청력장애, 시야 협착, 언어장애 등의 중추신경장애로 환자와 **태아**에게도 발병함
	가네미 사건 (1968)	• **미강유의 탈취공정** 중에 사용된 **PCB(폴리염화비페닐)**가 미강유에 혼입되어 그 사료를 먹고 죽은 닭을 섭취한 사람들이 중독현상을 일으킴 • 증상: 구토, 안질, **생식불능**, 언어장애, 사산, **피부장애(피부흑화)**, 간장애 등
	우리나라	1989. 수돗물 중금속 사건 1990. 트리할로메탄 사건 1991. 페놀유출사건 2007. 태안 기름유출사건
수질오염 측정지표	용존산소 (DO)	• 용존산소(DO; Dissolved Oxygen): 물속에 용해된 산소량(ppm)으로 생물의 생존에 절대적이며 물을 정화하는 중요한 역할을 하므로 수질평가의 중요한 지표이며, 오염된 물은 용존산소가 낮음 [용존산소가 높을 조건] • 수온 낮을수록 • 하천바닥 거칠수록 • 염분 낮을수록 • 공기와 접촉 표면 넓을수록 • 하천경사 급할수록 • 수심 얕을수록 • 유속 빠를수록 • 기압 높을수록 [용존산소와 물의 상태] ㉠ DO=0: 물이 썩음 ㉡ DO 2ppm 이상: 물에서 냄새 안남 ㉢ DO 4ppm 이상: 물고기 생존 가능 ㉣ DO 5ppm 이상: 어족보호 위한 권장량 ㉤ DO 8ppm 이상: 깨끗한 자연수

수질오염 측정지표	생물학적 산소요구량 (BOD)	• 생물학적 산소요구량(BOD; Biochemical Oxygen Demand): 물속의 **유기물질**이 **호기성 미생물**에 의해 **20℃에서 5일간** 생화학적으로 분해되어 안정화되는 데 필요한 산소의 양(ppm) • **BOD가 높다**는 것은 분해 가능한 유기물질이 수중에 많이 포함되어 있다는 것으로 **오염도가 높음**을 의미함
	화학적 산소 요구량 (COD)	• 화학적 산소요구량(COD; Chemical Oxygen Demand): 물속의 **유기물질**과 황화물 등 **산화성 무기물질**을 **산화제(과망간산칼륨)**에 의하여 화학적으로 산화시킬 때 소비되는 산소요구량(ppm) • **생물적·화학적으로 분해되지 않는 공장폐수**나, **염도가 높은** 해수, **이끼가 많은** 경우 물의 오염도를 측정하기 유용한 지표 • COD 값이 클수록 오염물질이 많이 있어 수질이 나쁨을 의미함
	부유물질 (SS)	• 부유물질(SS; Suspended Solid): 유기물과 무기물 두 가지로 **2mm이하의 고형입자** 물질로 일반적으로 **탁도**를 결정하며 **전반적인 수질을 판단**하는 수질검사의 지표로 널리 이용됨 ※탁도: 먹는물 수질 기준 O, 수질오염 평가 기준 X • 유기성 부유물은 기온, 밀폐 등에 의해 부패하여 메탄가스와 황화수소 등의 가스를 발생시킴
	수소이온농도	• **수소이온농도(pH) 5.8~8.5**가 가장 적합한 농도이며 pH 6~8이 어류의 생존에 적합함 • 외부에서 산성이나 알칼리물질이 유입되면 쉽게 변하므로 오염여부 판단 가능
	세균과 대장균군	• 수질오염의 지표로서 일반 세균수는 **생물학적으로 분해 가능한 유기물질**의 농도를 알 수 있는 지표 • **분변성 오염의** 지표이며, 대장균군의 검출은 **병원성은 낮지만** 장내세균 오염으로 수인성 전염병의 간접 지표임 • 검출방법이 간단하고 정확하며 일반적으로 **최확수(MPN)**라는 단위를 사용함 ※최확수(MPN): 검수 100㎖ 속에 든 대장균 수
	질소	• 암모니아성 질소는 하수의 **유기물질 분해** 시 형성되며 **수질오염의 유력한 지표임** • 유기 질소화합물은 분뇨, 공장폐수, 가정하수에 많음 • **암모니아성 질소의 검출**은 유기물질에 **오염된 시기가 최근**이라는 것과 **분변에 의한 오염**임을 의미함 ※유기 질소화합물(질소 유기물)의 분해과정: 단백질 → 아미노산 → **암모니아성 질소**→ 아질산성 질소 → 질산성 질소
	황화물, 유지류	• 황화물: **하수 및 산업폐수에 의한 오염**의 지표로서 황화물 총량, 용존 황화물, 이온화하지 않은 황화수소 등이 있음 • 유지류(grease): 유지, 파리핀, 유리지방산, 칼슘의 비누류, 광물류 및 용제에 녹는 물질이며 하수처리 과정에서 미생물이 유지 피막에 덮여 사멸하므로 부패의 원인이 됨

04 식품과 건강

<table>
<tr><td rowspan="2">식품 위생</td><td colspan="2">

• 식품 위생: 식품, 식품 첨가물, 기구 또는 용기나 포장을 대상으로 하는 음식에 대한 위생으로 식중독과 같은 피해를 미리 막기 위한 위생활동
• 식품 변질: 자연조건에 식품을 방치하여 식품의 **미생물이 효소작용에 의해 분해**되어 식품의 영양물질, 비타민 등의 파괴와 식품의 맛과 향의 손상이 발생하여 식용에 부적합하게 되는 상태
[식품 변질 유형]
부 패: • 미생물의 작용으로 **단백질**이 분해되어 암모니아 등 악취 발생
변 패: • 미생물의 작용으로 **지방질**이 분해되어 식품 성분이 변화되고 악취 발생
산 패: • 유지류 중 **불포화지방산**의 산화에 의해 불쾌한 냄새와 맛이 남
발 효: • 미생물의 작용으로 **탄수화물**이 유기산이나 알코올 등을 생성하는 현상 • 발효식품: 간장, 된장, 김치, 젓갈류, 절임식품 등으로 다량의 미생물과 대사산물을 함유하나 섭취해도 아무런 해가 없음

</td></tr>
<tr><td>식품위해요소
중점관리기준
(HACCP)</td><td>

• 식품위해요소 중점관리기준(HACCP): 식품의 **원료, 제조, 가공 및 유통의 모든 과정**에서 위해요소가 식품에 혼합되거나 오염되는 것을 **미연에 방지**하고자 각 과정을 중점적으로 관리하는 기준
[HACCP의 구성요소]
위해요소분석 (HA;Hazard Analysis): • 식품안전에 영향을 줄 위해요소와 이를 유발한 조건이 존재하는지 판별하기 위해 필요한 정보를 수집하고 평가하는 일련의 과정 • 위해요소: 원료와 공정에서 발생가능한 병원성 미생물 등 생물학적·화학적·물리적 요소
중점관리기준 (CCP;Critical Control Point): • HACCP을 적용하여 식품의 위해요소를 방지·제거하거나 안전성을 확보할 수 있는 단계 및 공정 • 관리기준과 한계기준으로 나뉨 • 일반적인 CCP ㉠시설, 설비의 위생유지 ㉡종업원의 개인위생 ㉢생물의 증식억제, 온도관리 ㉣기계, 기구의 위생 ㉤일상의 미생물 관리체계

</td></tr>
</table>

식품 보존방법

<table>
<tr><td rowspan="6">물리적
보존법</td><td>냉동냉장법</td><td>• 식품은 10℃이하에서 세균 발육이 억제되고 0℃ 이하에서 미생물의 증식이 억제되며 -5℃이하에서는 대부분의 번식이 억제됨
• 냉장은 0~5℃의 범위로 식품 보존, 냉동은 0℃ 이하로 보존</td></tr>
<tr><td>가열법</td><td>• 식품에 부착된 미생물을 죽이거나 효소를 파괴하여 식품의 변질을 예방함
[가열법의 종류 및 가열 방법]
저온살균법: • 60-65℃, 30분간 가열. 식품의 영양가 손실을 막고 단백질의 변성 예방
고온단시간살균법: • 70-75℃, 15초간 살균
초고온순간살균법: • 130-150℃, 2-3초간 살균
초음파가열살균법: • 100-200만 cycle 초음파를 이용하여 세균을 진동시켜 균체를 파괴 • 식품의 비타민 파괴를 막고 식품의 변색 저하</td></tr>
<tr><td>건조법</td><td>• 수분을 15% 이하로 유지하여 세균의 발육을 억제함</td></tr>
<tr><td>움저장법</td><td>• 감자, 고구마, 채소류 및 과일 등 땅속에 10℃, 습도 85%로 유지하여 저장</td></tr>
<tr><td>밀봉법</td><td>• 마른 식품이나 곡류를 외부 공기와 접촉을 차단하여 습기와 해충을 막음</td></tr>
<tr><td>통조림법</td><td>• 깡통 속에 가스를 제거하고 밀봉한 후 다시 가열처리하여 호기성 세균을 억제하는 방법(보툴리누스균 주의)</td></tr>
</table>

화학적 보존법	염장법	• **10%의 소금**을 뿌려 저장하여 삼투압에 의한 보존방법
	당장법	• **50%의 설탕**에 식품을 저장하여 미생물의 발육을 억제하는 방법으로 산(acid)과 병행하면 효과적
	산저장법	• **pH 4.9이하**로 낮은 **초산, 젖산** 등을 이용하여 미생물의 발육을 억제하는 방법으로 유기산이 무기산보다 효과가 큼
	훈연법	• **벚나무, 참나무** 등을 **불완전 연소**시켜 나오는 연기 중에 **알데하이드, 석탄산류**의 물질을 **어류, 육류**의 조직에 침투시켜 건조, 살균시켜 식품의 **저장성**과 **풍미**를 높임
	훈증법	• **탄화 염산, 질산 등의 훈증가스**를 이용해 충해, 충란, 미생물을 사멸시키는 방법
	가스저장법	• 과실류, 야채류 등에 **탄산가스, 질소가스(불활성 가스)를** 이용하여 과실 호기성 부패균의 번식을 억제하는 방법

식중독

식중독

- 식중독: **식품이나 물을 매개**로 하여 **단시간 내 집단적으로 발생**하는 급성위장염 및 신경장애 등의 중독 증상을 총칭
- 식중독 3대 증상: 구토, 설사, 복통

[세균형 식중독과 바이러스형 식중독의 비교]

	세균성 식중독	바이러스성 식중독
특성	균에 의한 것 또는 **균이 생산하는 독소**에 의한 것	소형의 DNA 또는 RNA가 단백질에 둘러싸임
증식	적정한 온도, 습도, 영양성분에서 자체증식 가능	자체 증식 불가능, 숙주 존재 필수
발병량	일정량(수백~수백만) 이상의 균이 존재해야 가능	미량(10~100) 개체로도 발병 가능
증상	설사, 구토, 복통+메스꺼움, 두통, 발열 등	
치료	항생제 등으로 치료가능, 일부는 백신 개발됨	일반적 치료법이나 백신이 없음(대증치료)
2차 감염	2차 감염되는 경우 거의 없음	대부분 2차 감염됨
원인 병원체	• 감염형: 살모넬라, 장염 비브리오, 병원성 대장균 • 독소형: 보툴리누스, 포도상구균, 웰치균	노로바이러스, 로타바이러스, 장관아데노바이러스, 아스트로바이러스, A형간염 바이러스, E형간염 바이러스

[자연독 식중독]

	원인독소	증상	특징 및 예방
복어	tetrodotoxin	복어 난소, 고환, 내장 섭취 시 발생 지각마비, 두통, 복통, 언어장애, 호흡곤란 등	열에 강하여 210℃, 30분간 가열 유자격자만 조리
홍합·대합	mitilotoxin, saxitoxin	말초신경, 호흡중추마비	1~4월 패독발생예보 주의
조개·굴	venerupin	발열, 비출혈, 점막출혈, 혼수 상태	굴의 산란기(5~9월) 섭취 제한
버섯	muscarine	위장형, 콜라라형, 뇌증형(발한, 서맥), 산동, 근육 경직 등 증상 다양	7월에 다발, 발병률 100%
감자	solanine, sepsine	복통, 현기증, 의식장애, 호흡중추마비	감자 싹 부위 제거, 가열
맥각	ergotoxin	위장증상, 자궁수축으로 조산, 유산	높은 치사량
청매	amygadaline	위장증상, 두통, 지각 이상	익은 매실 섭취
독미나리	cicutoxin	복통, 구토, 현기증, 경련, 호흡중추마비	삶아서 섭취

세균성 식중독

	감염형 식중독	독소형 식중독
발생 원인	체내에서 대량으로 증식한 균이 소화기에 작용	세균 증가 시 발생하는 체외독소가 소화기에 작용
독소	균체 **내독소**(그람음성균의 지질다당체 부분)	균체 **외독소**(세균이 분비)
잠복기	**길**	**짧음**
균의 생사와 발병	**균이 사멸하면 식중독이 발생하지 않음**	생균이 전혀 없어도 발생할 가능성 있음
가열에 의한 예방효과	효과 있음	효과 없는 경우 많음(**열에 내성 강함**)

세균성 식중독의 원인균별 상세 비교

	식중독	잠복기	증상	원인식품	특징	예방
감염형 식중독	살모넬라 식중독	평균 24시간	복통, 설사, 구토, **급격한 발열** (38-40℃)	**덜 익은 육류**, 날계란, 유제품 등	치명률 0.03% **발병률 75% 이상**(높음) **한국에서 가장 흔한 식중독**	75℃, 1분 이상 가열, 생식 금지, 도축장 위생관리, 식품취급장소
	호염균 식중독 (장염 비브리오)	평균 12시간	설사, 복통, 구토, 미열, **콜레라와 유사**	**어패류, 해산물** (오징어, 회) 등	치명률 0.01% **여름철 집중발생**	**60℃, 5분 55℃, 10분 가열** 여름철 어패류 생식금지 저온저장 등
	병원성 대장균 식중독	1-3일	**심한 설사(장액성농)**, 고열, 두통, 복통	**대장균**에 의해 오염된 식품 (육가공류, 유제품, 급식 등)	**2차 감염 발생** (특히 **어린이**에게 급속확산)	다진 고기류는 중심부 74℃ 1분 이상 가열 생육과 조리된 음식 구분보관, **손 씻기**
독소형 식중독	포도상구균 식중독	평균 3시간 **(짧음)**	구역질, 복통, 구토, 설사 열이 있더라도 미열	육류 및 그 가공품, 유제품, 복합조리 식품 (김밥, 도시락 등)	주로 제조 시 감염 치명률 0.006%(낮음) 보통 1-2일 내 치유 봄·가을에 흔함	**화농성 및 인두염 질환자**의 **음식 취급 금지,** 5℃이하로 식품보관, 식기 멸균
	보툴리누스 식중독	평균 24시간	**신경계 증상**(연하곤란, **언어장애**, 시력저하, 안검하수, **공동확대)근육통 동반한 경련**, 타액분비 정지,호흡곤란 등	소시지, 육류, 통조림식품, 밀봉식품	치명률 6.7%(높음) 혐기성, 신경독소	외독소는 아포를 형성하므로 **고온에서 15분간 가열**, 통조림과 병조림은 포자사멸을 위한 **고압증기 멸균** 등 위생적 관리 필요
	웰치균 식중독	15시간	복통, 설사, 두통	육류, 어패류(단백질) 및 그 가공품, 주로 단체급식	발병률 50-60% (높은 편)	식품 오염방지, 가열 후 즉시 섭취 또는 급냉으로 세균증식 억제

05 환경과 건강

폐기물	• 폐기물: 쓰레기, 연소재, 오니(오염 물질을 포함한 진흙), 폐유, 폐산, 폐알칼리 및 동물의 사체 등으로서 사람의 생활이나 산업활동에 필요하지 않게 된 물질 [폐기물의 분류] ㉠ 사업장 폐기물: 사업장에서 발생하는 폐기물로 사업장일반폐기물, 건설폐기물, 지정폐기물로 다시 나뉨 ※지정폐기물: 폐유·폐산 등 주변 환경을 오염시킬 수 있거나 **의료폐기물 등** 인체에 위해를 줄 수 있는 해로운 물질 ㉡ 생활폐기물: 사업장폐기물 외 폐기물로 일상생활에서 생기는 폐기물 [폐기물 관리 기본원칙] • 사업자는 제품의 생산방식 등을 개선하여 폐기물의 발생을 최대한 억제하고, 발생하는 폐기물을 **스스로 재활용**함으로써 폐기물의 배출을 최소화해야 함 • 누구든지 폐기물을 배출하는 경우 주변 환경이나 주민의 건강에 위해를 끼치지 아니하도록 사전에 적절한 조치를 해야 함 • 폐기물은 그 처리과정에서 양과 유해성을 줄이도록 하는 등 환경보전과 국민건강보호에 적합하게 처리되어야 함 • **폐기물로 인하여 환경오염을 일으킨 자**는 **오염된 환경을 복원할 책임**을 지며, **오염으로 피해의 구제에 드는 비용을 부담해야** 함 • **국내에서 발생한 폐기물**은 **가능하면 국내에서 처리**되어야 하고, 폐기물의 수입은 되도록 억제되어야 함 • 폐기물은 소각, 매립 등의 처분을 하기보다 **우선적으로 재활용함**으로써 자원 생산성의 향상에 이바지하도록 하여야 함

폐기물 처리방법	폐기물 처리과정: 발생 → 배출 → 수집 → 운반 → 중간 처리(파쇄, 압축, 소각, 퇴비화) → 최종처분(위생매립, 해양투기)	
	파쇄	• 폐기물의 크기를 원래 형태보다 작게 함으로써 폐기물을 균일한 형태로 만드는 방법. 유리
	압축	• 음료수 캔 등의 폐기물의 밀도를 증가시켜 효율적으로 저장, 운반할 수 있도록 처리하는 방법
	열처리	• 고온에서 폐기물을 가스상, 액상, 고체상 물질로 전환하는 방법 폐기물의 부피를 감소시키고 에너지를 회수함
	고화처리	• 폐기물을 고체 형태로 고정시키는 물질과 혼합시켜 고체 구조 내에 폐기물을 물리적으로 고정시키고 화학적으로 안정화함 • 자연계로의 유출이 느려지므로 환경오염의 가능성은 낮지만 폐기물의 부피가 무게가 증가하여 비용 증가 • 고농도의 중금속 폐기물, 시멘트 기초법, 석회 기초법 등
	투기법	• 폐기물을 육상, 해상에 내다버리는 방법으로 해충과 쥐 등의 발생원이 되므로 비위생적임
	퇴비법	• 유기물을 퇴적하여 호기성 미생물에 의해 산화·발효시키는 방법으로 농촌에 적합함
	소각법	• 고체폐기물을 연소시켜 양을 줄이고 발생된 잔여물을 매립처리하는 것으로 매립장 확보가 어렵거나 폐기물 발생량이 증가할 경우 사용 • 장점: 소각 중 발생하는 폐열을 재이용하여 발전, 난방 등에 이용하며 기후조건에 영향 받지 않고 위생적임 • 단점: 건설비와 운영비가 비싸고 고도의 기술이 요구되며 대기오염의 원인이 됨 [참고: 다이옥신] • 상온에서 무색의 결정성 고체이며 물에 잘 녹지 않으며 열화학적으로 안정하여 자연계에서 한번 생성되면 **잘 분해되지 않음** • **지방에는 잘 녹아** 생물체의 **지방조직에 농축**되는 성질을 가짐 • 주로 **염소를 포함**하는 화합물의 **연소에 의해 생성**되고, **제초제, 고엽제** 등을 제조하는 과정에서 불순물로 존재하기도 하며 **쓰레기 소각**이 다이옥신 발생의 주요 원인임
	매립법(매몰)	• 폐기물을 투입·압축한 후 흙으로 덮는 방법으로 냄새와 쥐 등의 침입을 방지해야 함 • 시설투자 비용 및 운영비용이 저렴하나 혹한기와 홍수 시에는 운영이 곤란하고 매립지 선정이 어려움

06 재난과 건강

<table>
<tr><td rowspan="4">재난 정의</td><td colspan="3">• 재난: 국민의 생명, 신체 및 재산과 국가에 피해를 주거나 줄 수 있는 것
[재난의 분류]</td></tr>
<tr><td>자연재난</td><td colspan="2">• 태풍, 홍수, 호우, 강풍, 풍랑, 해일, 대설, 한파, 낙뢰, 가뭄, 폭염, 지진, 황사, 조류 대발생, 조수, 화산활동, 소행성·유성체 등 자연우주물체의 추락·충돌, 그 밖에 이에 준하는 자연현상으로 인하여 발생하는 재해</td></tr>
<tr><td>사회재난</td><td colspan="2">• 화재·붕괴·폭발·교통사고(항공사고 및 해상사고 포함)·화생방사고·환경오염사고 등으로 인하여 발생하는 대통령령으로 정하는 규모 이상의 피해
• 에너지·통신·교통·금융·의료·수도 등 국가핵심기반의 마비
• 「감염병의 예방 및 관리에 따른 법률」에 따른 감염병
• 「가축전염병예방법」에 따른 가축전염병의 확산
• 「미세먼지 저감 및 관리에 관한 특별법」에 따른 미세먼지 등으로 인한 피해</td></tr>
<tr><td colspan="3">• 해외재난: 대한민국 영역 밖에서 대한민국 국민의 생명·신체 및 재산에 피해를 주거나 줄 수 있는 재난으로 정부차원의 대처가 필요한 재난
• 재난관리: 재난의 예방, 대비, 대응 및 복구를 위하여 하는 모든 활동</td></tr>
<tr><td>재난 특성</td><td colspan="3">• 누적성: 재산은 한순간에 발생하는 것이 아니라 오랜 시간 동안 누적되어 온 위험요소들이 특정한 시점에 밖으로 표출된 결과일 뿐임
• 불확실성: 재난은 정해진 형태가 없어 진화하며 불확실함
• 상호작용성: 재난은 한 가지 원인에 기인하는 것이 아니라 여러 가지 원인들이 복합적으로 개입하는 특성이 있음
• 복잡성: 재난은 복잡한 원인들에 기인함. 복잡성의 원인 중 하나는 재난의 상호작용성 때문임</td></tr>
<tr><td rowspan="5">국가
재난단계
(위기단계)</td><td>단 계</td><td>판단기준</td><td>비고</td></tr>
<tr><td>관심
(Blue)</td><td>• 해외 신종 전염병 발생
• 국내 원인불명 감염자 발생
• 태풍·집중호우 발생 기상 정보</td><td>재난 대책반 운영
위기징후 모니터링 및 감시
대응역량 정비
필요시 현장 방역 조치 및
방역 인프라 가동</td></tr>
<tr><td>주의
(Yellow)</td><td>• 해외 신종 전염병의 국내 유입(국내 제한적 전파)
• 국내에서 신종 전염병 발생(국내 제한적 전파)
• 지역별 재출현 전염병 발생
• 대규모 침수지역 및 수인성 전염병 발생</td><td>중앙방역대책본부 운영
유관기관 협조체계 가동
현장 방역 조치 및 방역 인프라 가동
모니터링 및 감시 강화</td></tr>
<tr><td>경계
(Orange)</td><td>• 해외 신종 전염병의 국내 유입 후 타 지역으로 전파(지역사회 전파)
• 국내 신종 전염병의 타 지역으로 전파
• 재출현 전염병의 타 지역으로 전파
• 수인성 전염병의 타 지역으로 전파</td><td>중앙방역대책본부 운영 지속
중앙사고수습본부 운영
필요 시 총리 주재 회의 개최
범정부 지원본부 운영 검토
유관기관 협조체계 강화
방역 및 감시 강화 등</td></tr>
<tr><td>심각
(Red)</td><td>• 해외 신종 전염병의 전국적 확산 징후
• 국내 신종 전염병의 전국적 확산 징후
• 재출현 전염병의 전국적 확산 징후
• 수인성 전염병의 전국적 확산 징후</td><td>범정부적 총력 대응
필요시 중앙재난안전대책본부 운영</td></tr>
</table>

「재난 및 안전관리 기본법」에 근거한 국가 재난관리체계

<table>
<tr><td>행정안전부</td><td>• 재난 및 안전관리의 중앙행정조직
• 행정안전부장관: 국가 및 지방자치단체가 행하는 재난 및 안전관리 업무를 총괄·조정함
• 중앙재난안전대책본부: 행정안전부 내 재난 및 안전관리 업무 담당부서로, 본부장은 행정부장관이 맡음

[재난사태 선포]
• 행정안전부장관은 대통령령으로 정하는 재난이 발생하거나 발생할 우려가 있는 경우 사람의 생명·신체 및 재산에 미치는 중대한 영향이나 피해를 줄이기 위하여 긴급한 조치가 필요하다고 인정하면 중앙위원회의 심의를 거쳐 재난산태를 선포할 수 있음
• 재난상황이 긴급하여 중앙위원회의 심의를 거칠 시간적 여유가 없다고 인정하는 경우에는 중앙위원회의 심의를 거치지 않고도 재난사태를 선포할 수 있음</td></tr>
<tr><td>안전관리
위원회</td><td>• 재난과 안전관리 관련 정책을 심의·조정하는 기구
㉠ 중앙안전관리위원회: 재난 및 안전관리에 관한 사항을 심의하기 위하여 국무총리 소속으로 설치
㉡ 지역안전관리위원회: 지역별 재난 및 안전관리에 관한 사항을 심의·조정하기 위해 시·도, 시·군·구의 지방자치단체장 소속으로 설치</td></tr>
<tr><td>재난안전
대책본부</td><td>• 대규모 재난의 대응·복구 등 수습에 관한 사항을 총괄·조정하고 필요한 조치를 위하여 설치함
㉠ 중앙재난안전대책본부: 행정안전부에 설치하며 재난관리책임기관의 장에게 지원요청, 수습본부장과 지역대책본부장에 대한 지휘 등 수행

[중앙재난안전대책본부 본부장, 차장 관련]
• 중앙재난안전대책본부 본부장은 행정안전부장관으로 하나, 해외재난의 경우 외교부장관이, 방사능재난의 경우 중앙방사능방재대책본부장이 각각 중앙대책본부장의 권한을 행사함
• 행정안전부장관이 국무총리에게 건의하거나, 국무총리가 범정부적 차원의 통합대응이 필요하다고 인정하는 경우 국무총리가 중앙대책본부장 권한을 행사하며, 중앙대책본부 차장으로 행정안전부장관, 외교부장관(해외재난), 원자력안전위원회 위원장(방사능 재난)이 되며, 국무총리가 필요하다고 인정하여 지명하는 중앙행정기관의 장은 행정안전부장관, 외교부장관(해외재난) 또는 원자력안전위원회위원장(방사능 재난)과 공동으로 차장이 됨

[특별재난지역 선포]
• 중앙재난안전대책본부장(중앙대책본부장)은 대통령령으로 정하는 규모의 재난이 발생하여 국가의 안녕 및 사회질서의 유지에 중대한 영향을 미치거나 피해를 효과적으로 수습하기 위하여 특별한 조치가 필요하다고 인정하거나 지역대책본부장의 요청이 타당하다고 인정하는 경우 중앙위원회의 심의를 거쳐 해당 지역을 특별재난지역으로 선포할 것을 대통령에게 건의할 수 있으며, 선포를 건의받은 대통령은 해당 지역을 특별재난지역으로 선포할 수 있음

㉡ 지역재난안전대책본부: 관할지역의 재난수습 업무의 총괄·조정과 필요한 조치를 위해 시·도, 시·군·구의 지방자치단체장 소속으로 설치함</td></tr>
<tr><td>사고수습본부</td><td>㉠ 중앙사고수습본부: 재난이 발생하거나 발생할 우려가 있는 경우에는 재난상황을 효율적으로 관리하고 재난을 수습하기 위하여 재난관리주관기관의 장이 설치하며 중앙사고수습본부장은 재난관리주관기관의 장이 맡음
※재난관리주관기관의 장: 환경재난의 경우 환경부장관, 감염병재난의 경우 보건복지부장관
㉡ 지역사고수습본부: 수습본부장은 지역사고수습본부를 운영할 수 있으며, 지역사고수습본부의 장은 수습본부장이 지명함</td></tr>
<tr><td>긴급구조
통제단</td><td>㉠ 중앙긴급구조통제단: 긴급구조에 관한 사항의 총괄·조정과 긴급구조활동 지휘·통제, 긴급구조기관 및 지원기관 간 역할분담을 행하며 소방청장이 중앙긴급구조통제단의 단장을 맡음
㉡ 지역긴급구조통제단: 지역별 긴급구조에 관한 사항을 총괄·조정하며 시·도 긴급구조통제단 단장은 소방본부장이, 시·군·구 긴급구조통제단 단장은 소방서장이 맡음</td></tr>
</table>

재난관리 단계

<table>
<tr><td>재난관리 과정</td><td colspan="4">㉠ 예방: 재난의 완화 및 예방단계로, 재난이 발생하기 전 위험요인을 억제·완화하기 위해 장기적 관점에서 행해지는 모든 활동
㉡ 대비: 재난발생 가능성이 높은 경우 재난발생 전 재난에 대비·계획하는 단계
㉢ 대응: 실제 재난이 발생한 경우 재난관리기관이 수행해야 하는 각종 업무
㉣ 복구: 재난 상황 종료 후 재난 발생 이전으로 복구시키는 장기적인 활동</td></tr>
<tr><td rowspan="4">과정별 내용</td><td>예방</td><td>• 재난관리책임기관 장의 재난 예방조치
• 재난방지시설의 관리
• 재난예방을 위한 안전조치
• 재난관리조직, 비상활동계획, 자원관리
• 재난보험제도 및 재난피해보상제도 마련</td><td>• 국가기반시설의 지정 및 관리
• 재난안전분야 종사자 교육
• 재난관리체계 등에 대한 평가
• 위험성 분석 및 위험 지도 작성
• 재난 예방 및 장기계획 수립</td><td>• 특정관리대상지역의 지정 및 관리
• 재난예방을 위한 긴급안전점검
• 재난발생 지휘체계 구축, 홍보
• 개발규제나 안전기준 등 법규 마련
• 재난발생 시 관련 기관 협조대책 수립</td></tr>
<tr><td>대비</td><td>• 구호물자 확보 및 비축
• 기능별 재난대응 활동계획의 작성·활용
• 재난분야 위기관리 매뉴얼 작성·운용
• 재난대비훈련 기본계획 수립</td><td>• 재난관련 대국민 홍보(교육)
• 재난대비 훈련 및 연습 실시
• 재난현장 긴급통신수단의 마련</td><td>• 국가 재난관리 기준의 제정·운용 등
• 재난안전통신망의 구축·운용
• 비상경보체계 구축</td></tr>
<tr><td>대응</td><td>• 재난사태 선포, 대책본부 가동
• 동원명령 및 대피명령
• 통행제한, 질서유지
• 대응기관 간 협조 및 조정
• 현장수습 및 관리
• 임시현장진료소 운영 및 방역조치</td><td>• 응급조치, 응급의료체계 운영
• 위험구역 설정
• 긴급구조
• 피해자 보호 및 구호(관리)
• 의약품과 구호물자 전달
• 임시대피소 마련</td><td>• 위기경보 발령(경보·비상방송)
• 강제 대피 조치
• 피해상황 파악 및 응급 복구
• 희망자 탐색·구조와 응급의료지원
• 부상자 중증도 분류</td></tr>
<tr><td>복구</td><td>• 잔해물 제거, 감염 예방, 이재민 지원
• 임시 거주지 마련, 시설 복구
• 복구지원 관련기관 업무 협조
• 특별재난지역의 선포 및 지원
• 보건의료서비스체계 재확립</td><td>• 피해규모 및 상황 파악
• 생존자에 대한 구조 및 구급활동
• 긴급지원 물품 제공
• 재발방지대책 수립</td><td>• 재난복구계획의 수립·시행
• 전문치료 의뢰
• 무료진료소 설치·운영
• 책임기관 및 유발자 법적 처리</td></tr>
</table>

재난간호

<table>
<tr><td rowspan="4">단계별 재난간호</td><td>예방단계</td><td>시 기</td><td colspan="2">재난 간호 업무</td></tr>
<tr><td>일차예방</td><td>재난 전</td><td>• 예방접종 실시
• 재난발생을 통제 및 예방</td><td>• 응급처치, 개인위생, 손상예방에 대한 교육 실시
• 재난 발생 시 구호물품 조달체계 및 위생체계 확립</td></tr>
<tr><td>이차예방</td><td>재난 중</td><td>• 피해자 탐색 및 구조, 중증도에 따른 희생자 분류
• 단기 상담 및 중재 제공</td><td>• 응급의료 시행
• 감염성 질환 통제</td></tr>
<tr><td>삼차예방</td><td>재난 후</td><td>• 시설 및 체계 복구
• 장기상담 및 정신건강 중재 시행</td><td>• 피해자의 신체적·정신적 재활
• 재난 실천계획 재정비(재수립)</td></tr>
<tr><td>환자 중증도 분류체계 (triage system)</td><td>긴급환자
(red)</td><td colspan="3">• 수분 혹은 수시간 이내 응급처치가 필요한 중증 환자로, 부상이 심각하지만 치료 후 생존할 것으로 예상되는 환자
• 치명적이거나 사지절단의 위험이 있는 손상
• 개방성 흉부열상, 긴장성 기흉, 혼수 상태의 중증 두부손상, 경추손상 의심
• 대량출혈, 매우 낮은 혈압(수축기 혈압 80㎜Hg이하인 쇼크)
• 기도화상 동반한 중증 화상 또는 안면화상, 50%이상 2-3도 신체화상
• 원위부에서 맥박이 촉진되지 않는 골절
• 심장병, 저체온증, 지속적인 천식 또는 경련, 인슐린 쇼크 저혈당</td></tr>
</table>

환자 중증도 분류체계 (triage system)	응급환자 (yellow)	• 부상이 심하지만 발병한 위험성없이 **치료가 지연되어도 괜찮은** 환자(수시간 내로 치료 필요한 중증환자) • **중증 화상, 경추를 제외한 척추손상**, 중증출혈, **다발성 골절**, 안구돌출성 외상, 감전 화상 • 철저한 관찰이 필요하며, 쇼크 등의 증상을 보일 시 우선순위 1등급으로 재분류될 수 있음
	비응급환자 (green)	• 이송이 필요 없고 현장에서 처치 후 귀가할 수 있는 상태 • 부상이 크지 않아 치료를 기다릴 수 있는 환자로 대부분 보행이 가능한 환자 • 구조적 합병증을 동반하지 않는 최소한의 부상을 가진 자 • 좌상, **폐쇄성 골절**, 소량의 출혈, 탈골, 동상, **정신과적 장애**, 경증 열상, 단순골절, 경증 화상, 타박상 등
	지연환자 (black)	• 생존가능성이 희박한 중증 손상 상태 또는 이미 사망한 환자 • 심폐소생술 시도해도 효과가 없다고 판단되는 경우 • 30분 이상 심장과 호흡의 정지가 확인된 경우 • 머리나 가슴이 짓눌린 압좌 부상같은 심각한 부상을 가진 자로서 최선의 환경을 제공하여도 **생존 가능성이 없는 상태**
	오염환자 (복합색)	• 위험한 박테리아나 화학물질에 오염된 자 • 치료 전 오염되지 않은 지역으로 빨리 이동하거나 격리해야 함
재난간호 윤리 원칙		• 공정성: **재난에 취약한 집단에게** 자원과 노력을 더 집중해야 함 • 돌봄의 의무: 부족한 자원으로 치료선택에 제한이 생길지라도 환자를 돌보는 의무를 포기하지 않아야 함 • 자원분배의 의무: **최대한 많은 수**의 환자를 구하기 위해 부족한 자원을 분배해야 함

국제 재난 구호활동

국제 재난 구호 활동	구호 활동	• **단기적 구호활동**으로 재해로 인해 당장 해결해야 할 최저 삶의 유지책을 제공함(2차예방) • 안전한 곳에서의 임시 거주지 마련, 급수 제공, 의료지원(전염병 관리와 환경위생관리 포함), 홍보 및 지원금 모금 등
	개발 활동	• 재난으로 인해 황폐화된 지역의 재활을 위해 **장기적 발전**을 위한 개발활동(3차예방) • 지하수개발, 일차보건의료 조직, 식량 생산 지도, 기술교육 및 일반교육, 현지 개발요원 훈련
국제 재난 구호 단체	국경없는 의사회 (MSF)	• 국제사단법인으로 의료인 자원봉사자들의 의료활동을 위해 조직된 세계 최대 규모의 독립된 국제의료구호 단체 • 1999년 노벨평화상 수상 • 주요사업: 일차보건의료, 수술, 재활, 치료급식소 운영, 위생프로그램, 현지 의료요원 훈련 등
	국제적십자사	• 국제적십자위원회와 각국의 적십자사가 모여 이루는 국제적십자연맹으로 구성된 국제 비정부기관 • 국제인도주의 실천기구로서 재난 구호사업 지원 • 대한적십자사는 1996년부터 국제구호요원을 양성하기 위한 기초훈련과정 운영
	유니세프 (UNICEF)	• 어린이를 돕는 유엔기구로 1946년 제2차 세계대전 이후 전쟁에 고통받는 유럽과 중국의 어린이를 구호하기 위해 창립됨 • 1953년 유엔의 상설기구로 정착하여 빈곤과 질병으로 고통받는 전 세계 어린이들 지원 • 1965년 노벨평화상 수상 • 주요사업: 개발도상국 어린이들의 영양, 보건, 식수공급 및 위생, 기초교육, 긴급구호, 어려운 처지의 어린이 보호
	유엔난민 고등판무관 (UNHCR)	• UN High Commissioner for Refugees • 1951년 유엔총회에서 결의되어 창립 • **난민**의 보호와 문제해결을 위해 유엔협약과 프로토콜에 따른 인도주의적활동을 하는 국제기구
	한국 국제협력단 (KOICA)	• 과거 원조를 받던 한국이 **후발 개발도상국**을 정부차원에서 원조하는 **외교부 산하** 정부출연기관 • **1991년 설립**되어 한국과 개발도상국의 우호협력관계 및 상호교류를 증진하고 이들 국가들의 **경제·사회 발전**을 지원함으로써 국제협력을 증진하는 것을 목적으로 함 • 주요사업: 국가별 협력사업, 해외봉사단파견, 글로벌연수사업, 민관협력사업, 국제기구협력사업, 해외긴급구조사업 등
	한국국제보건 의료재단 (KOFIH)	• **보건복지부 산하**의 정부출연기관으로 지구촌 긴급구호 및 보건의료발전에 기여하고자 **2004년 발족** • **개발도상국, 북한, 재외동포 및 외국인근로자**등에게 높은 전문성이 요구되는 **보건의료 지원사업**을 수행함 • 주요사업: 해외재난 긴급구호사업, 개발도상국 및 북한 보건의료지원사업, 재외동포 보건의료지원사업 등

필수 학습 주제 셀프 점검표

주제를 읽고 학습한 내용이 머릿속에 정확히 떠오르는지 셀프 점검해봅시다.

점검 주제	학습 완료	학습 미흡
주제별 주요 국제 환경협약		
환경영향평가 정의 및 기능		
공기의 자정작용		
공기의 조성성분과 그 특징		
온열요소와 온열지수		
1차 대기오염물질과 2차 대기오염물질		
오존 경보 단계		
대기오염과 그 영향		
런던형 스모그와 LA형 스모그 비교		
미세먼지 경보 단계		
상수의 정수과정		
보통침전법과 약품침전법 비교		
완속여과법과 급속여과법 비교		
염소소독 장단점 및 유리잔류염소와 결합잔류염소의 비교		
먹는 물 수질기준		
하수 예비처리(스크린처리, 침사법)		
하수 본처리(혐기성처리, 호기성처리)		
수질오염 현상과 수질오염 사건		
수질오염 측정지표		
식품 변질 종류		
식품위해요소 중점관리기준(HACCP)		
식품 보존방법		
자연독 식중독		
세균성 식중독 - 감염형 식중독(살모넬라, 장염비브리오, 병원성 대장균)		
세균성 식중독 - 독소형 식중독(포도상구균, 보툴리누스, 웰치균)		
폐기물 처리과정		
재난의 분류(자연재난, 사회재난)		
국가 재난단계		
재난안전 관리기구		
재난관리과정(예방, 대비, 대응, 복구)		
중증도 분류체계(triage system)		

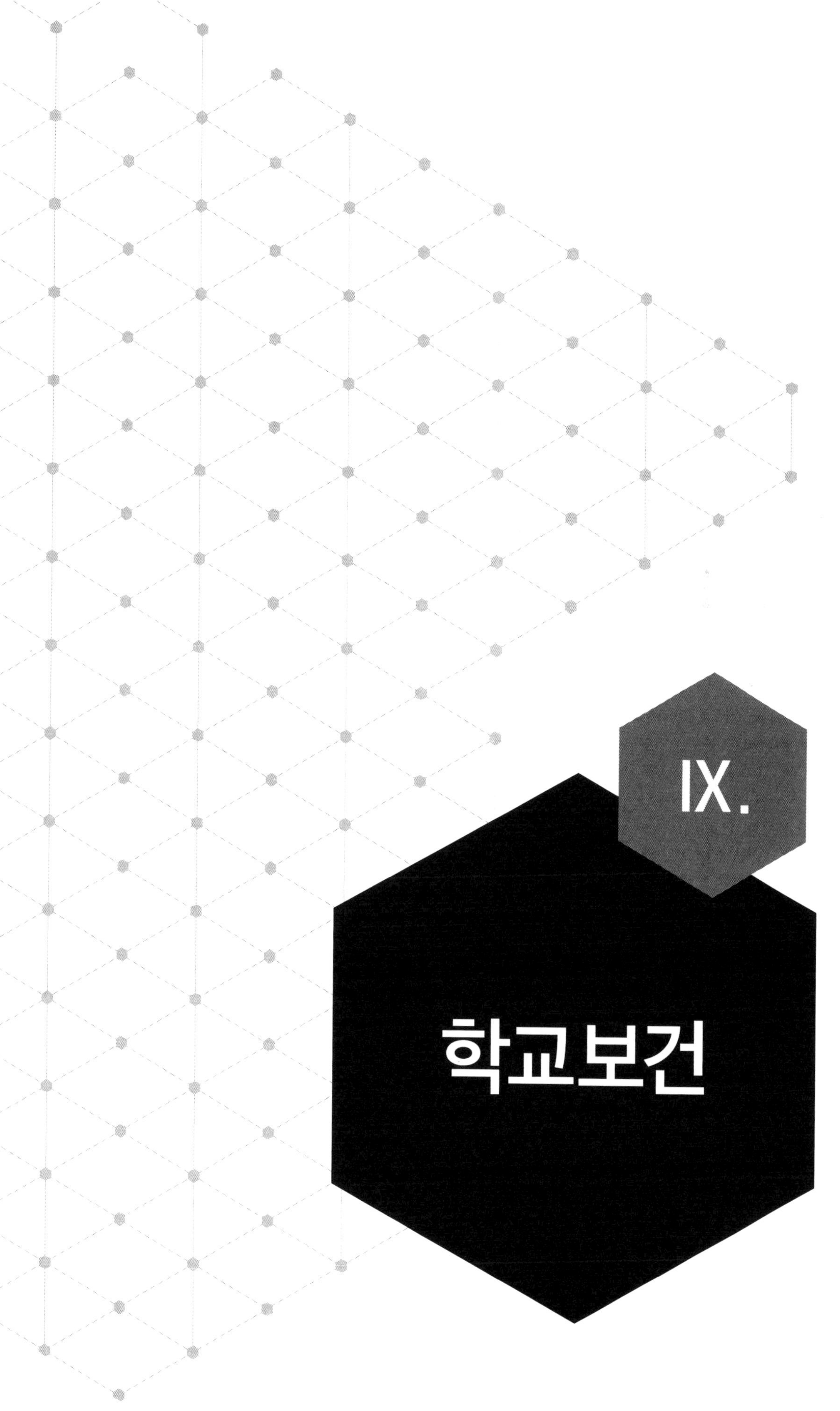

IX. 학교보건

01 학교보건의 이해

학교보건

학교보건	□「학교보건법」제1조: 학교의 보건관리와 환경위생 정화에 필요한 사항을 규정하여 **학생과 교직원의 건강을 보호·증진함**을 목적으로 한다. [학교보건의 중요성(필요성)] • 학생과 교직원을 합쳐 전체 인구의 약 25~30%의 높은 비율 차지 • 학생들을 통해 지역사회나 학부모에게까지도 정보를 전달하여 간접교육효과가 있으므로 그 파급효과가 매우 큼 • 학교보건사업은 학생의 건강과 학습능력을 증진시키는 가장 효율적이고 비용효과적 방법 • 학교사회는 집단화되어 있어 감염에 대한 저항력이 약한 학령기는 감염병 발생률이 높고, 감염병 발생의 근원이 됨 • 학교는 교육집단이므로 집단교육의 실시가 용이하고 이 시기의 보건교육의 효과는 일생 지속되고 습관화됨
학교보건 영역 (WHO)	[학교보건의 8가지 영역(WHO, 학교보건사업모형)] ① 학교보건서비스 ② 보건교육 ③ 정신건강서비스와 상담 ④ 건전한 학교환경 조성 ⑤ 영양서비스(학교급식) ⑥ 교직원 건강증진 ⑦ 체육교육 ⑧ 학부모 및 지역사회 참여(가족-지역사회 연계)
학교보건 역사	• 1967년「학교보건법」제정 및「전염병 예방법」,「결핵예방법」제정 • 1968년 양호교사 배치기준 법제화 • 1990년 양호교사의 직무 삽입 • 1998년 '양호실'이 '보건실'로 개칭 • 2002년 '양호교사'가 '보건교사'로 개칭 • 2008년 보건과목 신설: 보건교육의 교실수업 실시 • 2012년 건강증진학교 본격 실시
건강증진 학교	• WHO는 **학교에서의 개인과 지역사회의 건강증진을 위한 총체적 접근수단**으로 '건강증진학교'의 개념을 개발함 • WHO의 건강증진학교는 '교육과 건강'이라는 새로운 패러다임의 시작임 • 건강증진학교: 학생들에게 건강을 증진·보호할 수 있는 통합적·긍정적 경험과 구조를 제공하기 위해 학교의 모든 구성원이 함께 일하는 학교 [건강증진학교 6개 영역] ㉠ 학교보건정책 ㉡ 지역사회 유대관계 ㉢ 학교의 물리적 환경 ㉣ 개인건강기술과 활동능력 ㉤ 학교의 사회적 환경 ㉥ 학교보건서비스 [건강증진학교 원칙] • 학생 전체를 대상으로 학생들의 참여를 목표로 **학생들의 일상생활에 관한 전반적인 내용**을 포함함 • 학교건강증진은 학생들의 **건강문제 원인**이나 **결정요인**에 초점을 둠 • 학교건강증진은 학생들의 건강유해요인을 감소시키기 위한 **의사소통, 교육, 학교활동, 경제적 도움, 학교개발 등의 다양한 활동**을 포함함 • 학교건강증진의 가장 **중점적 역할**은 일차건강관리제공자인 **보건교사**임

02 학교보건인력

학교보건인력 배치 및 직무

<table>
<tr><td>보건교사 배치기준</td><td colspan="2">[개정된 「학교보건법」 보건교사 배치기준] 2021. 12. 9. 시행
㉠ 학교, 학급 규모에 상관없이 보건교사를 두어야 함(필수)
㉡ 동일 교육지원청 내 5학급 이하 2개교 이내로 순회보건교사를 둘 수 있음
㉢ 36학급 이상 학교에 보건교사 2인 배치 의무화: 학급기준 두 배 초과할 때마다 1명의 보건교사를 추가 배치하므로 72학급에는 3명의 보건교사가 배치됨</td></tr>
<tr><td rowspan="3">학교보건 인력 직무</td><td>보건교사</td><td>• 학교보건계획의 수립
• 학교 환경위생의 유지·관리 및 개선에 관한 사항
• 학생과 교직원에 대한 건강진단의 준비와 실시에 관한 협조
• 각종 질병의 예방 처치 및 보건지도
• 신체가 허약한 학생에 대한 보건지도
• 보건지도를 위한 학생 가정방문
• 교사의 보건교육 협조와 필요시의 보건교육
• 보건실의 시설·설비 및 약품 등의 관리
• 보건교육자료의 수집·관리
• 학생건강기록부 관리
• 다음의 의료행위
㉠외상 등 흔히 볼 수 있는 환자의 치료
㉡응급을 요하는 자에 대한 응급처치
㉢부상과 질병의 악화를 방지하기 위한 처치
㉣건강진단결과 발견된 질병자의 요양지도 및 관리
㉤위의 의료행위에 따르는 의약품 투여
• 학생과 교직원의 건강관찰과 학교의사의 건강상담, 건강평가 등의 실시에 관한 협조
• 그 밖에 학교의 보건관리
※ 학교의 장은 사전에 학부모의 동의와 전문의약품을 처방한 의사의 자문을 받아 보건교사 또는 순회 보건교사로 하여금 제1형 당뇨로 인한 저혈당쇼크 또는 아나필락시스 쇼크로 인하여 생명이 위급한 학생에게 투약행위 등 응급처치를 제공하게 할 수 있음</td></tr>
<tr><td>학교의사</td><td>• 학교보건계획의 수립에 관한 자문
• 학교환경위생의 유지·관리 및 개선에 관한 자문
• 학생과 교직원의 건강진단과 건강평가
• 각종 질병의 예방처치 및 보건지도
• 학생과 교직원의 건강상담
• 그 밖에 학교보건관리에 관한 지도</td></tr>
<tr><td>학교약사</td><td>• 학교보건계획의 수립에 관한 자문
• 학교환경위생의 유지·관리 및 개선에 관한 자문
• 학교에서 사용하는 의약품과 독극물의 관리에 관한 자문
• 학교에서 사용하는 의약품 및 독극물의 실험·검사
• 그 밖에 학교보건관리에 관한 지도</td></tr>
</table>

그 외 학교보건인력의 권한과 의무

구분	내용
학교의 장	[학교의 장 의무(직무)] • 학교의 환경위생 및 식품위생 점검 및 유지관리 • 건강검사 결과를 바탕으로 **학생건강증진계획 수립·시행** • 학생의 보건관리(보건교육 실시 등) • 교직원의 보건관리(건강검진의 결과 질병치료와 근무여건 개선 등) • **예방접종 완료여부의 검사**(초등·중학교장, 입학 후 **90일** 이내) • **교직원을 대상**으로 심폐소생술 등 **응급처치교육** 실시(이론2시간, 실습2시간) • 감염(의심)자의 **등교중지** • 학생의 안전관리 • 질병의 예방과 **휴업 조치(휴교X)** • 학생과 교직원에 대한 **건강검사** 실시 • 건강검사의 기록 및 관리(교육정보시스템 이용) • 치료 및 예방조치(필요시 보건소장에게 협조 요청) • 교내 감염병자(의심자) 발생: 교육감 경유하여 교육부장관에게 보고, 의사 등의 진단이나 검안 요구 또는 관할 보건소에 신고 [등교중지 관련] • **학교의 장**은 건강검사의 결과나 의사의 진단 결과 **감염병환자, 감염병의사환자 및 병원체보유자**인 **학생 또는 교직원**에 대하여 **대통령령으로 정하는 바**에 따라 **등교를 중지**시킬 수 있음(등교중지 사유와 기간을 구체적으로 밝혀야 함) • **교육부장관**이 감염병으로 인한 **주의 이상** 위기경보 발령되는 경우 **질병관리청장과 협의**하여 학교 내 감염자, 감염의심자의 **등교중지를** 관할청을 경유하여 **학교의 장에게 명할** 경우, 학교의 장은 지체 없이 등교를 중지시켜야 함 • 임시휴업 및 등교중지 현황, 감염병 발생 현황 등을 즉시 **감독청(교육청)에 보고**하고, **보건소에 신고**해야 함 • 담임교사는 감염 학생에게 등교중지 기간을 출석으로 인정됨을 알리고 필요한 행정조치를 함
교육감 (관할청)	• 감염병 예방과 학교보건에 필요시 **휴업 또는 등교수업일 조정** 및 **휴교명령** • 매년 지역의 여건 및 특색을 고려한 학생의 **신체 및 정신 건강증진**을 위한 **학생건강증진계획** 수립·시행
교육부장관	• 학생들을 대상으로 **심폐소생술 등 응급처치교육을 포함**한 보건교육 실시 • **감염병 예방 대책의 마련**(행정안전부장관과 보건복지부장관과 협의) 및 **감염병 대응메뉴얼** 작성·배포(보건복지부장관과 협의) • **대기오염대응매뉴얼**의 작성·배포(환경부장관과의 협의) • **학생건강증진 기본계획**의 수립·시행(5년 주기) • 학생의 신체 및 정신건강 증진의 지원을 위한 **학생건강증진 전문기관**을 설립 또는 지정(교육감과 협의) • 감염병으로 인한 **주의 이상** 위기경보 발령되는 경우 **질병관리청장과 협의**하여 감염자, 감염의심자의 **등교중지**를 **학교의 장에게** 명할 수 있음 [교육부장관이 **감염병**으로 인한 **등교중지**를 명할 수 있는 경우] • **검역관리지역** 또는 중간검역관리지역에 **체류**하거나 그 지역을 **경유**한 사람으로 검역감염병의 감염이 우려되는 사람 • **감염병 발생 지역**에 **거주**하는 사람 또는 그 지역에 **출입**하는 사람으로 감염병에 감염되었을 것으로 의심되는 사람 • 자가 또는 시설에 격리된 사람의 **가족** 또는 **그 동거인** • 그 밖에 학교 내 감염병의 차단과 확산 방지 등을 위해 등교중지가 필요하다고 인정되는 사람
그 외	• 시장·군수·구청장 ㉠ 필수 또는 임시 예방접종 시행(학교의사 또는 보건교사를 접종요원으로 위촉) ㉡ 예방접종 완료여부 검사를 위해 학교의 장에게 예방접종증명서 발급 • 학교의 설립자·경영자: 보건실 설치 및 학교보건에 필요한 시설과 기구 및 용품을 갖추어야 함

03 학교환경관리

학교 내 환경관리

<table>
<tr><td rowspan="8">교사 내 환경관리</td><td>환기</td><td colspan="3">• 환기용 창 등을 수시로 개방하거나 기계식 환기설비를 수시로 가동하여 1인당 환기량이 시간당 21.6㎥ 이상이 되도록 할 것
※학교의 장은 교실 내 공기를 정화하는 설비, 미세먼지 측정기를 설치해야 하며 신축학교는 환기시설 설치 필수</td></tr>
<tr><td>채광
(자연조명)</td><td colspan="3">• 직사광선을 포함하지 않는 천공광에 의한 옥외 수평 조도와 실내 조도의 비가 평균 5%이상, 최소 2%
• 최대 조도와 최소 조도의 비율이 10:1을 넘지 않을 것
• 교실 바깥의 반사물로부터 눈부심이 발상하지 않을 것</td></tr>
<tr><td>조도
(인공조명)</td><td colspan="3">• 교실의 조명도는 책상면을 기준으로 300Lux 이상이 되도록 할 것
• 최대 조도와 최소 조도의 비율이 3:1을 넘지 않도록 할 것
• 인공조명에 의한 눈부심이 발생되지 아니하도록 할 것</td></tr>
<tr><td>실내온도</td><td colspan="3">• 실내온도: 18℃ 이상 28℃ 이하
• 난방온도: 18℃ 이상 20℃ 이하
• 냉방온도: 26℃ 이상 28℃ 이하</td></tr>
<tr><td>비교습도</td><td colspan="3">• 30% 이상 80% 이하</td></tr>
<tr><td>화장실
관리기준</td><td colspan="3">• 대변기 및 소변기는 수세식으로 할 것
• 남자용과 여자용으로 구분하여 설치하며, 출입구는 남자용과 여자용이 구분되도록 따로 설치할 것
• 대변기의 칸막이 안에는 소지품을 두거나 옷을 걸 수 있는 설비를 설치할 것
• 손 씻는 시설과 소독시설 등을 갖출 것
• 악취의 발산과 쥐 및 파리·모기 등 해로운 벌레의 발생·번식을 방지하도록 화장실의 내부 및 외부를 4월부터 9월까지는 주 3회 이상, 10월부터 다음해 3월까지는 주 1회 이상 소독을 실시할 것</td></tr>
<tr><td>폐기물</td><td>• 학교 내에는 폐기물소각시설을 설치·운영하지 아니할 것
• 폐기물 배출 시 그 종류 및 성상에 따라 분리하여 배출할 것</td><td>소음</td><td>• 55dB 이하</td></tr>
</table>

구분	항목		기준(이하)	적용 시설
공기의 질	미세먼지	직경 2.5 ㎛ 이하	35 ㎍/m^3	교사 및 급식시설
		직경 10 ㎛ 이하	75 ㎍/m^3	
			150 ㎍/m^3	체육관 및 강당
	이산화탄소		1,000 ppm	교사 및 급식시설(기계환기장치 이용하여 주환기 시 1,500ppm 이하)
	폼알데하이드		80 ㎍/m^3	교사, **기숙사**(건축 후 3년 미만, 증축·개축 포함) 및 급식시설
	총부유세균		800 CFU/m^3	교사 및 급식시설
	낙하세균		10 CFU/실	**보건실** 및 급식시설
	일산화탄소		10 ppm	개별 난방 교실(직접연소에 의한 난방) 및 도로변 교실
	이산화질소		0.05 ppm	
	라돈		148 Bq/m^3	기숙사(건축 후 3년 미만, 증축·개축 포함) 및 1층 이하 교사
	총휘발성유기화합물		400 ㎍/m^3	건축한 때로부터 3년이 경과되지 아니한 학교(증축·개축 포함)
	석면		0.01개/cc	석면건축물에 해당하는 학교(단열재로 석면을 사용한 경우)
	오존		0.06 ppm	교무실 및 행정실(오존을 발생시키는 복사기 등 사무기기가 있는 경우)
	진드기		100마리/㎡	**보건실**
	벤젠		30 ㎍/m^3	기숙사(건축 후 3년 미만, 증축·개축 포함)
	톨루엔		1,000 ㎍/m^3	
	에틸벤젠		360 ㎍/m^3	
	자일렌		700 ㎍/m^3	
	스티렌		300 ㎍/m^3	
먹는물	• 급수시설 설치 ㉠ **상수도**에 의하여 먹는물 공급하는 경우 **저수조를 경유하지 않고** 직접 수도꼭지에 연결하여 공급함 ㉡ **지하수** 등에 의하여 먹는물을 공급하는 경우 **저수조 등의 시설을 경유**해야 함 • 수질검사 ㉠ 저수조를 사용하는 학교: 「수도법 시행규칙」에 따라 매년 마지막 검사일로부터 1년이내 1회 이상 먹는물 수질검사기관에 의뢰함 ㉡ 지하수 수질검사: 「먹는 물 수질기준 및 검사 등에 관한 규칙」에 따른 먹는 물 수질기준에 의해 검사함 ※매분기 1회 이상 검사: 일반세균, 총 대장균군, 대장균 또는 분원성 대장균군, 불소, 암모니아성 질소, 질산성 질소, 냄새, 맛, 색도, 망간, 탁도, 알루미늄, 잔류염소			
점검 시기	• 일상점검: 매 수업일 • 정기점검: 매 학년 1회 이상(**공기의 질 위생점검은 상반기·하반기 각 1회 이상 실시**) • 특별점검 ㉠ 전염병 등에 의해 집단적으로 환자가 발생할 우려가 있거나 발생한 때 ㉡ 풍수해 등으로 환경이 불결하게 되거나 오염된 때 ㉢ 학교를 신축·개축·개수 등을 하거나 책상·컴퓨터 등 새로운 비품을 교사 내 반입하여 **폼알데하이드 및 휘발성 유기화합물**이 발생할 우려 시 ㉣ 그밖에 학교의 장이 필요하다고 인정하는 때			

04 학교건강관리

학교건강검사

건강검사	• 학교의 장은 학생과 교직원에 대하여 건강검사를 하여야 함 • **건강검사: 신체의 발달상황, 신체의 능력, 건강조사, 정신건강 상태검사 및 건강검진** ㉠ 교내 실시: 신체의 발달상황, 신체의 능력, 건강조사 및 정신건강 상태 검사 ㉡ 검진기관 방문 실시: 건강검진 및 건강검진 실시하는 학생의 신체의 발달상황에 대한 검사 • 교직원에 대한 건강검사는 「국민건강보험법」에 따른 건강검진으로 갈음할 수 있음 • 학교의 장은 건강검사 외에 학생의 건강을 보호·증진하기 위하여 필요하다고 인정하면 그 학생을 **별도로 검사**할 수 있음 [별도검사 대상] ㉠ 소변검사 및 시력검사: 초등학교·중학교 및 고등학교의 학생 중 교육감이 지정하는 학년의 학생 ㉡ 결핵검사: 고등학교의 학생 중 교육감이 지정하는 학년의 학생 ㉢ 구강검사: 중학교 및 고등학교의 학생 중 교육감이 지정하는 학년의 학생
신체 발달상황 검사	• 실시대상: **건강검진을 받지 않는 학년**(초등학교 2·3·5·6학년, 중학교 2·3학년, 고등학교 2·3학년) • 신체의 발달상황에 대한 검사는 **매 학년도 제1학기 말까지** 실시해야 하며, 필요한 경우 추가로 실시 가능 • 검사항목: 키, 몸무게(옷무게 제외), 비만도 [참고: 비만도 측정] 비만도는 체질량지수(BMI:㎏/㎡)를 성별, 나이별 체질량지수 백분위수 도표에 대비하여 판정함 ㉠ 체질량지수 백분위수 도표의 85 이상 95 미만: 과체중 ㉡ 체질량지수 백분위수 도표의 95 이상: 비만 ㉢ 체질량지수 백분위수 도표의 5 미만: 저체중
신체 능력검사	• 대상: 초등학교 5·6학년 학생, 중·고등학생(심장질환 등 신체허약자와 지체 부자유자에 대해서는 실시하지 아니할 수 있음) • 필수평가: 체력요소별로 1개의 검사항목을 선택하여 매 학년 초 실시 -평가항목: 심폐지구력, 유연성, 근력·근지구력, 순발력, 비만 • 선택평가: 학교의 장이 해당 학교의 여건을 고려하여 검사항목, 검사주기 등을 자율적으로 결정하여 시행 • 결과: 검사 결과 이를 종합하여 체력급수(1-5등급)로 판정
건강조사	• 실시대상: **건강검진을 받지 않는 학년**(초등학교 2·3·5·6학년, 중학교 2·3학년, 고등학교 2·3학년) • 조사방법: 시·도 교육감은 조사항목 및 내용을 포함한 **구조화된 설문지**를 마련하여 학교의 장을 통하여 조사 • 학교의 장은 정신건강상태 검사를 실시하는 경우 검사와 관련한 구체적인 내용을 학부모에게 미리 알려야 함 • 건강조사는 **매 학년도 제1학기 말까지** 실시해야 하며, 필요한 경우 추가로 실시 가능 [건강조사 항목] ㉠ 예방접종/건강 ㉣ 학교생활/가정생활 ㉦ 신체활동 ㉩ 텔레비전/인터넷/음란물 ㉡ 성 의식 ㉤ 위생관리 ㉧ 흡연/음주/약물 ㉪ 안전의식 ㉢ 식생활/비만 ㉥ 학교폭력 ㉨ 사회성/정신건강 ㉫ 건강상담

정신건강 상태 검사

- 정신건강상태 검사는 설문조사 등의 방법으로 하며 검사 시행과 그 결과 처리는 교육정보시스템을 통하여 할 수 있음
- 학교의 장은 정신건강상태 검사를 실시할 때 필요한 경우에는 학부모의 동의 없이 실시할 수 있으며 학교의 장은 지체 없이 해당 학부모에게 검사 사실을 통보하여야 함
- 학교의 장은 정신건강 상태 검사를 실시하는 경우에는 검사와 관련한 구체적인 내용을 학부모에게 미리 알려야 함

건강검진

- 대상: 초등학교 1·4학년, 중학교 1학년, 고등학교 1학년(취학 후 **3년마다** 실시) ※구강검진은 전 학년 시행
- 목적: 질병 또는 신체적 이상이 발견된 학생에 대해서 적절한 조치와 지도 및 건강상담 등의 대책을 강구하기 위함
- 학교의 장은 검진기관을 선정하고자 하는 때에는 학교운영위원회의 심의 또는 자문을 받을 수 있음
- 검진 비용: 건강검진에 소요되는 **비용**의 범위는 「국민건강보험법」에 따라 **보건복지부장관**이 정한 금액을 적용함
- 검진기관 선정: 학교장은 학생들이 이용할 수 있는 지역 내의 검진기관을 **2개 이상** 선정함
  -검진기관을 2개 이상 선정할 수 없는 경우 당해 **교육감의 승인**을 얻어 1개의 검진기관만 선정할 수 있음
- 출장 검진: 검진기관이 없는 지역(읍·면·동)의 학교의 장은 교육감의 승인을 얻어 검진기관 출장에 의한 검진 시행 가능
- 검진결과 통보: 검진을 실시한 검진기관은 검진 후 **30일 이내** 검사결과를 해당 **학생 또는 학부모**와 해당 **학교의 장**에게 각각 통보함
  -검진결과 질환이 의심되는 학생 또는 정밀검사가 필요한 학생이 있는 경우에는 해당 학부모에게 반드시 통보해야 함

[검진항목 및 검진내용]

항목		내용
1. 근·골격 및 척추		• 근·골격 및 척추의 형태 및 질병 검사
2. 눈	시력측정	• 공인시력표. 좌우 구별하여 검사. 안경 등으로 시력교정 시 **교정시력 검사**
	안질환	• 결막염, 눈썹찔림증, 사시 등 검사
3. 귀	청력	• 청력계 등으로 좌우 구별하여 검사
	귓병	• 중이염, 외이도염(바깥귀길염) 등 검사
4. 콧병		• 부비동염(코곁굴염), 비염 등 검사
5. 목병		• 편도선 비대, 목부위림프절 비대 및 갑상선 비대 등 검사
6. 피부병		• 아토피성 피부염, 전염성 피부염 등 검사
7. 구강	치아 상태	• 충치, 충치발생위험치아, 결손치아(영구치로 한정) 검사
	구강 상태	• 치주질환(잇몸병)·구내염 및 연조직질환, 부정교합, 구강 위생 상태 등 검사
8. 병리검사	소변	• 요컵 또는 시험관 등을 이용하여 신선뇨 채취하며, 시험지를 사용하여 측정(요단백·요잠혈검사)
	혈액	• 혈당, 총콜레스테롤, 고밀도지단백(HDL) 콜레스테롤, 중성지방, 저밀도지단백(LDL) 콜레스테롤 및 간세포 효소(AST, ALT): **비만**인 **초4, 중1, 고1 학생** • 혈색소: **고1 여학생** ※1회용 주사기나 진공시험관으로 채혈하여 검사 시행
	결핵	• 흉부 X-ray 촬영 및 판독: **중1, 고1 학생**
	혈압	• 혈압계에 의한 수축기 및 이완기 혈압
9. 그 밖에 사항		• 담당의사가 필요하다고 판단하여 추가하는 항목(검진비용이 추가되지 않는 경우에 한함)

건강검사 기록 및 관리

<table>
<tr><td>건강검사결과</td><td>
• 학교의 장은 감염병 예방접종 실시의 여부, 건강검진 및 별도검사 실시 현황 등 건강검사 결과를 교육정보시스템에 의한 처리를 위해 학생건강기록부에 작성해야 함
• 학교의 장은 별도검사의 실시결과를 학생건강기록부와 별도로 관리하여야 함
[참고: 학생건강기록부 기재사항(교육정보시스템을 이용하여 처리하여야 하는 자료)]
㉠ 인적사항 ㉡ 신체발달상황 및 신체발달능력
㉢ 예방접종 완료여부 ㉣ 별도검사의 종류, 검사일자 및 검사기관명
㉤ 건강검진의 검진일자 및 검진기관명(검진기관이 통보한 건강검진 결과 자료는 학생건강기록부와 별도로 관리)
• 건강검사 결과는 건강기록부에 학급 담임교사가 입력하고 보건교사는 철저히 관리하도록 함
• 고등학교의 장은 소속 학생이 고등학교를 졸업할 때 학생건강기록부를 해당 학생에게 교부해야 함
• 학생이 중학교 또는 고등학교에 진학하지 아니하거나 휴학 또는 퇴학 등으로 고등학교를 졸업하지 못한 경우 그 학생이 최종적으로 재적하였던 학교는 학생건강기록부를 비롯한 건강검사의 실시결과를 학생이 최종적으로 재적한 날부터 5년간 보존해야 함
• 교육감은 신체능력검사 결과에 따라 학생개인별 신체활동 처방을 제공하는 학생건강체력평가시스템을 교육정보시스템과 연계하여 구축하고, 학생·학부모가 조회할 수 있도록 관리해야 함
• 학교의 장은 건강검사 등을 실시한 결과 수업면제·휴학·치료·보호 또는 교정 등을 필요로 하는 학생에 대해서는 본인 또는 그 보호자에게 적정한 조치를 강구하도록 요청해야 함
• 학교의 장은 교직원에 대해서는 건강검사 또는 「국민건강보험법」에 따른 건강검진을 실시한 결과 전염성질환 또는 신체의 심한 허약 등으로 복무에 지장이 있다고 인정되는 경우 휴직 및 기타 적절한 조치를 취하도록 임명권자에게 건의해야 함
• 학교의 장은 건강검사의 결과를 평가하여 이를 바탕으로 학생건강증진계획을 수립·시행하여야 함
• 학교의 장은 건강검사의 결과를 평가하고, 학생정신건강증진계획을 수립하기 위하여 학교의사 또는 학교약사에게 자문을 할 수 있음
• 학교의 장은 정신건강 상태를 검사한 결과 필요하면 학생 정신건강 증진을 위한 다음 각 호의 조치를 하여야 함
[정신건강 상태 검사 후 필요한 조치]
㉠ 학생·학부모·교직원에 대한 정신건강 증진 및 이해 교육 ㉡ 해당 학생에 대한 상담 및 관리
㉢ 해당 학생에 대한 전문상담기관 또는 의료기관 연계 ㉣ 그 밖에 학생 정신건강 증진을 위하여 필요한 조치
</td></tr>
<tr><td>검사제출 관련</td><td>
• 교육감은 학생건강증진계획의 수립·시행을 위하여 필요한 경우에는 학교의 장에게 건강조사 결과 및 건강검진 결과에 관한 통계자료를 제출하도록 할 수 있음
• 학교의 장은 학생신체발달상황통계표, 학생건강검진통계표, 별도의 검사현황, 학생건강검진 추진현황 등을 서식에 따라 교육청에 보고함
• 학교의 장은 건강검사를 실시한 경우 신체발달상황통계표를 작성하여 해당연도의 8월 31일까지, 신체능력검사통계표를 작성하여 다음 연도의 2월 말일까지 관할 교육장을 거쳐 교육감에게 보고해야 함
</td></tr>
</table>

필수 학습 주제 셀프 점검표

주제를 읽고 학습한 내용이 머릿속에 정확히 떠오르는지 셀프 점검해봅시다.

점검 주제	학습 완료	학습 미흡
학교보건의 중요성(필요성)		
우리나라 학교보건 역사		
건강증진학교 정의 및 6개 영역		
보건교사 배치기준		
보건교사 직무		
학교의 장 의무		
교사 내 환경관리(환기, 채광, 조도 등)		
학교 내 공기의 질		
건강검사 종류와 대상		
별도검사 종류와 대상		
건강검진 검진항목 및 검진내용		
학생건강기록부 기재사항		
건강검사결과의 기록·관리 및 제출 관련 사항		

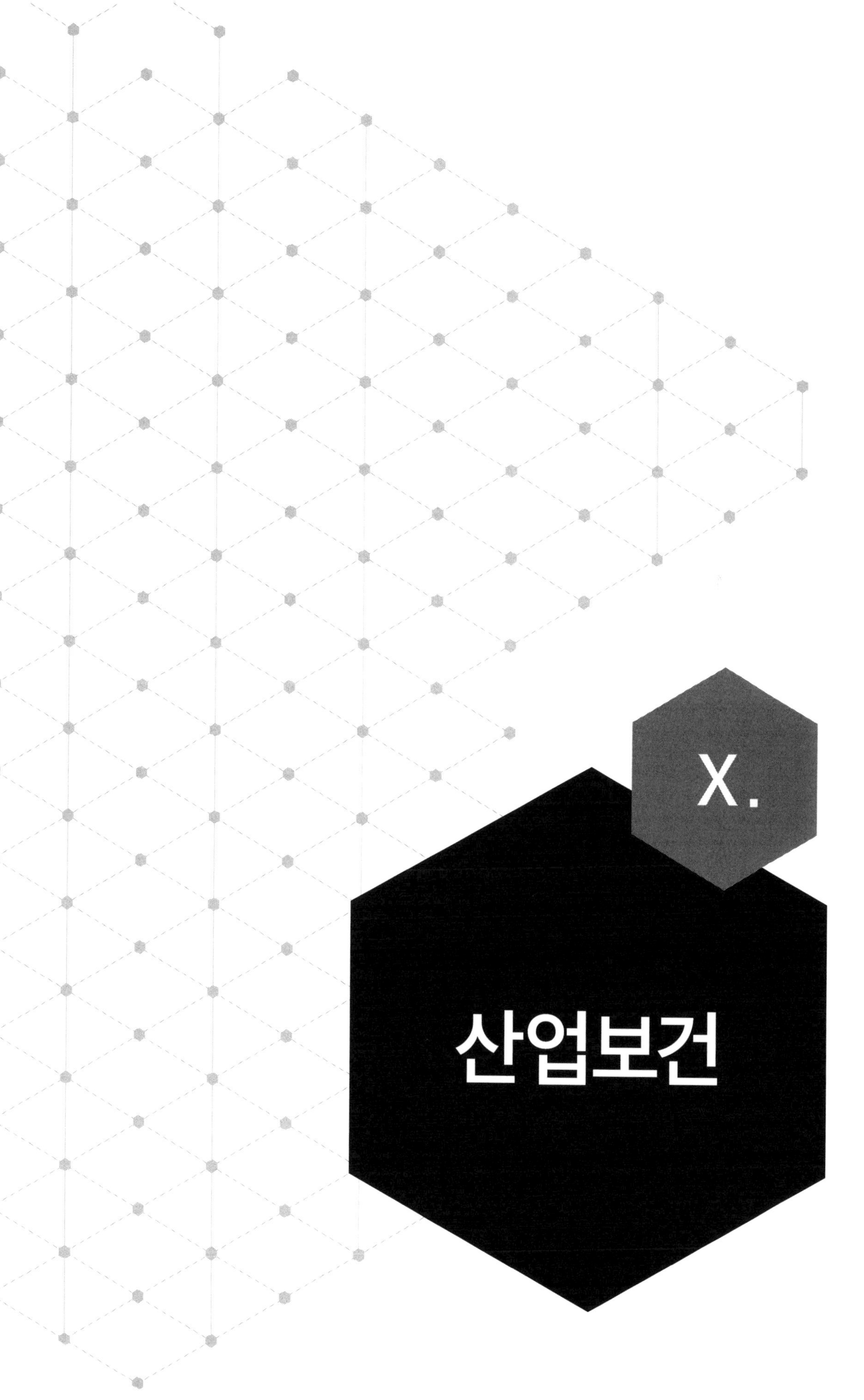

X. 산업보건

01 산업보건의 이해

산업보건

<table>
<tr><td>산업보건 정의·목적</td><td colspan="2">• 근로자의 육체적·정신적·사회적인 건강과 작업능력의 유지·증진함
• 작업조건으로 발생하는 질병을 예방함
• 건강에 해를 끼치는 위험요인으로부터 근로자를 보호함
• 근로자를 신체적·정신적으로 적성에 맞는 작업환경에서 일하도록 배치하는 것</td></tr>
<tr><td>산업간호</td><td colspan="2">• 근로자들이 소속되어 있는 산업장에서 근로자 개개인과 그 단체의 건강을 유지하고 증진과 회복을 위해 간호업무와 공중보건사업을 적용함
• 일차보건의료 수준에서 직업병을 예방하고 인식, 치료하며 보건재활과 환경과 인간관계, 보건교육 상담 분야에서 지식과 기술을 적용함</td></tr>
<tr><td rowspan="2">산업보건 역사</td><td>외국</td><td>• BC 466~377 히포크라테스: 질병과 직업과의 연관성 제시
• AD 100 갈렌: 구리광산의 산 증기의 위험성과 납중독에 대해 기술(광산에서 일하는 근로자들의 각종 직업병 서술)
• 16C 아그리콜라: 광산 광업과 야금업에서 오는 연 중독과 질병(호흡기질환) 기술, 저서 '광물에 관하여' 발간
• 18C 라마치니: 산업보건의 시조로, 저서 『직업인들의 질병』 발간
(직업과 직업병과의 관계 규명, 광부들의 규폐증을 병리적 용어로 기술)
• 19C 비스마르크: 근로자질병보호법(1883), 공장재해보험법(1884)제정-사회보장의 기초 마련
• 1919 국제노동기구(ILO): 직업보건에 관한 국제기구 창설</td></tr>
<tr><td>우리나라</td><td>• 1953년 「근로기준법」제정
• 1963년 「산업재해보상보험법」 제정 및 대한산업보건협회 발족
• 1981년 「산업안전보건법」 제정: 산업간호사가 보건관리자인 의사의 지도·감독을 받아 보건관리자 업무를 보조하도록 규정
• 1987년 한국산업안전보건공단 설립
• 1990년 간호사가 보건관리자에 포함되어 독자적 산업간호 수행 가능
• 1995년 근로복지공단 발족
• 2010년 '고용부'에서 '고용노동부'로 개칭
• 2012년 '한국산업간호학회'에서 '한국직업건강학회'로 개칭</td></tr>
</table>

02 산업보건 조직과 인력

산업보건조직과 보건관리자

<table>
<tr><td>국외조직</td><td colspan="3">[국제노동기구(ILO, 1919)]
• 노동자의 노동조건 개선 및 지위 향상을 위해 1919년에 설립된 국제연합의 전문기구로 스위스 제네바에 본부 위치함
• 역할: 노동조건과 생활수준의 보장을 위한 사회정책 수립 및 행정지원, 인력자원의 훈련과 활용에 대한 기술지원 등</td></tr>
<tr><td rowspan="2">국내조직</td><td colspan="2">공공조직</td><td>민간조직</td></tr>
<tr><td colspan="2">• 중앙조직: 고용노동부
㉠ 산재예방보상정책국: 산업보건 정책 수립·집행
㉡ 근로복지공단: 산업재해보상보험 관련
㉢ 한국산업안전보건공단: 산업재해예방과 근로자 안전, 보건 관련
• 지방조직: 지방 고용청, 산하 지방 고용노동지청에서 사무 분장
㉠ 산재예방지도과: 산업보건 관련 업무 수행</td><td>• 대한산업보건협회(1963)
• 한국산업간호협회(1994)
• 한국직업건강간호학회(1990)
• 산업안전협회
• 산업보건 관련 연구소</td></tr>
<tr><td rowspan="2">보건관리자</td><td>관련사항</td><td colspan="2">• 사업주는 사업장에 보건에 관한 기술적인 사항에 관하여 사업주 또는 안전보건관리책임자를 보좌하고 관리감독자에게 지도·조언하는 업무를 수행하는 사람(보건관리자)을 두어야 함
• 상시 근로자 50인 이상의 사업장은 보건관리자를 선임해야 하며, 300인 미만 산업장에는 겸직 가능
• 대통령령으로 정하는 사업의 종류 및 사업장의 상시근로자 수에 해당하는 사업장의 사업주는 보건관리자에게 그 업무만을 전담하도록 함(상시근로자 수 500명 이상이거나 시공능력 상위 200위 내의 건설사업자 등)
• 건설업을 제외한 사업 중 상시근로자 300명 미만을 사용하는 사업장, 외딴곳은 보건관리전문기관에 보건관리자의 업무를 위탁 가능</td></tr>
<tr><td>보건 관리자 자격</td><td>• 의사
• 간호사
• 산업보건지도사자격을 가진 자</td><td>• 산업위생관리산업기사 또는 대기환경산업기사 이상의 자격을 취득한 자
• 인간공학기사 이상의 자격을 취득한 자
• 전문대학 이상의 학교에서 산업보건 또는 산업위생 분야의 학위를 취득한 자</td></tr>
</table>

보건관리자 업무	• 산업안전보건위원회에서 심의·의결한 업무와 안전보건관리규정 및 취업규칙에서 정한 업무 • 안전인증대상 기계·기구 등과 자율안전확인대상기계·기구 등 보건과 관련된 **보호구 구입 시 적격품 선정에 관한 보좌 및 조언·지도** • **물질안전보건자료**의 게시 또는 비치에 관한 **보좌 및 조언·지도** • **위험성평가**에 관한 **보좌 및 조언·지도** • 해당 사업장 **보건교육계획의 수립 및 보건교육 실시**에 관한 **보좌 및 조언·지도** • 작업장 내 사용되는 전체 환기장치 및 국소 배기장치 등에 관한 **설비의 점검**과 **작업방법의 공학적 개선에** 관한 **보좌 및 조언·지도** • **사업장 순회점검·지도 및 조치의 건의** • **산업재해 발생**의 원인 조사·분석 및 재발 방지를 위한 기술적 **보좌 및 조언·지도** • 산업재해에 관한 **통계**의 유지·관리·분석을 위한 **보좌 및 조언·지도** • 법 또는 법에 따른 명령으로 정한 **보건에 관한 사항의 이행**에 관한 **보좌 및 조언·지도** • 업무수행 내용의 기록·유지 • 그 밖에 작업관리 및 작업환경관리에 관한 사항 • 해당 사업장의 근로자를 보호하기 위한 **의료행위**(보건관리자가 의사, 간호사인 경우) ㉠ 자주 발생하는 가벼운 부상에 대한 치료 ㉡ 응급처치가 필요한 사람에 대한 처치 ㉢ 부상·질병의 악화를 방지하기 위한 처치 ㉣ **건강진단 결과 발견된 질병자의 요양지도 및 관리**(건강보호 조치는 의사만 가능) ㉤ 위의 의료행위에 따르는 **의약품 투여** ※보건관리자는 위의 업무를 수행할 때에는 **안전관리자와 협력**해야 함 [간호사인 보건관리자의 업무] • 건강상담 및 보건교육 • 근로자 보호를 위한 의료행위 • 직업병 발생원인 조사, 대책 수립 • 안전보건관리규정 중 보건에 관한 사항을 위반한 근로자에 대한 조치 건의 • 기타 근로자에 대한 건강관리 및 작업환경 개선 및 유지·관리 • 작업장 내 사용되는 전체 환기장치 및 국소 배기장치 등에 관한 설비의 점검과 작업방법의 공학적 개선에 관한 보좌 및 조언·지도 • 업무내용의 기록·유지

03 근로자 건강진단

근로자 건강진단

구분	내용
근로자 건강진단	• 일반 질환 및 직업성 질환자 및 건강장애를 지닌 근로자와 건강장애를 일으킬 수 있는 소인을 가진 근로자를 **조기에 발견하기 위해** 시행 • **사업주의 실시** 및 **사업주의 비용부담** • 의료기관이 특수건강진단, 배치전건강진단 또는 수시건강진단을 수행하려는 경우에는 고용노동부장관으로부터 건강진단을 할 수 있는 기관(특수건강진단기관)으로 지정받아야 함 • 근로자 건강진단 종류: 일반건강진단, 배치전건강진단, 특수건강진단, 수시건강진단, 임시건강진단
일반건강진단	• 일정한 주기로 **모든 근로자**에게 실시하는 건강진단 • 근로자의 질병을 조기에 발견하여 적절한 치료와 사후관리를 받도록 하여 근로자의 건강을 유지·보호하기 위하여 실시 • 상시 사용하는 근로자 중 **사무직에 종사하는 근로자에 대해서는 2년에 1회 이상,** 기타 근로자에 대해서는 **1년에 1회 이상** 정기적으로 실시 [일반건강진단 항목] ㉠ 과거병력, 작업경력 및 자각·타각 증상(시진·촉진·청진 및 문진) ㉡ 혈압, 혈당, 요당, 요단백 및 빈혈 검사 ㉢ 체중, 시력 및 청력 ㉣ 흉부방사선 간접촬영 ㉤ 혈청 GOT, GPT, γ-GPT, 총콜레스테롤 [참고: 일반건강진단 중 혈당, γ-GPT 및 총콜레스테롤 검사 대상자] ㉠ 혈당검사: 직전 일반건강진단에서 당뇨병 의심(R) 판정 받은 자만 실시 ※R: 1차 일반건강진단 실시결과 이상소견이 있어 **2차 건강진단 실시 필요**한 자(질환의심자) ㉡ γ-GPT: 35세 이상 근로자만 실시 ㉢ 총콜레스테롤검사 - 직전 일반건강진단에서 고혈압요관찰(C) 판정받은 자 - 일반건강검진에서 수축기혈압 150 또는 이완기혈압 95이상인 자 실시
배치 전 건강진단	• 특수건강진단을 받아야 하는 업무의 대상이거나 법정 유해인자에 노출될 수 있는 부서로 **신규 근로자 배치 또는 배치전환 시** 실시 • 직업성 질환의 예방을 위해 **유해인자에 노출되는 근로자의 기초건강자료를 확보**하고 배치하고자 하는 **부서업무가 근로자에게 적합한지** 평가함 • 채용 여부를 결정하는 요소는 아님
특수건강진단	• 대상: **특수건강진단 대상 업무에 종사**하는 근로자 • 근로자의 **직업성 질환**을 **조기에 발견**하여 사후관리 또는 치료 받도록 하기위함 [특수건강진단 시기(주기)] ㉠ 유기용제 등 화학물질 취급자: 6개월에 1회 ㉢ 그 외(석면분진 및 면분진 포함) 취급자: 1년(12개월)에 1회 ㉡ 소음 및 분진(광물성 분진 및 목재분진) 취급자: 2년(24개월)에 1회 [참고: 야간작업자의 특수건강진단] • 상시근로자 **1명 이상**인 모든 사업장에서 야간작업 특수건강진단 실시(1년에 1회 실시) • 야간작업기준 ㉠ 6개월 간 밤 **12시부터 오전 5시**까지의 시간을 **포함**하여 **계속되는 8시간 작업**을 **월 평균 4회 이상** 수행하는 경우 ㉡ 6개월 간 **오후 10시부터 다음날 오전 6시** 사이의 시간 중 작업을 **월 평균 60시간 이상** 수행하는 경우 • 검사항목: 신경계(수면장애), 심혈관계, 위장관계(소화기질환), 내분비계(유방암)

수시건강진단	• 대상: **특수건강진단 대상 업무**로 발생할 수 있는 유해인자에 의한 직업성 천식, 직업성 피부염, 기타 건강장해를 의심할 수 있는 **증상**을 보이거나 **의학적 소견**이 있는 근로자 등 고용노동부령으로 정하는 근로자 • 특수건강진단의 여부와 관계없이 **필요할 때마다** 실시
임시건강진단	• **유해인자의 의한 중독, 질병의 이환 여부 또는 질병의 발생원인 등을 확인**하기 위하여 **지방고용노동관서장의 명령**으로 사업주가 실시 • 직업성 질환의 발생으로부터 당해 근로자 본인 또는 동료 근로자들의 건강보호 조치를 긴급히 강구하기 위해 실시 [임시건강진단 대상 및 시기] ㉠ **동일부서**에 근무하는 근로자 또는 **동일 유해인자**에 노출되는 근로자에게 유사한 질병의 자각 및 타각 증상이 발생하는 경우 ㉡ 직업병 유소견자가 발생하거나 여러 명이 발생한 우려가 있는 경우(집단발병 우려) ㉢ 기타 지방고용노동관서의 장이 필요하다고 판단하는 경우

건강진단결과

건강관리 구분 판정

[건강관리의 구분 판정]

구분		내 용
A		• 건강관리상 사후관리가 필요 없는 근로자(건강한 근로자)
B		• 일반건강진단 결과 경미한 이상 소견이 있으나 의학적 및 직업적 사후관리 조치 불필요한 근로자(정상자로 분류)
C	C1	• 직업성 질병으로 진전될 우려가 있어 추적검사 등 관찰이 필요한 근로자(직업병 요관찰자)
	C2	• 일반질병으로 진전될 우려가 있어 필요한 근로자(일반질병 요관찰자)
D1		• 직업성 질병의 소견을 보여 사후관리가 필요한 근로자(직업병 유소견자)
D2		• 일반질병의 소견을 보여 사후관리가 필요한 근로자(일반질병 유소견자)
R		• 건강진단 1차 검사결과 건강수준의 평가가 곤란하거나 질병이 의심되는 근로자(2차 건강진단 대상자)
U		• 특수건강진단 선택검사항목 추가검사 대상임을 통보했으나 당해 근로자의 퇴직 등으로 당해 검사가 이루어지지 않아 건강관리구분을 판정할 수 없는 근로자

업무수행 적합 여부

• 유해인자가 노출된 근로자가 건강진단결과를 쉽게 이해하여 올바른 건강관리를 하도록 도와주는 기준
• 대상: 배치전·특수·수시·임시 건강진단 실시 결과 **질병유소견자(D1, D2)**

[업무수행 적합여부 평가기준]

가	건강관리상 현재의 조건 하에서 작업이 가능한 경우
나	**일정한 조건(환경개선, 개인보호구 착용, 건강진단 주기 단축 등)**하에서 현재의 작업이 가능한 경우
다	건강장애가 우려되어 **한시적으로** 현재의 작업을 할 수 없는 경우(건강상 또는 근로조건상 문제해결 후 작업복귀 가능)
라	건강장애의 악화 혹은 영구적인 장해 발생이 우려되어 현재의 작업을 해서는 안 되는 경우

<table>
<tr><td>사후관리조치</td><td>

[사후관리조치 판정]

0	필요없음	2	보호구지급 및 착용지도	4	근무 중 치료	6	작업 전환	8	직업병 확진의뢰 안내
1	건강상담	3	추적검사	5	근로시간 단축	7	근로제한 및 금지	9	기타

- 사업주는 건강진단결과표에 따라 근로자의 건강 유지를 위해 필요하다고 인정할 때 적절한 사후관리 조치를 하고, 근로자에게 해당조치 내용에 대하여 설명해야 함
- 특수·수시·임시건강진단 결과 특정 근로자에 대하여 **근로 금지 및 제한, 작업 전환, 근로시간 단축, 직업병 확진의뢰 안내**의 사후관리조치가 필요하다는 의사소견을 있는 건강진단 결과표를 송부받은 **사업자**는 건강진단결과표를 송부받은 날로부터 **30일 이내**에 **사후관리 조치결과 보고서**에 **건강진단결과표, 조치의 실시를 증명할 수 있는 서류 또는 실시계획 등을 첨부**하여 **관할지방고용노동관서의 장**에게 제출함
- **근로금지, 근로시간 제한 및 단축, 또는 작업 전환 판정 시** 건강진단 결과를 판정한 **의사와 근로자가 충분히 협의**하여 사후관리방법 결정하며, 합의가 되지 않는 경우에는 의사의 최종의견을 토대로 결정
- (8번)직업병 확진의뢰 안내: 산재요양신청서는 건강진단을 한 의사가 작성하며 산재요양 신청은 근로자가 직접 신청함

[개별적, 집단적 사후관리 조치]

개별적 사후관리조치	건강상담 및 건강증진, 보호구 지급, 교체 및 착용지도, 추적검사(검사항목 일부), 건강진단 주기 단축
집단적 사후관리조치	보건교육, 주기 단축(동일공정, 작업 전체), 작업환경 측정·기술 등

</td></tr>
<tr><td>결과
관리·보존</td><td>

- 건강진단기관이 건강진단을 실시하였을 때에는 그 결과를 고용노동부장관이 정하는 **건강진단개인표에 기록**하고, 건강진단 실시일부터 **30일 이내**에 **근로자에게** 송부해야 함
- 건강진단기관은 건강진단을 실시한 날부터 **30일 이내**에 **건강진단 결과표**를 **사업주에게** 송부해야 함
- 건강진단기관은 **특수건강진단**을 실시한 결과 **질병유소견자**가 발견된 경우 건강진단을 실시한 날부터 **30일 이내**에 해당 근로자에게 **의학적 소견** 및 **사후관리에 필요한 사항**과 **업무수행의 적합성 여부**를 설명하여야 함. 다만, 해당 근로자가 소속한 산업장의 의사인 보건관리자에게 이를 설명한 경우에는 그러지 아니함
- 특수건강진단기관은 **특수·수시·임시건강진단**을 실시한 경우 건강진단을 실시한 날부터 **30일 이내**에 건강진단 **결과표**를 **지방고용노동관서의 장**에게 제출해야 함. 다만, 건강진단개인표 전산입력자료를 고용노동부장관이 정하는 바에 따라 공단(산업안전보건공단)에 송부한 경우에는 그러지 아니함
- 건강진단을 실시한 기관은 사업주가 근로자의 건강보호를 위하여 그 결과를 요청하는 경우 고용노동부령으로 정하는 바에 따라 그 결과를 사업주에게 통보해야 함
- 사업주는 송부받은 건강진단 결과표 및 근로자가 제출한 건강진단 결과를 증명하는 서류를 **5년간** 보존해야 함
- **고용노동부장관이 정하여 고시하는 물질**을 취급하는 근로자에 대한 **건당진단결과**의 서류 또는 전산입력자료는 **30년간** 보존해야 함

</td></tr>
</table>

04 산업재해와 보상

산업재해의 이해

구분			내용
산업재해			• 산업재해: 노무를 제공하는 자가 업무에 관계되는 건설물·설비·원재료·가스·증기·분진 등에 의하거나 작업 또는 그 밖의 업무로 인하여 사망 또는 부상하거나 질병에 걸리는 것 • 국제노동기구(ILO)의 권장 재해지표: 도수율, 강도율 [참고: 하인리히법칙] • 현성재해: 불현성재해: 잠재성 재해 = 1 : 29 : 300 • 1건의 대형사고가 발생하기 전에 그와 관련된 29건의 경미한 사고와 300건의 이상 징후들이 반드시 일어난다는 것을 밝힌 법칙 • 불안전한 행동과 불안전한 상태를 제거해야 함
산업재해지표	발생규모	도수율	$\text{도수율} = \dfrac{\text{재해건수}}{\text{연 근로사건수}} \times 10^6$ • 산업재해의 **발생상황**을 파악하기 위한 표준적인 지표로서 **연 100만 작업시간당 재해 발생건수**를 나타냄
		건수율	$\text{건수율} = \dfrac{\text{재해건수}}{\text{평균실근로자수}} \times 1{,}000$ • 조사기간 중의 **산업체 종업원 1000명당 재해발생 건수**를 의미하는 것으로 천인율 또는 발생률이라 함 • 산업재해의 **발생상황**을 총괄적으로 파악하기 적합하나, 작업시간이 고려되지 않음 [참고: 천인율과 재해율] $\text{천인율} = \dfrac{\text{재해건수}}{\text{평균 실근로자수}} \times 1{,}000$ $\text{재해율} = \dfrac{\text{재해건수}}{\text{평균 실근로자수}} \times 100$
	손상규모	강도율	$\text{강도율} = \dfrac{\text{손실작업일수}}{\text{연 실근로자수}} \times 1{,}000$ • **연 작업 1,000시간당 작업손실일수**로서 **재해에 의한 손상의 정도**를 나타냄
		평균손실일수 (중독률)	$\text{평균손실일수} = \dfrac{\text{손실작업일수}}{\text{재해건수}} \times 1{,}000$ • 재해건수당 **평균 작업손실 규모**가 어느 정도인지를 나타냄 • 작업장별, 산업장 간 **재해 평균 규모 확인(비교)** 가능

산업재해보상보험

개 요	• 근로복지공단 주관, 노용노동부장관 관장, 가입자는 사업자, 수혜자는 근로자 • 목적: 업무상 상병을 치료하여 직장에 복귀하는 원상회복을 목적으로 하는 사회보험 • 급여 및 보장: 현물급여·현금급여, 의료보장·소득보장 • 보험 대상: 업무상의 재해 즉 업무상 사유에 따른 근로자의 부상·질병·장해 또는 사망 • 산업재해 여부의 판단은 **업무 수행성과 업무 기인성**에 둠 • 산업재해 시 **사업주가 보험료를 전액 부담하는 것**이 원칙 • 근로자 업무상 재해에 대해 사용자(고용주)에게 고의·과실의 유무를 불문하고, 보상하게 하는 **무과실 책임주의**	
급여 종류	요양급여	• 근로자가 업무상의 사유로 **부상**을 당하거나 **질병**에 걸린 경우 그 근로자에게 지급함 • 부상 또는 질병이 **3일 이내**의 요양으로 치유될 수 있으면 요양급여를 지급하지 아니함 • 요양기간 **4일 이상** 시 요양비 **전액 보장**
	휴업급여	• 업무상 사유로 **부상**을 당하거나 **질병**에 걸린 근로자에게 **요양으로 취업하지 못한 4일 이상의 기간**에 대해 지급 • 1일당 지급액은 **평균임금의 70%**에 상당함
	장해급여	• 업무상의 사유로 부상을 당하거나 질병에 걸려 **치유된 후 신체 등에 장해가 있는 경우** 그 근로자에게 지급함 • 장해등급(1~4등급)에 따라 **장해보상연금** 또는 **장해보상일시금**으로 함
	간병급여	• **요양급여를 받은 자 중** 치유 후 의학적으로 **상시 또는 수시로** 간병이 필요하여 실제로 **간병을 받은 자**에게 지급함 • 간병 받은 기간의 간병료에 준하여 지급
	유족급여	• 근로자가 업무상의 사유로 사망한 경우 유족에게 지급함 • **유족보상연금**이나 **유족보상일시금**으로 지급
	상병보상연금	• **요양급여를 받는 근로자**가 요양을 시작한 지 **2년이 지난 날 이후**에 **휴업급여를 대신하여** 해당 근로자에게 지급함 • 부상이나 질병이 치유되지 아니한 상태이고, 그 부상이나 질병에 따른 폐질의 정도가 중증요양 상태 등급 기준에 해당하고, 요양으로 인하여 취업하지 못한 상태여야 지급함
	장례비	• 근로자가 **업무상의 사유로 사망**한 경우 **그 장제를 지낸 유족**에게 지급함 • **하루 평금임금의 120일분**에 상당하는 금액 지급
	직업재활급여	• **장해급여** 또는 진폐보상연금을 받은 자 중 취업을 원하여 직업훈련에 드는 비용 및 직업훈련수당을 지급함 • 직업훈련수당 외 **직장복귀지원금, 직장적응훈련비 및 재활운동비** 등 지원

참고: 「근로기준법」상 여성과 연소근로자 보호

연소자 보호	• 15세 미만인 자는 근로자로 사용하지 못함(절대적 근로보호) • 취직인허증을 받을 수 있는 자는 13세 이상 15세 미만인 자로 하나, 예술공연 참가를 위한 경우 13세 미만인 자도 취직인허증을 받을 수 있음 • 임금의 청구: 미성년자는 독자적으로 임금을 청구할 수 있음 • 근로계약: 친권자나 후견인은 미성년자의 근로계약을 대리할 수 없으며, 친권자, 후견인 또는 고용노동부장관은 근로계약이 미성년자에게 불리하다고 인정하는 경우 이를 해지할 수 있음 • 근로시간: 15세 이상 18세 미만인 자의 근로시간은 1일 7시간, **1주에 35시간**을 초과하지 못함 (당사자 사이의 합의에 따라 1일 1시간, 1주 5시간을 한도로 연장 가능) • 갱내근로의 금지: 사용자는 여성과 18세 미만인 자를 갱내에서 근로시키지 못함 • 연소자 증명서: 사용자는 18세 미만인 사람에 대하여 그 연령을 증명하는 가족관계기록사항에 관한 증명서와 친권자 또는 후견인의 동의서를 사업장에 갖추어 두어야 함
여성 보호	• 사용자는 임산부가 아닌 18세 이상의 여성을 임신 또는 출산에 관한 기능에 유해·위험한 사업에 사용하지 못함 • 야간근로와 휴일근로의 제한: 사용자는 18세 이상의 여성을 오후 10시부터 오전 6시까지의 시간 및 휴일에 근로시키려면 그 근로자의 동의를 받아야 함 • 시간외 근로: 사용자는 산후 1년이 지나지 아니한 여성에 대하여 단체협약이 있는 경우라도 1일 2시간, 1주 6시간, 1년 150시간을 초과하는 시간외근로를 시키지 못함 • 갱내근로의 금지: 사용자는 여성과 18세 미만인 자를 갱내에서 근로시키지 못함 • 생리휴가: 사용자는 여성 근로자가 청구하면 월1일의 생리휴가를 주어야 함
임산부 보호	• 야간근로와 휴일근로의 제한: 사용자는 임산부와 만18세 미만자를 오후 10시부터 오전 6시까지의 시간 및 휴일에 근로시키지 못함 • 임산부 등 사용금지: 사용자는 임신 중이거나 산후 1년이 지나지 아니한 여성과 18세 미만자를 도덕상 또는 보건상 유해·위험한 사업에 사용하지 못함(상대적 근로보호) • 사용자는 임신한 여성근로자가 임산부 정기건강진단을 받는 데 필요한 시간을 청구하는 경우 이를 허용해 주어야 함(임금삭감 안 됨) • 수유 시간: 생후 1년 미만의 유아를 가진 여성 근로자가 청구하면 1일 2회 각각 30분 이상의 유급 수유시간을 주어야 함 • 사용자는 임신 중인 여성 근로자가 1일 소정근로시간을 유지하면서 업무의 시작 및 종료 시각의 변경을 신청하는 경우 이를 허용하여야 함 • 출산전후휴가 ㉠ 사용자는 임신 중의 여성에게 출산 전과 출산 후를 통하여 90일(다태아임신 120일)의 출산전후휴가를 줘야 함 출산 후에 45일(다태아임신 60일)이상 되어야 함 ㉡ 출산전후휴가의 최초 60일(다태아 임신한 경우 75일)은 유급으로 함 ㉢ 사용자는 임신 중인 여성이 유산 또는 사산한 경우로서 그 근로자가 청구하면 유산·사산 휴가를 주어야 함 ㉣ 사용자는 출산전후휴가 종료 후에는 휴가 전과 동일한 업무 또는 동등한 수준의 임금을 지급하는 직무에 복귀시켜야 함 ㉤ 사용자는 임신 후 12주 이내 또는 36주 이후에 있는 여성 근로자가 1일 2시간의 근로시간 단축을 신청하는 경우 이를 허용해야 함(1일 소정 근로시간 유지하면서 업무의 시작과 종료 시각의 변경 신청 가능)

05 작업환경관리

작업환경관리

<table>
<tr><td rowspan="2">유해인자 노출 허용기준</td><td>

- 우리나라 시정에 맞게 적용된 **화학물질 및 물리적 인자의 노출 기준**으로 물질의 서한도(TLV; Threshold Limit Values, 유해 한도 또는 최대 허용 농도)를 정하여 고용노동부 고시로 제시하고 있음
- 근로자가 단일 유해요인에 노출되는 경우 허용기준 이하 수준에서는 거의 모든 근로자에게 건강상 나쁜 영향을 미치지 아니하는 기준
- 유해물질의 체내 독성에 영향을 미치는 요인: 유해물질 농도, 폭로시간, 개인의 감수성, 작업 강도, 기상 조건 등

</td></tr>
<tr><td>

노출기준	기준 설명
시간가중 평균노출기준 (TWA)	• TWA; TLV-Time Weighted Average • 주당 40시간 **하루 8시간** 작업동안 폭로된 **평균농도의 상한치** • 작업자가 매일 노출되어도 **건강상 영향이 없을 것**으로 여겨지는 수치
단시간 노출기준 (STEL)	• STEL; TLV-Short Term Exposure Limit • **1회 15분간 지속적으로** 유해요인에 노출되는 기준으로, **노출 간격이 1시간 이상**인 경우 **1일 4회**까지만 노출이 허용됨 • 하루 중 **전 폭로기간은 60분 미만**이어야 하며 동시에 시간가중 평균농도를 초과하면 안 됨
최고노출기준 (Ceiling, 천정치)	• TLV-Ceiling • 1일 작업시간 동안 **잠깐이라도 노출되어서는 안 되는 기준**으로 **최고수준의 농도**를 의미함 • 8시간 작업 후 16시간의 휴식을 취하는 작업조건과 자극성 가스나 독작용이 빠른 물질에 적용됨 • 실제로 순간 농도 측정을 불가능하므로 보통 15분간 측정함 • 독성이나 위험의 상대적 지표로 사용할 수 없음

</td></tr>
</table>

<table>
<tr><td rowspan="6">작업환경관리</td><td colspan="2">

• 작업환경관리의 기본원리: 대치, 격리, 환기(모두 일차예방)
• 유해인자로부터 보호 순서(우선순위): 대치→격리 또는 국소환기→개인 보호구의 착용
</td></tr>
<tr><td colspan="2">작업환경관리 기본원리</td></tr>
<tr><td>대치</td><td>

• 가장 효과적인 환경개선의 근본적 방법이나 기술적 어려움이 따름
[대치 방법]
㉠ 시설의 변경: 공정을 변경할 수 있는 상황이 안 되면 사용 중인 위험시설이나 기구를 바꾸는 것
예 가연성 물질을 철재 통에 저장
㉡ 공정의 변경: 유해한 과정을 안전하고 효율적인 공정 과정으로 변경하는 것
예 분무 방법 대신 페인트에 담그거나 전기흡착식 방법으로 변경하는 것, 소음 감소를 위해 금속을 톱으로 자르는 것
㉢ 물질의 변경: 유사한 화학구조를 가진 다른 물질로 대치하는 것으로 가장 흔히 사용하는 대치의 방법임
예 야광시계 자판의 라듐을 인으로 대치, 성냥 제조 시 황인을 적인으로 대치 등
</td></tr>
<tr><td>격리</td><td>

• 물체, 거리, 시간과 같은 장벽(방호벽)을 통해 작업자와 유해인자를 분리하는 것
[격리 방법]
㉠ 격리 저장: 격리하여 저장할 필요가 있는 물질은 다른 물질과 섞이지 않도록 저장해야 함
예 지상의 큰 탱크에 인화성 물질을 저장
㉡ 위험시설의 격리
예 방호벽, 원격조절, 자동화(현장감시는 CCTV 등을 활용함)
㉢ 공정과정의 격리: 화학공정에서 유해인자와 작업자를 격리에 적합
예 현대적인 정유공장의 원격장치, 방사선이 조사되는 공정의 자동화
㉣ 차열: 뜨거운 물체를 다루는 공정의 경우 기구를 대치하여 열을 차단함
㉤ 개인보호구 착용: 가장 흔히 사용하는 방법
예 안전모, 보안경, 안전장갑, 마스크, 안전벨트 등
</td></tr>
<tr><td>환기</td><td>

• 고열이나 유해물질의 농도를 허용기준 이하로 낮추어 유해성을 예방하고 공기를 정화함
[환기 방법]
㉠ 전체환기: 작업장의 유해물질 희석을 위해 사용(희석환기), 근본적인 대책으로는 부적절함
㉡ 국소환기: 유해물질 발생원 가까이에 유해물질을 빨아들여서 밖으로 배출시키는 장치를 설치하여 근로자의 유해물질 흡입을 막아줌
㉢ 주기적 작업장 청소와 정리
</td></tr>
<tr><td>교육</td><td>• 관리자 교육, 기술자 교육, 감독자 교육, 작업자 교육 등</td></tr>
<tr><td>물질안전
보건자료
(MSDS)</td><td colspan="2">

• 물질안전보건자료(MSDS; Material Safety Data Sheets)
-화학물질 또는 이를 포함한 혼합물을 제조·수입하려는 자가 해당 물질에 대한 유해성 평가결과를 근거로 작성한 자료
-물질안전보건자료 대상 물질을 양도하거나 제공하는 자는 이를 양도받거나 제공받는 자에게 물질안전보건자료를 제공해야 함
[물질안전보건자료 구성내용]
㉠ 제품명
㉡ 화학물질의 명칭 및 함유량
㉢ 안전 및 보건상의 취급주의사항
㉣ 건강 및 환경에 대한 유해성, 물리적 위험성
㉤ 물리·화학적 특성 등 고용노동부령으로 정하는 사항
[물질안전보건자료 관련 사업주가 지켜야 할 사항]
• 용기 및 포장에 경고표시 부착
• 물질안전보건자료를 근로자가 보기 쉬운 장소에 게시 또는 비치
• 물질안전보건자료 대상물질의 관리요령을 제시
• 화학물질 취급 근로자에 대하여 교육실시 등 필요한 조치 시행 및 그 결과를 기록·보존
</td></tr>
</table>

06 근로자 건강관리

직업성 질환의 이해

<table>
<tr><td>직업성질환</td><td>• 직업성 질환(직업병): 근로자들이 그 직업에 종사함으로써 발생하는 상병, 즉 업무와 상당한 인과관계가 있는 질병
• 산업피로: 정신적, 육체적, 신경적 노동 부하에 반응하는 생체기능의 변화로 질병이 아닌 가역적 생체변화로서 건강의 장해에 대한 경고반응
[직업성 질환의 특징]
㉠ 특수검진을 통해 나타나고 만성적 경과를 거치므로 조기 발견이 어려움
㉡ 예방이 가능하고 가역적 경과를 보이는 경우도 있으나 적시에 효과적인 예방과 치료가 이루어지기 어려움
㉢ 오랜 시일이 지난 후에 환경개선에 의한 예방효과가 나타남
㉣ 특수검진으로 판명 가능함</td></tr>
</table>

작업장 위험요인별 직업성 질환의 관리

<table>
<tr><td>분진</td><td colspan="2">• 진폐증: 폐에 침착된 분진이 조직에 병리적인 변화를 일으킨 상태를 의미하며 먼지에 의한 신체장애를 총칭함
• 일반적 증상: 호흡곤란, 기침, 흉통, 다량의 객담 형성 및 배출 곤란, 고혈압 등(폐결핵과 유사 증상)
• 합병증: 폐결핵, 결핵성 늑막염, 기흉, 폐기종 등
• 진폐증 예방: 분진 발생원인 제거, 배기장치, 개인보호구(방진 마스크), 정적 작업관리, 호흡기계 환자 채용 금지, 정기적 건강진단 등</td></tr>
<tr><td>소음</td><td colspan="2">• 소음의 허용기준: 8시간 작업을 기준으로 90dB(천정치 115dB)
• 예방 대책: 소음 발생원에 대한 위생공학적 관리, 방음벽 설치, 작업자 귀마개 착용 등 소음전파 저지 대책 등
[소음성 질환의 특징]
• 직업성 유소견자 중 가장 큰 비율을 차지하며 발생규모가 큼
• 회복이 불가능하나 사전에 예방 가능함
• 폭로시간, 소음의 세기, 주파수, 폭로횟수, 개인의 감수성 등에 영향을 받음
• 지속적인 소음보다 주기적으로 반복되는 소음과 충격음에 의한 영향이 더 큼
• 증상: 교감신경과 내분비계 항진, 이명, 두통, 현기증, 청력 장애, 수면장애 등
[참고: 영구적 난청]
• 보통 소음성 난청을 뜻하며, 감각신경성 난청으로 장기간 소음 폭로로 내이 코르티기관의 청신경에 손상으로 발생함
• 순음청력검사 시 4,000㎐에서 난청소견이 확인됨
※C5-dip현상: 4,000㎐부근의 고주파영역에서 청력감소가 가장 심하게 발생하는 현상으로, 영구적 난청의 초기 단계를 나타냄</td></tr>
<tr><td rowspan="2">진동</td><td>전신진동</td><td>• 지지 구조물을 통해 전신에 전파되는 강한 흔들림을 말하며, 순환기에 크게 영향을 미침
• 증상: 말초혈관 수축, 맥박 증가, 피부의 전기저항 저하, 내분비계 이상, 월경장애, 위장장애, 척추 이상 등
• 배치 시 고려대상 질병: 내장하수증, 다발성 신경염, 자궁탈출, 고혈압 등
• 예방: 진동 원인 제거, 전파경로 차단 및 완충장치, 작업시간 단축</td></tr>
<tr><td>국소진동</td><td>• 국소적으로 손과 발 등 특정 부위에 전파되는 진동으로, 자동톱, 공기해머, 전동식 연마기 사용 시 발생함
• 레이노(레이노드) 현상: 한랭에 노출되었을 때 손가락 말초혈관 폐쇄(수축)으로 손가락의 감각마비, 간헐적 창백, 청색증, 통증, 저림, 냉감 등이 나타남
• 배치 시 고려대상 질병: 다발성 신경염, 관절염, 류머티즘 질환, 레이노드병 등
• 예방: 진동 공구 개선, 따듯한 환경 유지, 작업시간 단축, 보건교육</td></tr>
</table>

구분	종류	세부	내용
유해광선	전리 방사선		• X선, 알파선, 베타선, 감마선, 중성자, 우주선 등으로 염색체, 세포, 조직의 파괴와 사멸 초래 • 증상: 피부 발적·건조, 탈모, 홍반, 수포, 궤양, 백내장, 수정체혼탁, 불임, 조혈기능장애, 백혈병, 폐암, 피부암, 골육종, 갑상선암 • 예방: 허용기준 준수하고, 차폐물 설치하거나 원격조정 시행
	비전리 방사선	자외선	• 특징: 100-400㎛ 파장(도모선: 280-315㎛) • 증상: 피부의 홍반, 색소침착, 심하면 부종, 수포, 피부박리, 각막궤양, 백내장 등 • 예방: **검은색** 보안경 착용, 차폐물 설치, 보호의복, 자외선 차단크림 등
		적외선	• 특징: 760-6000㎛ 파장, 제강이나 용광로 화부처럼 **뜨거운 열**에 노출되는 근로자 • 증상: 피부온도 상승, 혈관확장 및 피부홍반, 각막손상, 적외선 백내장(초자공 백내장), 열사병 발생 • 예방: 방열복, 방열판 설치, **황색계통**의 보안경, **모자**
		가시광선	• 특징: 400-700㎛ 파장, 명암과 색을 구별하는 작용 • 증상 ㉠ 조명부족: 안구진탕증, 시력저하, 눈의 피로, 정신적 불쾌감 등 ㉡ 조명과잉: 광선공포증, 시야협착, 망막 변성, 암순응 저하, 실명 등 • 예방: 균등하고 적절한 조명의 유지 및 적절한 눈의 휴식
고온	열경련		• 원인: 고온 환경에서 심한 육체적 노동 시 지나친 발한으로 인한 체내 **수분 및 염분 손실** • 증상: 맥박상승, 현기증, 사지경련, 이명, 두통, 구토 등 • 관리: 바람이 잘 통하는 서늘한 곳으로 옮기고 생리식염수 정맥주사나 0.1% 식염수 마시게 함
	열사병		• 원인: **고온다습**한 환경에 폭로되어 **중추성 체온조절의 기능장애**로 인한 **체온조절의 부조화** • 증상: **체온의 이상 상승(41~43℃)**, 두통, 현기증, 이명, 의식혼미, 구토, 무력감, **공동반응 소실, 발한이 없고 피부 건조** • 관리 ㉠ 머리를 차게 하고, 생리식염수 IV 및 의식이 있다면 찬 음료를 마시도록 함 ㉡ **사지를 격렬하게 마찰**하고 호흡곤란 시 **산소공급**, **항신진대사제** 투여 ㉢ 체온을 낮추기 위해 옷을 벗기고 찬물로 몸을 닦아줌
	열피로		• 원인: 오랫동안 고온 환경에 폭로되어 **말초혈관 운동신경 조절장애**와 **심박출량 부족**으로 인한 **순환부전** • 증상: 전신권태, 의식상실, 두통, 현기증, **이완기혈압 하강** 등 • 관리: 쾌적한 환경으로 이동 후 포도당 및 생리식염수 IV, 필요시 **더운 커피**(카페인으로 인한 혈관 수축), 강심제 사용
	열쇠약		• 원인: 고온 작업 시 **비타민B1(타아민)의 결핍**으로 발생하는 **만성적인 열 소모** • 증상: 전신권태, 식욕부진, 위장장애, 불면, 빈혈 등 • 관리: 비타민B1 투여 및 충분한 휴식과 영양 섭취
저온			• 전신체온 강하: 장시간 한랭한 장소나 노출되거나 저온물체를 취급하는 경우로 급격한 혈관 확장 및 체열 상실로 중증 전신냉각 상태가 뒤따름 • 동상: 표재성 조직이 동결로 나타나는 세포구조의 기계적 손상, 피부의 빙점은 영하10℃지만 풍속이 강하면 신속하게 진행됨 • 참호족, 침수족: 국소 부위에 지속적인 산소결핍과 한랭으로 모세혈관이 손상하는 것으로 표피의 궤양·괴사 및 부종, 작열통, 심한 동통 동반 • 관리 ㉠ 통기성이 크고 함기성이 큰 피복(의복) 착용 ㉡ 신발은 넉넉하고 습기가 없도록 유지 ㉢ 실내 작업 온도는 18도 이하가 되지 않도록 유지 ㉣ 음주, 흡연 금지 ㉤ 저온 작업 금기 질환: 고혈압, 심혈관장애, 위장장애, 신장장애

고압	질소마취	• 지하 30m 이하 고압 상태: 작업능력 저하, 기분 변화 등 다행증 발생 • 4기압 이상의 질소가스는 마취작용 • 예방: 질소 대신 마취작용이 적은 수소 또는 헬륨 같은 불활성 기체들로 대치함
	산소중독	• 2기압 넘으면 산소중독 증세 발생 • 증상: 손가락과 발가락 작열통, 시력장애, 환청, 근육경련, 오심 등 • 관리: 고압산소 노출 중지되면 즉시 회복
	이산화탄소	• 산소의 독성과 질소의 마취작용을 증가시킴 • 고압환경에서 3% 이상 초과하면 안 됨
감압	잠함병 (감압병)	• 1.6기압 이상의 해저작업, 항공기의 고공 급상승 시 **고압에서 급격한 감압**으로 질소가 체외로 배출되지 못하고 기포 상태로 혈관이나 조직에 남아 혈액순환 저해, 조직손상 일으킴 • 잠함병 4대 증상(Heller) ㉠ 피부소양감과 사지관절통 ㉡ 척수장애에 의한 반신불수 ㉢ 혈액순환장애와 호흡기계 장애 ㉣ 내이와 미로의 장애 • 예방: 고압 노출시간 단축, 감압 후 산소공급, 고압작업 시 질소를 헬륨으로 대치, 고압작업 시 고지질 또는 알코올 섭취 금지
VDT증후군		• VDT; Visual Display Terminal syndrome • **컴퓨터**를 주로 사용하는 **사무직** 근로자에게 주로 발생함 • 증상: 목, 어깨, 팔, 손가락 등에 통증, 저림 등의 증상으로 시작하여 근골격계 질환, 눈의 피로, 정신 신경장애(불안, 초조 등) 등 동반 [VDT증후군 예방책] • 모니터 시선 범위 10~15°이내 • 팔꿈치 내각은 90°이상 • 타자 시 어깨가 올라가지 않도록 할 것 • 타자 시 손목받침대 이용 • 모니터 작업 시 1시간마다 휴식 등 • 의자 높게 사용시 발받침대 이용 • 무릎 내각 90°전후로 앉아있기 • 키보드 조도 300-500Lux 유지 • 조명빛이 화면에 비치지 않도록 함
유기용제		• 유기용제: 탄소를 포함하고 있는 유기화합물로서 피용해물질의 성질은 변화시키지 않고 물질을 용해시킬 수 있는 물질 • 유기용제 특징 -실온에서 액체이며 휘발성이 강하며 주로 호흡기로 흡입됨 -유지류를 녹이고 스며드는 성질로 인하여 피부를 통한 흡수가 쉽고 흡수 후 중추신경 등에 침범하여 이상 반응을 일으킴 • 증상 -높은 농도의 유기용제에 급성폭로 시 마취작용과 눈, 코, 인후 점막에 자극, 피부에 닿았을 경우 피부 손상이 나타남 -만성중독 시 **중추신경계의 장애 및 정신장애** 발생 [저농도에 장기간 폭로 시 발생하는 증상] ㉠ **벤젠**: 조혈장애(빈혈) 및 백혈병 ㉡ **메탄올**: 시신경장애 ㉢ 에틸렌글리콜에테르: 조혈장애, 생식기장애 ㉣ 클로로포름: 마취효과, 간장애, 신장장애(신장암) ㉤ **메틸부틸케톤(MBK)**: 말초신경장애 ㉥ 염화비닐: 간장애, 발암작용 ㉦ **톨루엔**: 중추신경장애 ㉧ PCBs: 피부에 홍반, 부종, 건조 및 비후, 간기능 장애, 신경장애 ㉨ **사염화탄소**: 중추신경계, 간장애 [중독 시 응급처치] • 용제가 있는 장소에서 환자의 격리 • 의식이 있는 경우: 따뜻한 물이나 커피 제공, 보온과 휴식 • 용제가 묻은 의복과 작업 용구를 벗김 • 보온과 안정

<table>
<tr><td rowspan="3">중금속</td><td>납(연)</td><td>• 발생 요인: 제련소, 페인트, 인쇄소, 납 용접 등을 통해 대부분 호흡기로 흡수됨
• 증상
㉠ 위장장애: 초기 식욕부진, 변비, 복부팽만감, 진행되면 급성복부산통
㉡ 신경 및 근육계통 장애: 사지의 신근 쇠약이나 마비, 관절통, 근육통, wrist drop(손목처짐)동반
㉢ 중추신경장애(뇌중독 증상): 두통, 불면증, 정신착란 등
㉣ 만성중독 시: 동맥경화증, 고혈압, 신장장애, 생식기장애, 조혈장애
• 납중독 4대 증상
① 소변의 코프로포르피린 검출 ② 구강 치은부의 청회색선
③ 혈관수축이나 빈혈로 인한 피부창백 ④ 호염기성 과립적혈구 증가

[납중독 예방관리]
• 대치: 연이 함유된 물질로 바꿈
• 습식공법
• 배기장치 설치
• 개인보호구 착용, 작업복 자주 갈아입기
• 작업장 내 식사 및 흡연 금지
• 근로자 정기건강진단 시행</td></tr>
<tr><td>수은</td><td>• 발생 요인: 수은 광산과 수은 추출 작업으로 대부분 수은 증기에 노출되어 발생(상온에 액체 상태)
• 증상
㉠ 급성중독: 안색이 누래짐, 두통, 구토, 설사, 복통 등 소화기 증세
㉡ 만성중독: 청력장애, 시력장애, 언어장애, 보행장애 등
• 수은중독 3대 증상: ① 구내염 ② 근육진전(근육경련) ③ 정신증상(불면, 우울, 불안 등)
• 미나마타병: 어패류에 축적된 메틸수은이 원인이 되어 사지마비, 보행장애, 언어장애, 시야협착, 난청 등의 증상을 유발함
• 급성중독 시 우유와 달걀흰자를 섭취하여 수은과 단백질을 결합시켜 침전·배출함

[수은중독 예방관리]
• 허용기준농도 준수
• 독성이 약한 물질로 대치
• 밀폐장치 안에서 수은을 다룸
• 작업복 자주 갈아입기, 작업복과 외출복 구분하여 착용
• 작업장 내 식사 및 흡연 금지
• 작업장 청결, 국소배기장치, 호흡용 마스크 착용</td></tr>
<tr><td>크롬</td><td>• 발생 요인: 도금작업이나 크롬산염을 촉매로 취급하는 작업 등에 노출 시 주로 피부로 침투함(상온에서 단단한 고체)
• 증상
㉠ 급성중독: 신장장애(과뇨증→무뇨증→요독증), 10일 이내 사망
㉡ 만성중독: 코, 폐, 위장 점막 병변. 기침, 두통, 호흡곤란, 피부궤양, 비중격 천공
• 크롬 섭취 시 응급조치로 우유와 환원제로 비타민C 공급

[크롬중독 예방관리]
• 허용기준농도 준수
• 피부에 닿지 않도록 보호구 착용(고무장갑, 장화, 앞치마 등)
• 피부보호용 크림 도포
• 비중격 점막에 바셀린 도포 등</td></tr>
</table>

<table>
<tr><td rowspan="2">중금속</td><td>카드뮴</td><td>• 발생요인: 아연 제련 시 황갈색의 카드뮴 생성(공기 중에 쉽게 증기로 변함), 호흡기·경구적 침입으로 간·신장에 축적됨
• 증상
㉠ 급성중독: 구토, 설사, 급성위장염, 복통, 착색뇨, 간장애, 신장장애 발생
㉡ 만성증독: 폐기종, 신장기능 장애, 단백뇨, 뼈의 통증, 골연화증, 골다공증 등 골격계 장애
(카드뮴은 칼슘의 흡수를 저해함)
• 만성중독 3대 증상: 폐기종, 단백뇨, 근골격계 장애(뼈 통증, 골연화증, 골다공증)
• 이타이이타이병: 금속 정련 공장의 폐수가 흘러나가 농작물에 축적된 것을 장기간 섭취하여 중독 증상을 일으킴
[카드뮴중독 예방관리]
• 허용기준농도 준수
• 배치 전 또는 채용 건강진단 시 신질환 여부 확인
• 철(Fe) 함유 식품 보충(철 부족 시 카드뮴 흡수율 증가)
• 보호구 착용
• 작업복 자주 갈아입기 등 위생관리
• 작업장 내 식사 및 흡연 금지</td></tr>
<tr><td>베릴륨</td><td>• 발생 요인: 우주항공산업, 정밀기기 제작, 형광등 제조, 원자력공업, 도자기 제조 등 사용되며, 흄이나 가벼운 형태로 흡입됨
• 증상
㉠ 급성중독: 인후염, 기관지염, 모세기관지염, 폐부종 등
㉡ 만성중독: 노출 후 5~10년 후 발생하며 특징적인 육아종성 변화가 주로 폐에 나타남
[베릴륨중독 예방관리]
• 허용기준농도 준수
• 작업 시 작업장 밀폐 및 환기장치 설치
• 습식작업
• 보호구 착용(호흡마스크, 보호장갑, 보호안경)
• 작업복 자주 갈아입기 등 위생관리, 작업 후 목욕 등
• 근로자 정기건강진단 시행</td></tr>
</table>

필수 학습 주제 셀프 점검표

주제를 읽고 학습한 내용이 머릿속에 정확히 떠오르는지 셀프 점검해봅시다.

점검 주제	학습 완료	학습 미흡
산업보건의 정의와 목적		
우리나라 산업보건의 역사		
보건관리자 자격과 업무		
근로자 건강진단 종류		
일반건강진단 항목		
특수건강진단 대상 및 시기		
임시건강진단 대상 및 시기		
건강진단 결과 건강관리의 구분 판정		
업무수행 적합여부 평가대상 및 평가기준		
사후관리조치 판정		
건강진단 결과의 관리·보존 관련		
하인리히법칙		
산업재해 지표(도수율, 건수율, 강도율, 평균손실일수)		
산업재해보상보험 급여 종류 및 급여 대상		
「근로기준법」상 여성과 연소근로자 보호		
유해인자 노출허용기준(시간가중평균노출기준, 단시간노출기준, 최고노출기준)		
작업환경관리(대치, 격리, 환기)		
물질안전보건자료(MSDS)		
직업성 질환의 특징		
작업장 위험요인별 직업성 질환의 관리		

XI.

모자보건

01 모자보건사업

모자보건사업의 이해

모자보건 사업 개요

□ 「모자보건법」제1조: **모성 및 영유아의 생명과 건강을 보호**하고 **건전한 자녀의 출산과 양육을 도모함**으로써 **국민보건 향상에 이바지함**을 목적으로 한다.

- 모자보건사업: 모성과 영유아에게 전문적인 보건의료서비스 및 그와 관련된 정보를 제공하고, 모성의 생식건강 관리와 임신·출산·양육 지원을 통하여 이들이 신체적·정신적·사회적으로 건강을 유지하게 하는 사업으로, 생애주기별 건강에서 가장 기초가 되며 한 나라의 국민건강과 삶의 질을 추구하는 근간이 됨

[모자보건사업의 중요성]

- 모자보건 대상 인구는 **전체 인구의 50~60%**로 광범위함
- 모성과 아동의 건강은 **다음 세대의 인구자질**에 영향을 미침
- **예방사업**으로 얻는 효과가 큼
- 임산부와 영유아는 질병에 쉽게 이환되기 쉬운 **건강상 취약계층**임

[모자보건사업의 대상]

모성보건	• 협의: 임신, 분만, 산욕기, 수유기의 여성 • 광의: **초경에서 폐경까지**의 모든 여성	영유아보건	• 협의: 생후부터 미취학 아동까지 • 광의: 출생에서 사춘기에 이르는 남녀

[「모자보건법」 상 관련용어 정의]

용어	정의
임산부	• 임신 중이거나 분만 후 6개월 미만인 여성
모성	• 임산부와 가임기 여성
신생아	• 출생 후 **28일 이내**의 영유아
영유아	• 출생 후 **6년 미만**인 사람
미숙아	• 신체의 발육이 미숙한 채로 출생한 영유아로서 **대통령령으로 정하는 기준**에 해당하는 영유아 -임신 37주 미만의 출생아 또는 출생 시 체중이 2500그램 미만인 영유아로서 보건소장 또는 의료기관의 장이 임신 37주 이상의 출생아 등과는 다른 특별한 의료적 관리와 보호가 필요하다고 인정하는 영유아
선천성 이상아	• 선천성 기형 또는 변형이 있거나 염색체에 이상이 있는 영유아로서 **대통령령으로 정하는 기준**에 해당하는 영유아 ㉠ 선천성이상으로 사망할 우려가 있는 영유아 ㉡ 선천성이상으로 기능적 장애가 현저한 영유아 ㉢ 선천성이상으로 기능의 회복이 어려운 영유아

[보건복지부장관이 수립하는 **모자보건사업에 관한 기본계획**에 포함되어야 하는 사항]

㉠ 임산부·영유아 및 미숙아등에 대한 보건관리와 보건지도
㉡ 인구조절에 관한 지원 및 규제
㉢ 모자보건에 관한 교육·홍보 및 연구
㉣ 모자보건에 관한 정보의 수집 및 관리

[모자보건사업 정책 여건(추진배경)]

- 우리나라 영아사망률(2.7)은 OECD평균(4.1)보다 낮아 선진국수준을 유지하고 있음
- 모성사망비는 2019년 9.9로 2018년 11.3에 비하여 감소하였으나 OECD평균(8.9)보다 높은 수준임
- 만혼과 환경적 요인으로 난임부부, 선천성이상아 등 임산·출산 관련 장애가 증가함(체외수정 시술건수 매년 증가추세)
- 산부인과 전문의 배출감소, 분만취약지 증가, 신생아 집중치료실 부족 등 관련 인프라 부족과 통합적 관리 미흡으로 출산환경이 악화됨
- 임신 이전의 청장년기 건강관리, 건강한 산전·후 관리, 적정 의료이용, 과다 불안해소 등을 위한 국민인식이 부족한 실정

모자보건 사업 발전과정	• 11923 선교사 노선복과 한신광이 태화여자관에서 지역사회 영·유아 보건사업 실시 • 1961「아동법」공포 • 1964 보건사업부 보건국에 모자보건과 신설: 본격적인 모자보건관리 시행 • **1973「모자보건법」공포** 및 중소도시에 모자보건센터 설치 • 1985 모자보건, 가족계획, 결핵관리사업을 **통합보건사업**으로 전환 • 2005 모자보건 선도사업을 여성과 어린이 건강증진사업으로 변경 • 2006 **생애주기별 서비스**를 통한 평생건강관리체계 구축을 위한 노력의 시작 • 2010 **저출산·고령화사회정책실** 신설 및 보건복지가족부에서 보건복지부로 명칭 변경 • **2013 지역사회 통합건강증진사업**으로 모자보건사업 추진 및 모자보건기구 설치 시 보건소에 설치함을 원칙으로 함
모자보건 사업 영역	㉠ 폐경기 관리 ㉡ 학동기와 사춘기 보건 관리 ㉢ 출산 조절, 가족계획상담과 지도 ㉣ 근로 여성 건강관리 ㉤ 임신의 준비, 결혼 전 건강상담과 임신 계획 ㉥ 임산부의 산전관리, 분만관리, 산후관리 ㉦ 신생아 및 영유아 관리
정책 추진 방향	**1) 난임부부 지원 등 임신·출산에 대한 사회적 지원 강화** • 시술별 난임부부가 부담해야 하는 비용이 다른 현실을 감안하여 각 시술별 지원금을 차등하는 등 제도 개선 • 난임시술 지정 의료기관에 대한 평가를 최초 공개, 난임부부의 알 권리 강화 및 품질관리 수행 • 권역 난임·우울증 상담센터를 2개소 추가 설치를 통한 심리지원 인프라 강화 **2) 임신·출산에 대한 사회적 지원 강화** • 저소득층 기저귀·조제분유 지원: 저소득 장애인 및 다자녀 가구에 대해서도 지원하는 등 수급권 확대 • 생애 초기 방문건강관리 시범사업 도입: 보건소 등록 임산부 및 만 2세 미만 영아 가정에 대해 전문적·맞춤형 건강관리 서비스 지원 • 청소년산모 임산·출산 의료비 지원 사업: 만19세 이하 청소년 산모(임신 1회당 120만원 이내 지원) • 고위험임산부 의료비 지원 사업: 19대 고위험 임신질환으로 진단받고 입원치료 받은 고위험 임산부 지원 **3) 산후조리원 안전 및 품질관리 강화** • 산후조리원 감염관리 및 소비자 권익보호 강화를 위한 모자보건법령 개정 시행 등 제도개선: 산후조리업자 준수사항 추가, 감염예방교육 대상자확대(산후조리업자에서 산후조리업 종사자로 확대), 정지·폐쇄 요건 추가, 모자동실 운영 권장 조항 추가 등 • 산후조리원 질 제고를 위한 컨설팅 사업 실시: 간호사, 소방관 등 민간전문가를 활용하여 감염·안전 등 운영 전반에 대한 컨설팅 제공 • 감염 예방 등에 관한 교육자료 개발·배포: 건강관리인력 및 그 밖의 인력을 대상으로 하는 교육자료 개발, 교육사이트를 통한 제공

[참고: 인공임신중절수술의 허용한계]

㉠ 본인이나 배우자가 대통령령으로 정하는 우생학적 또는 유전학적 정신장애나 신체질환이 있는 경우
　예 연골무형성증, 낭포성섬유증 및 그 밖에 유전성 질환으로서 그 질환이 태아에 미치는 위험성이 높은 질환
㉡ 본인이나 배우자가 대통령령으로 정하는 전염성 질환이 있는 경우
　예 풍진, 톡소플라즈마증 그 밖에 의학적으로 태아에게 미치는 위험이 높은 전염성질환
㉢ 강간이나 준강간에 의해 임신된 경우
㉣ 법률상 혼인할 수 없는 혈족 또는 인척 간에 임신된 경우
㉤ 임신의 지속이 보건 의학적 이유로 모체의 건강을 심각하게 해칠 우려가 있는 경우

- 배우자의 동의를 받아야 하나 배우자의 사망·실종·행방불명, 그 밖에 부득이한 사유로 동의를 받을 수 없으면 본인의 동의만으로 그 수술을 할 수 있음
- **임신 24주 이내만 가능**하며, 사실혼 관계도 적용함

02 모성보건

모성보건사업

<table>
<tr><td>혼전관리</td><td colspan="3">• 가임기 여성의 건강증진사업의 한 부분으로 올바른 성문화를 정립하기 위해 성교육 및 성상담 사업을 실시함
• 결혼 전 혼인과 가정생활을 보호하기 위해 건강을 확인하도록 권장하고 있으며 유전성 질환이나 혼인 당사자와 그 가족에게 건강상 현저한 장애를 줄 수 있는 감염성 질환에 대한 진단을 받도록 하고 있음
• 가임기 여성의 생식건강증진을 지원하기 위해 여성 생식보건증진 프로그램을 개발·보급하며, 임신·출산·육아 등의 종합 정보를 제공함
• 건강진단 외 유전상담 및 관련 의료정보제공, 성상담 및 교육, 부모의 책임과 역할에 대한 교육 및 상담, 예방접종(간염, 풍진 등)
[검사항목]
㉠ 혈액검사(혈액형, 혈색소 측정, 기본혈액검사, B형간염 항원검사, 풍진항체검사)
㉡ 소변검사(단백뇨, 당뇨)
㉢ 성병검사(매독혈청반응검사, AIDS)
㉣ 흉부X선 검사
㉤ 심전도
㉥ 유전질환검사
㉦ 구강
㉧ 시력·색맹 검사
㉨ 내분비검사
㉩ 신체검사
㉪ 남녀 생식기 및 생식력 검사(男:성기검사, 정액검사 女: 월경력, 기초체온측정)</td></tr>
<tr><td rowspan="6">산전관리</td><td>산전 관리</td><td colspan="2">• 임부와 태아의 건강 상태를 주기적으로 진단하고 건강관리를 하는 것
• 산전관리를 통해 사산율, 주산기사망률, 저체중아 또는 미숙아 출산율, 선천성 기형아 출산율을 감소시키며 모성의 빈혈, 고혈압, 자간전증 및 자간증, 감염 등에 의한 모성사망률과 유병률을 감소시킬 수 있어 모성보건사업의 가장 중요한 요소로 간주됨</td></tr>
<tr><td>임산부 신고·등록 관리</td><td colspan="2">• 특별자치시장·특별자치도지사 또는 시장·군수·구청장은 보건소와 민간의료기관 등에 신고·등록한 임산부나 영유아에 대하여 모자보건수첩을 발급해야 함
• 특별자치시장·특별자치도지사 또는 시장·군수·구청장은 임산부·영유아 및 미숙아등에 대하여 건강진단 및 예방접종을 실시하는 경우 그 사실을 수첩에 기록하여야 함
• 우리나라는 2000년 7월부터 임산부 산전관리 건강보험 급여를 실시함
• 출산 후 7일 이내 선천성 대사이상 검사 실시의 필요성과 무료 검사정보를 제공함
[모자보건수첩 필수 포함 사항]
㉠ 임산부 또는 영유아의 인적사항
㉡ 산전·산후 관리 사항
㉢ 임신 중의 주의사항
㉣ 임산부 또는 영유아의 정기검진 및 종합검진
㉤ 영유아의 성장발육과 건강관리상 주의사항
㉥ 예방접종에 관한 사항</td></tr>
<tr><td rowspan="2">임산부 정기 건강 진단</td><td>임산부 정기 건강진단 횟수</td><td>임산부 건강진단 검사</td></tr>
<tr><td>• 임신 28주까지: 4주마다 1회
• 임신 29~36주: 2주마다 1회
• 임신 36주이후: 1주마다 1회
※정기 건강검진 횟수 이상으로 실시 가능: 장애인, 만 35세 이상 임부, 다태아 임신, 고위험임신 진단받은 자</td><td>• 임산부 초진검사: 소변검사(단백뇨, 당뇨), 혈압측정, 체중측정, 기타혈액검사(빈혈, 혈액형, 간염, 에이즈·매독 성병검사, 풍진항체검사 등)(내진X)
• 고위험 임산부: 풍진검사, 기형아검사, 임신성 당뇨검사, 초음파검사 등</td></tr>
<tr><td>고위험 모성보건 대상</td><td>• 20세 미만, 35세 이상 임산부
• 조산, 사산, 거대아를 출산한 경력이 있는 임산부
• 유전질환 등 가족력이 있는 임산부
• 고혈압, 당뇨, 갑상선질환, 심장병 등 질환자</td><td>• 산전검사 이상 소견이 있는 임산부
• 저체중이거나 비만증의 임산부
• 그 외: 5회 이상 다산 임산부, 직장인 임산부, 미혼 임산부</td></tr>
</table>

<table>
<tr><td rowspan="2">산전관리</td><td>철분제 지원</td><td>• 임신 5개월 이상(16주 이상) 등록 임산부에게 분만 전까지 철분제를 무료로 지원(1인 1개월분 기준 5개월분)
• 임신 5개월부터 태아로 유입되는 혈류량 증가로 철분 필요량 증가
• 다태아 임신 등으로 추가 복용이 필요한 경우 본인이 부담</td></tr>
<tr><td>엽산제 지원</td><td>• 2013년부터 지역사회 통합건강증진사업 중 하나로 실시
• 임신 3개월까지 보건소 등록 임산부에게 무료로 지원(1인 1개월분 기준 최대 3개월분)
• 엽산은 적혈구와 DNA 생성에 중요 역할, 노르에피네프린, 세로토닌 생산에 필요</td></tr>
<tr><td rowspan="2">분만관리</td><td colspan="2">병원 분만 권장 임산부</td></tr>
<tr><td colspan="2">• 초산부
• 30세 이상의 고령 임산부
• 4회 이상의 분만경험을 가진 경산부
• 사산이나 신생아 사망을 경험한 임산부
• 내과적 합병증(심장병, 당뇨병, 고혈압, 결핵 등)을 가진 임산부
• 현 임신 중에 임신 합병증이나 임신 후유증 발병이 가능한 임산부
• 산과적 합병증(후기 임신중독증, 돌연 출현, 분만 후 출혈 경력)의 경험이 있는 임산부</td></tr>
<tr><td>산후관리</td><td colspan="2">• 산욕기는 산모의 회복에 필요한 분만 후 6~8주 정도의 기간으로 임신과 분만으로 인한 신체의 이상 상태가 정상으로 돌아가는 회복기임
• 산욕기에는 다량의 출혈, 세균의 침입으로 인한 산욕열 등 치사율이 높은 병에 걸리기 쉬우므로 각별한 주의가 요구됨
• 산후목욕 ; 산후 3-4주 이후 오로가 없어지면 목욕 가능함
• 산후진찰: 산후 6-8주 이후 의료기관 방문하여 정기전 검진을 받도록 하며 산후진찰 후 성생활을 권장함
[모유수유]
<table><tr><th>모유수유 장점</th><th>모유수유 금기사항</th></tr><tr><td>• 아기가 안정감을 느끼며 모자간 연대감 강화
• 시간과 비용의 절약
• 영아 돌연사 빈도 낮아짐
• 알레르기 질환, 위장관 및 호흡기질환, 요로감염증에 잘 걸리지 않음
• 전적인 모유 수유 시 피임효과 발생(산후 6개월 미만)
• 모체의 자궁수축 촉진으로 출산 후 회복이 빨라짐</td><td>• 유방에 염증이 있을 때
• 산모의 정신건강이 원만하지 못할 때
• 산모가 약물중독이나 알코올중독자일 때
• 신생아가 미숙아여서 보육기에 있을 경우
• 심리적 요인 등으로 수유를 원하지 않을 때
• 심한 산욕기 패혈증이나 뇌전증(간질)에 의한 발작이 있을 경우
• 신생아가 토순이나 구개파열 등이 있어서 유두를 물 수 없는 경우
• 산모가 폐결핵, 급성감염성질환, 심장병, 신장병, 성병 등을 앓을 경우</td></tr></table></td></tr>
</table>

03 영유아 건강관리

영유아 보건사업

<table>
<tr><td rowspan="2">신생아</td><td colspan="4">[선천성 대사이상 검사 및 환아 관리]
• 선천성 대사이상 검사: 선천성 대사이상이란, 태어날 때부터 단백질 등의 대사효소가 부족하여 대사되어야 할 물질이 체내에 축적되어 뇌나 신체에 장애를 일으키는 질환으로 모든 신생아에게 선천성 대사이상 검사를 시행함(무료 6종 포함 50여종 검사)
• 검사방법: 생후 48시간 이후에서 7일 이내, 젖을 충분히 먹인 후 2시간 후 또는 다음 수유 직전 발뒤꿈치에서 채혈(베타딘 소독은 갑상선기능저하증 위양성을 보일 수 있으므로 반드시 알코올로 소독함)
• 선천성 대사이상 검사 검사항목(무료 6종)
㉠ 갑상선기능저하증 ㉡ 페닐케톤뇨증 ㉢ 단풍당뇨증
㉣ 갈락토스혈증 ㉤ 호모시스틴뇨증 ㉥ 선천성부신과형성증
• 환자지원
㉠ 의료지원: 선천성대사이상 질환으로 진단된 자로서 특수조제 분유 등의 의료지원이 필요하다고 인정된 만 19세 미만의 환아
㉡ 의료비 지원: 갑상선기능저하증으로 진단된 자에 한하여 의료비(약제비 포함) 지원</td></tr>
<tr><td colspan="4">[미숙아, 선천성이상아 관리]
• 의료기관의 장은 미숙아나 선천성이상아가 출생 시 지체없이 관할 보건소장에게 보고함
• 의료기관으로부터 미숙아 및 선천성이상아 출생을 보고받은 관할 보건소장은 이들을 출산한 임산부 주소지 관할 보건소로 관련자료 이송
• 미숙아 및 선천성이상아의 출생을 보고받은 보건소장은 등록카드를 작성·관리하여 의료기관과 연계를 통한 특별 관리 및 정보체계 구축
• 보건소장은 매년 1월 31일까지 미숙아·선천성이상아의 전년도 출생사항을 관할 시·도지사를 거쳐 보건복지부장관에게 보고함
• 효율적인 미숙아 및 선천성이상아 등록을 위하여 의료기관 및 임산부 등을 대상으로 등록관리 취지와 의료비 지원에 대한 교육, 홍보 실시</td></tr>
<tr><td rowspan="3">영유아 건강진단</td><td rowspan="2">검진 주기</td><td>신생아</td><td>영유아</td><td>미숙아·선천성이상아</td></tr>
<tr><td>수시</td><td>㉠ 출생 후 1년 이내: 1개월마다 1회
㉡ 출생 후 1년 초과 5년 이내: 6개월마다 1회</td><td>㉠ 분만의료기관 퇴원 후: 7일 이내 1회
㉡ 1차 건강진단 시 건강문제가 있는 경우: 최소 1주에 2회
㉢ 발견된 건강문제가 없는 경우: 영유아 기준에 의함</td></tr>
<tr><td>진단 내용</td><td colspan="3">㉠ 문진과 진찰 ㉡ 신체계측 ㉢ 구강검진
㉣ 발달평가 및 상담(성장발달 사정 도구: 한국형 Denver II) ㉤ 건강교육</td></tr>
<tr><td>영유아 예방접종</td><td colspan="4">[필수예방접종 감염병]
디프테리아 / 파상풍 / 풍진 / b형헤모필루스인플루엔자
폴리오 / 결핵 / 수두 / 인플루엔자
백일해 / B형간염 / 일본뇌염 / A형간염
홍역 / 유행성이하선염 / 폐렴구균 / 사람유두종바이러스 감염증
장티푸스, 신증후군출혈열(보건복지부장관 지정, 고위험군만 시행)</td></tr>
</table>

영유아 예방접종

[주요 필수예방접종항목별 주기 및 주의사항]

항 목	주 의 사 항
BCG(결핵)	• 생후 4주 이내 접종
B형간염	• **임산부**가 B형간염 표면항원(HBsAg) **양성**인 경우 **출생 후 12시간 이내 B형간염 면역글로불린(HBIG) 및 백신**을 동시에 접종, 이후 접종일정은 출생 후 1개월 및 6개월에 2차, 3차 접종 실시 • 이후에 출생 후 1개월(2차) 및 6개월(3차) 접종
DTaP	• 디프테리아·파상풍·백일해 예방접종으로 3회(2·4·6개월)접종, 추가접종(15~18개월, 만4~6세, 만11~12세) • DTap-IPV(디프테리아·파상풍·백일해·폴리오) 혼합백신으로 접종 가능
Td/Tdap	• 만 11~12세에 Td(파상풍·디프테리아) 또는 Tdap(파상풍·디프테리아·백일해)으로 추가접종 권장
폴리오	• 3회(2·4·6개월)접종, 추가접종(만4~6세) • DTap-IPV(디프테리아·파상풍·백일해·폴리오) 혼합백신으로 접종가능
Hib	• b형헤모필루스인플루엔자 백신으로 **생후 2개월~5세 미만** 모든 소아를 대상으로 접종 • 3회(2·4·6개월)접종, 추가접종(12~15개월) • 5세 이상은 겸상적혈구증, 비장 절제술 후, 항암치료에 따른 면역 저하, 백혈병, HIV감염, 체액면역 결핍 등 헤모필루스 인플루엔자균 감염위험성이 높은 경우에 접종
폐렴구균 (단백결합)	• 3회(2·4·6개월)접종, 추가접종(12~15개월) • 10가와 13가 단백결합 백신 간의 교차접종은 권장하지 않음
폐렴구균 (다당질)	• 2세 이상의 폐구균 감염의 고위험군을 대상으로 하며 건강 상태를 고려하여 의사와 충분한 상담 필요 • 폐렴구균 감염 고위험군: 면역 기능 저하, 기능적 또는 해부학적 무비증, 그 외 만성 심장질환, 만성 폐질환, 당뇨병, 뇌척수액 누출, 인공와우 이식 상태
홍역	• MMR백신 접종: 12~15개월에 1회 접종, 만4~6세에 추가접종 • 유행 시 생후 6~11개월에 MMR백신 접종이 가능하나, 이 경우 생후 12개월 이후에 재접종
인플루엔자 (불활성화)	• 접종 첫해는 4주 간격으로 2회 접종 이후 매년 1회 접종 • 접종 첫해 1회 접종을 받았다면 다음 해 4주 간격으로 2회 접종을 완료
A형간염	• 생후 12개월 이후에 1차 접종하고 6~18개월 후 추가접종(제조사마다 접종시기 다름)
HPV	• 인유두종바이러스로, 만 12세에 6개월 간격으로 2회 접종(2가와 4가 백신 간 교차접종은 권장하지 않음)

예방접종의 일반적 금기사항	예방접종 전·후 주의사항
• 급성 열성질환이 있는 경우 (미열, 상기도감염, 중이염이나 경한 설사의 접종 가능) • 급성기 또는 활동기 심혈관계, 간장 질환, 신장질환이 있는 경우 • 홍역, 볼거리, 수두 감염 후 1개월 이상 경과하지 않은 경우 • 면역억제 치료제(스테로이드, 항암제, 방사선치료 포함)를 받고 있는 경우 • 감마글로불린, 혈청주사 맞은 경우 또는 수혈 받은 경우 • 백혈병, 림프종, 기타 악성종양이 있는 경우 • 면역결핍성 질환 또는 장중첩증의 경우 로타바이러스 백신 금지 • 백신 성분에 대한 심한 알레르기 반응(아나필락시스 등)이 있었던 경우 해당 백신 접종 금지 • 백일해 백신 접종 후 7일 이내 원인 불명의 뇌증이 발생한 경우 백일해 또는 백일해 포함 백신 접종 금지	[접종 전 주의사항] • 접종 전날 목욕을 시키고 깨끗한 옷을 입혀서 데려옴 • 가능하면 접종하지 않을 아이는 데리고 방문하지 않음 • 집에서 아이의 체온을 측정하고 고열이면 접종을 미룸 • 아이의 건강 상태를 잘 아는 보호자가 데리고 옴 • 건강 상태가 좋은 오전 중에 접종을 함 • 모자보건수첩 또는 아기수첩을 지참하고 방문 [접종 후 주의사항] • 접종 후 20~30분간 접종기관에 머물러 관찰함 • 귀가 후 적어도 3시간 이상 주의 깊게 관찰함 • 접종 당일과 다음날은 과격한 운동을 삼가야함 • 접종 당일은 목욕금지이며, 접종부위는 청결하게 하고 접종부위에 발적, 통증, 부종이 생기면 찬 물수건을 대줌 • 최소 3일간은 특별한 관심을 가지고 관찰하며 고열 경련이 있을 시 의사의 진찰을 받음 • 접종부위가 압박받지 않도록 바로 누워 잠

[필수예방접종 관련 법적 사항]

- 특별자치도지사 또는 시장·군수·구청장은 다음의 질병에 관할 보건소를 통하여 필수예방접종을 실시함
- 특별자치도지사 또는 시장·군수·구청장은 「의료법」에 따른 관할구역 내 의료기관에 필수예방접종업무 위탁 가능
- 특별자치도지사 또는 시장·군수·구청장은 필수예방접종 대상 아동 부모에게 필수예방접종을 사전에 알려야 함

<table>
<tr>
<td>영유아 예방접종</td>
<td colspan="2">[임시예방접종]
• 특별자치도지사 또는 시장·군수·구청장은 다음의 어느 하나에 해당하면 관할 보건소를 통하여 임시예방접종을 실시함
① 보건복지부장관이 감염병 예방을 위해 특별자치도지사 또는 시장·군수·구청장에게 예방접종을 실시할 것을 요청한 경우
② 특별자치도지사 또는 시장·군수·구청장이 감염병 예방을 위해 예방접종이 필요하다고 인정하는 경우
• 특별자치도지사 또는 시장·군수·구청장은 「의료법」에 따른 관할구역 내 의료기관에 임시예방접종업무 위탁 가능

[참고: 어린이 국가예방접종 지원사업]
• 대상: 만 12세 이하 어린이
• 지원내용: 필수예방접종의 접종비용(백신비 및 예방접종 시행비용) 전액 지원
• 지원백신: 장티푸스, 신증후군출혈열 제외한 필수예방접종 백신</td>
</tr>
<tr>
<td>안전사고 예방</td>
<td colspan="2">• 아동의 사망원인: 운수사고>악성 신생물>익사>추락사고 순
※3개월 이하 영아는 질식으로 인한 사망이 가장 많음
• 아동은 사고로 인한 사망이 많으며 사고로 인하여 장애아가 되고 있음
• 상해의 원인과 유형은 사고발생 시 아동의 성장·발달수준과 밀접하게 관련된다고 볼 수 있음
• 아동 보호를 위한 환경을 조성하고 후기 영아기, 유아기, 학령전기 아동은 낙상이나 중독, 새로운 매개체에 대한 호기심과 고온 등에 의한 상해가 잦아 주의 깊은 관찰 및 보호가 필요함</td>
</tr>
<tr>
<td rowspan="2">영양관리</td>
<td>이유식</td>
<td>• 이유식: 모유나 분유 같은 액체형 식사에서 고형 식사로 바뀌어가는 시기에 주는 영양보충식

[이유식 필요성]
• 모유나 우유만으로는 신체발육에 필요한 영양이 부족하며 특히 철분, 칼슘 등의 무기질 부족으로 영유아 빈혈, 구루병이 생기거나 질병에 대한 저항력과 면역력이 약해짐
• 모유나 우유 이외의 음식에 관심을 보이며 숟가락을 사용하고 씹고 삼키는 능력을 발달시켜 줌
• 장내 기능이 발달하여 소화흡수율이 높아지고 7~8개월에는 치아가 생김

[이유식 시작]
• 출생 시 체중의 2배인 6~7kg가 되는 생후 4~6개월에 시작할 것을 권함
• 생후 4개월 후에 뿌리 반사, 혀 내밀기 반사가 소실되고, 손을 펼 수 있고 양손을 모아 물건을 잡고 손에 있는 것을 입으로 가져가는 등 아이의 발달을 함께 고려하여 이유식을 시작하는 것이 좋음
• 이유식 시작 전 생후 2~3개월부터 과즙이나 채소 즙 등을 떠먹이며 새로운 맛과 향기, 감촉을 경험하도록 하는 것도 좋음

[이유식 주의사항]
• 이유를 시작하기 전 수유 시간을 규칙적으로 하는 습관을 들임
• 같은 시간과 장소에서 규칙적으로 먹임
• 새로운 식품을 줄 때는 일주일의 간격을 두고, 처음에는 1~2숟가락으로 시작하며, 조금씩 몇 번 나누어 먹임
• 이유식은 소화기능이 활발한 오전 10시경이나 수유와 수유 사이에 기분이 좋을 때 줌
• 다양한 음식을 선택하지만 1일 2종류 이상 새로운 음식을 먹이지 않도록 함
• 스푼이나 컵을 이용하여 삼키는 능력을 개발하도록 함</td>
</tr>
<tr>
<td>유치 관리</td>
<td>• 유치는 5~6개월 전후로 발생하며 총 20개로, 대개 출생 후 2년 반(30개월)에 다 나옴
• 이가 나면서 충치균에 노출되므로 수유 후 보리차를 먹이거나 젖은 거즈로 닦아줌
• 생후 2년부터 칫솔질법, 건강식이 등 구강위생교육 및 치아관련사고 예방과 교육 실시
• 정기적인 치과 진찰로 구강질환의 조기발견과 치료 시행</td>
</tr>
</table>

필수 학습 주제 셀프 점검표

주제를 읽고 학습한 내용이 머릿속에 정확히 떠오르는지 셀프 점검해봅시다.

점검 주제	학습 완료	학습 미흡
모자보건사업의 중요성		
「모자보건법」 상 관련용어 정의		
모자보건사업에 관한 기본계획에 포함되어야 하는 사항		
우리나라 모자보건사업 발전과정		
모자보건사업 정책 추진방향		
인공임신중절수술에의 허용한계		
모자보건수첩 필수 포함 사항		
임산부 정기 건강진단 횟수		
고위험 모성보건 대상		
병원 분만 권장 임산부		
모유수유 장단점 및 금기사항		
선천성 대사이상 검사 검사항목(무료 6종)		
영유아 건강검진 주기		
필수예방접종 감염병 및 접종 주기		
예방접종의 일반적 금기사항 및 접종 전후 주의사항		
아동의 사망원인 순서		
이유식 주의사항 및 유치관리		

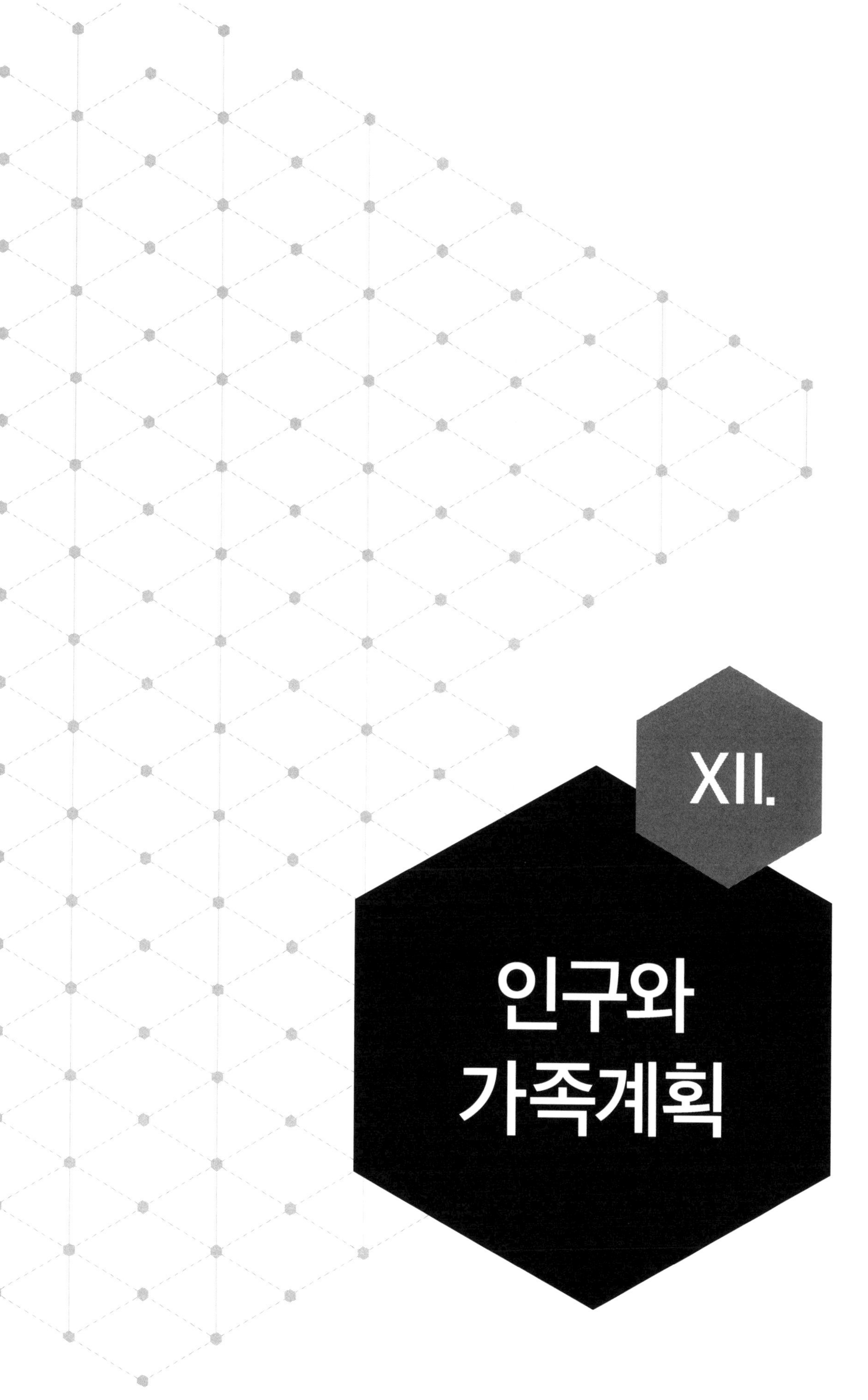

XII. 인구와 가족계획

01 인구

인구

<table>
<tr><td rowspan="4">인구</td><td rowspan="2">인구 정의</td><td colspan="2">• 일정 기간, 일정 지역에 생존하는 인간 집단을 말하며 정치적·경제적으로 생활권을 같이 하며 집단생활을 하는 시·공간 공동체
• 인종, 민족, 국민 등을 구별하지 않고 현재 살고 있는 내국인·외국인 전체를 말하며, 내국인이라도 외국에 거주하면 제외됨</td></tr>
<tr><td colspan="2">[참고: 생명표]
• 현재의 사망 수준이 그대로 지속된다는 가정하에 어떤 출생집단이 나이가 많아지면서 연령별로 몇 세까지 살 수 있는지를 정리한 표
• 인구 분석 이외에도 보건의료정책수립, 보험료의 산정, 정년연장 결정의 기초자료, 기대수명, 영아사망률 비교를 통한 국가 간 경제·사회·보건 수준의 비교 자료로 활용됨
※기대수명: 0세 출생자가 앞으로 생존할 것으로 기대되는 평균 생존연수</td></tr>
<tr><td rowspan="2">인구 이론</td><td>맬서스주의</td><td>• 인구는 기하급수적으로 증가하나, 식량은 산술급수적으로 증가하므로 과잉인구에 의한 빈곤은 필연적이므로 인구 억제를 주장함
• 인구 억제방법: 만혼과 금욕(도덕적 방법)</td></tr>
<tr><td>신맬서스주의</td><td>• 인구 증가 억제를 위해 산아제한 또는 수태조절(피임)의 필요성을 주장함</td></tr>
<tr><td rowspan="12">인구 종류</td><td rowspan="6">이론적 인구</td><td colspan="2">• 인구현상 및 인구와 관련된 이론적 분석을 위해 설정된 인구로서 보통 통계방법을 사용하여 계량적으로 표현됨</td></tr>
<tr><td>폐쇄인구</td><td>• 가장 기본적인 이론적 인구로, 전출과 전입 없이 출생과 사망에 의해서만 변동되는 인구</td></tr>
<tr><td>안정인구</td><td>• 인구이동이 없는 폐쇄인구의 특수한 경우로, 출생률과 사망률이 해마다 일정하고 같은 증가율로 증가하기 때문에 연령별 인구비율이 일정
• 인구 규모는 변하지만 인구구조는 변하지 않으며 자연증가율이 일정하게 유지됨</td></tr>
<tr><td>준안정인구</td><td>• 안정인구에 준하는 인구로 연령별 출생률만 일정하게 유지된다는 조건하에 나타나는 이론적 인구</td></tr>
<tr><td>정지인구</td><td>• 안정인구 중 출생률과 사망률이 같아 자연증가가 전혀 일어나지 않는 인구</td></tr>
<tr><td>적정인구</td><td>• 일정한 사회·경제에서 그 규모의 균형측면에서 볼 때 가장 바람직한 인구
• 주어진 여건에서 최대의 생산성을 유지하여 최고의 생활수준을 유지할 수 있는 인구</td></tr>
<tr><td rowspan="6">실제적 인구
(귀속인구)</td><td colspan="2">• 인구집단을 시간과 지역 등의 속성으로 분류한 것으로 교통문제, 도시계획 등 정책의 기초자료로 활용됨</td></tr>
<tr><td>현재인구</td><td>• 특정 시점에서 현존하고 있는 인구 집단을 모두 그 지역의 인구로 간주하였을 때의 인구</td></tr>
<tr><td>상주인구</td><td>• 거주지 중심으로 특정 관찰시각에서 특정 지역에 거주하고 있는 인구집단을 모두 그 지역의 인구로 간주하는 경우
• 상주인구 = 현재인구 + 일시부재인구 - 일시현재인구</td></tr>
<tr><td>법적인구</td><td>• 특정 관찰시각에서 어떤 법적 관계에 입각하여 특정한 인간집단을 특정지역에 귀속시킨 인구
예 「호적법」에 의한 본적지 인구, 「선거법」에 의한 유권자 인구, 「조세법」에 의한 납세 인구 등</td></tr>
<tr><td>종업지인구</td><td>• 어떤 일에 종사하는 장소와 결부시켜 분류한 인구
• 산업별 구조와 지역사회의 사회·경제적 특성을 파악할 수 있는 자료가 됨</td></tr>
</table>

	분 류	단 계		설 명
인구변천 이론	Thompson 분류	1단계	고잠재적 성장단계	• **다산다사형**으로 **출생률과 사망률이 모두 높아** 인구증가는 제한된 범위에서 발생함 • 개발도상국형으로 과학기술 및 의료기술의 발달로 사망률 저하와 평균수명 연장으로 인한 인구증가가 예상됨(인구증가 잠재력) • 현재 전 세계 인구의 약 20%가 해당함
		2단계	과도기적 성장단계	• **다산소사형**으로 **인구폭증**이 일어나는 인구변천 단계 • 산업화와 도시화는 영아사망률의 저하를 가져옴 • 현재 전 세계 인구의 약 60%가 해당함
		3단계	인구감소 시작단계	• **소산소사형**으로 인구 급성장 후 **감소기**의 상태로 접어들어 **출생률과 사망률 모두 낮아지는** 단계 • 현재 전 세계 인구의 약 20%가 해당함
	Blacker 분류	1단계	고위정지기	• 고출생률, 고사망률(다산다사) • 인구증가 잠재력을 지닌 후진국
		2단계	초기확장기	• 고출생률, 저사망률(다산소사) • 당분간 인구증가가 계속되는 경제개발 초기 국가들
		3단계	후기확장기	• 저출생률, 저사망률(소산소사), 출생률>사망률 • 산업의 발달과 핵가족화 경향의 국가들
		4단계	저위정지기	• 출생률과 사망률이 최저에 달하는 인구증가 정지형
		5단계	감퇴기	• 출생률<사망률, 인구감소
인구통계	인구정태			• 인구의 어떤 **특정한 순간**의 상태를 인구정태라 함 • 인구정태통계: 인구의 **크기·구성·성격**을 서술하는 통계로 자연적(성별·연령별), 사회적(국적별·학력별 등), 경제적(직업별·산업별)인 상태에 대한 인구구조 통계로 인구센서스에 의해 조사됨 • 인구정태통계 자료로는 **5년**마다 시행되는 **인구센서스**와 해마다 행정기관이 파악하는 **주민등록인구통계**를 들 수 있는데 이들은 **전수조사자료**에 해당함 • 국세조사(national census): 우리나라는 1925년부터 국세조사라는 명칭으로 현재 **5년**마다 **인구주택총조사**를 실시하고 있음
	인구동태			• 어느 일정 기간에 인구가 **변동**하는 상황을 인구동태라 하며 보건학적으로 중요한 의미를 지님 • 인구동태 요인: **출생, 사망,** 유입, 유출, 결혼, 이혼 등 • 인구동태통계는 호적신고(출생신고, 사망신고, 혼인신고)와 주민등록신고(전출입 신고, 이주신고 등) 피조사자의 **법적 신고의무**에 의해 파악됨

인구통계지표-출생

조출생률	$$조출생률 = \frac{연간\ 총\ 출생아\ 수}{연\ 중앙인구(그해\ 7월\ 1일\ 총\ 인구수)} \times 1,000$$ • 특정 인구집단의 **출산 수준을 나타내는 기본 지표**이며, 1년간의 총 출생아수를 그해 **중앙인구** 값으로 나눈 값 • 출생은 정상 출생을 말하고 사산을 포함하지 않으며 사산아를 포함할 때는 출산이라 함 ※사산: 재태기간과 상관없이 태아가 모체 밖으로 나오기 전 사망한 것
일반출산율	$$일반출산율 = \frac{그해의\ 총출생아수}{특정\ 연도의\ 15\sim49세\ 가임연령\ 여성인구} \times 1,000$$ • 임신 가능한 연령(15세~49세)의 여성 인구 1,000명당 출생률
연령별출산율	$$연령별출산율 = \frac{그해\ 해당\ 연령\ 여성이\ 낳은\ 총\ 정상출생아수}{특정\ 연도의\ 특정\ 연령의\ 여성중앙인구수} \times 1,000$$ • **특정 연도의 같은 연령**의 여자가 출산한 **정상 출생수**로 출산력 수준을 파악하는 가장 대표적 지표임 • 한 사회에서 **각 연령층에 따른 출산 수준**에 어떤 변화가 있는지를 파악하는 데 유용한 지표임 • 연령별로 다 더하면 합계출산율이 도출됨
합계출산율	$$합계출산율 = \sum_{x=15}^{49} f(x) \qquad f(x) : x세의\ 연령별\ 출산율$$ • 한 여성이 **가임기간(15~49세) 동안** 낳을 것으로 예상되는 **평균 출생아 수** • **국가별 출산력 비교** 시 대표적으로 활용되는 지표로 **연령별 출산율의 총합**
총재생산율	$$총재생산율 = 합계출산율 \times \frac{여아출생수}{총출생아수}$$ • 인구 재생산 통계를 나타내는 대표적인 지표에는 합계출산율, 총재생산율, 순재생산율이 있음 • 합계출산율에서 **여아의 출산율**만 구하는 것으로 즉, 각 연령별 여아출산율의 합계를 구함 • **한 여성이 일생 동안 몇 명의 여아를 낳는지**를 의미하나 모성의 사망률을 고려하지 않음
순재생산율	$$순재생산율 = 총재생산율 \times \frac{가임연령\ 도달\ 시\ 생존수}{여아\ 출생수}$$ • 일생동안 낳은 여아 중 **출산가능 연령에 도달한 생존 여아**의 수 • 각 연령에서의 **여성의 사망률을 적용**하여 재생산을 계산한 것 • **다음 세대의 인구증감**을 비교할 때 사용 ※순재생산율과 인구증감의 의미 ㉠ 순재생산률>1.0 → 인구 증가 ㉡ 순재생산률=1.0 → 인구 정지 ㉢ 순재상산률<1.0 → 인구 감소 • 규모(크기): 합계출산율 > 총재생산율 > 순재생산율
모아비	$$모아비 = \frac{0\sim4세\ 인구}{가임연령여성인구(15\sim49세)} \times 1,000$$ • 가임여성 1,000명당 4세 이하의 인구를 나타냄

인구통계지표-사망

조사망률	$$조출생률 = \frac{연간\ 총사망수}{연\ 중앙인구} \times 1{,}000$$ • 보통사망률이라고도 함 • 그 나라의 건강 수준 이외에 인구의 성별 및 연령 구성에 의한 영향을 많이 받으므로 두 인구집단의 사망수준을 비교하는 데 한계가 있음
연령별 사망률	$$연령별(특수)사망률 = \frac{그\ 연령군의\ 연간\ 총사망수}{특정\ 연령군의\ 연중앙인구} \times 1{,}000$$
원인별 사망률	$$원인별(특수)사망률 = \frac{그해\ 특정\ 원인으로\ 인한\ 사망수}{연중앙인구} \times 10^5$$
비례사망지수	$$비례사망지수 = \frac{그해\ 50세\ 이상의\ 사망수}{연간\ 총사망수} \times 1{,}000$$ • **값이 클수록** 그 지역의 **건강수준이 좋음**을 나타냄 • 값이 적다는 것은 많은 영유아 사망을 의미하므로 영유아 보건에 관심이 요구됨 • 값이 크다는 것은 많은 노인 사망을 의미하므로 노인보건에 관심이 요구됨 ※WHO 국가 간 **건강수준 비교** 3대 지표: 평균수명, 비례사망지수, 조사망률
비례사망률	$$비례사망률 = \frac{그해\ 특정\ 원인으로\ 인한\ 사망수}{연간총사망수} \times 1{,}000(100)$$ • 사인별 분포를 나타냄
신생아사망률	$$조기신생아(초생아)사망률 = \frac{출생\ 후\ 7일\ 이내\ 신생아\ 사망수}{1년간\ 출생아수} \times 1{,}000$$ $$신생아\ 사망률 = \frac{출생\ 후\ 28일\ 미만의\ 신생아\ 사망수}{1년간\ 출생아수} \times 1{,}000$$ • 생물학적·사회적 영향은 출생 직후가 가장 크고, 생후 생존 기간이 적을수록 환경에 대한 적응력이 약함
영아사망률	$$영아사망률 = \frac{그해\ 생후\ 12개월\ 내\ 사망수}{연간\ 총\ 출생아수} \times 1{,}000$$ • **국가나 지역사회의 보건수준(건강수준)**을 나타내는 대표적 지표로 **신생아 사망을 포함**함 • 특정 연도 정상 출생수 1,000명에 대한 1세 미만의 영아 사망수 [영아사망률이 인구·보건학적으로 중요한 이유] ㉠ 영아사망률은 모자보건, 영양수준, 환경위생 등에 민감하여 보건수준을 잘 반영함 ㉡ 영아사망률은 12개월 미만의 일정 연령을 대상으로 하므로 통계적 유의성이 높음 ㉢ 영아사망률은 국가별·지역별로 변동 범위가 조사망률에 비해 훨씬 크므로 편의성이 높음
주산기사망률	$$주산기\ 사망률 = \frac{같은해\ 임신28주\ 이후\ 사산수 + 생후\ 1주\ 이내의\ 신생아사망수}{1년간\ 출산아수(출생아수 + 주산기\ 태아\ 사망수)} \times 1{,}000$$ • 주산기 사망이란 **임신 28주 이후(임신 후기)의 사산과 생후 1주 미만의 신생아 사망**을 합친 것 • 산모의 건강 상태뿐만 아니라 태아의 건강 상태를 파악할 수 있는 모자보건의 대표적인 지표 ※ 주산기는 보건관련 교재에는 **임신 23주 이상** 생후 1주까지의 기간으로 표시되어 있고, 국가통계지표에서는 **임신 28주 이상** 생후 1주까지의 기간으로 적용하고 있으므로 둘 다 알아놓을 것

모성사망비	$$\text{모성 사망비} = \frac{\text{연간임신·분만·산욕으로 인한 모성사망수}}{\text{연간 출생아수}} \times 10^5$$ • 모성사망: 모성이 우연 또는 우발적인 원인이 아닌, **임신 또는 그 관리에 관련된 원인**으로 인해 **임신 중 또는 분만 후 42일(6주) 이내**에 발생한 사망한 것으로 **모성건강지표**로 쓰임 • **모성사망** 측정의 대표적 지표이며 해당 연도 **출생아 10만 명**당 **임신, 분만, 산욕**으로 인한 **모성사망의 수**로 산출함 • 임신한 여성을 대상으로 한 자료보다 신고의무가 있는 출생 자료를 구하는 것이 훨씬 쉬우므로 **출생아수를 분모로** 함
모성사망률	$$\text{모성 사망률} = \frac{\text{그해 연간임신·분만·산욕으로 인한 모성사망수}}{\text{특정연도의 가임기 여성 수}} \times 10^5\ (10^3)$$ • 모성사망비와 분모가 다르므로 주의 • 특정연도 **가임기여성 10만 명(천명)당** 임신, 분만, 산욕으로 인한 모성사망의 수로 산출함
사산율	$$\text{사산율} = \frac{\text{특정연도의 28주 이후 사산아 수}}{\text{특정연도의 총 출산아수(출생수+사산수)}} \times 100$$ • **출산아수(정상출생수+사산아수)**에 대한 **사산아수**의 비율 ※사산: 임신 28주 이후 태아가 모체 밖으로 나오기 전 사망
α-Index	$$\alpha\text{-Index} = \frac{\text{그해 영아사망수}}{\text{연간 신생아사망수}}$$ • **영아 사망**과 **신생아 사망** 관련 지표 • **1에 근접할수록** 영아기간의 중의 사망이 신생아 고유질환에 의한 사망뿐이라는 의미를 가지므로 **그 지역의 건강수준이 높음**을 의미함 • 값이 클수록 신생아기 이후의 영아 사망률이 높기 때문에 영아사망에 대한 예방대책이 필요함 • **영아의 건강수준**과 **국민건강 생활수준 및 문화수준**을 파악할 수 있는 척도
표준화 사망률	• **인구구조가 다른 두 집단**의 사망률을 **비교**하기 위한 방법 • 인구구조의 차이가 사망률수준에 미치는 영향을 제거한 객관화된 측정치를 산출하여 두 집단의 사망률 수준을 비교

인구구조

성비	$$\text{성비} = \frac{\text{남자수}}{\text{여자수}} \times 100$$ • 여자 100명에 대한 **남자 수**로 100보다 크면 남자수가 여자수보다 많음을 의미함 • 우리나라는 **고령화**로 인하여 **성비 감소 중**이며, 노인 남성의 수명 증가로 인하여 **65세 이상 성비는 증가 중** [성비의 구분] ㉠ 1차 성비: 태아 성비 ㉡ 2차 성비: 출생 시 성비 ㉢ 3차 성비: 현재 인구 성비 • 1, 2차 성비는 100보다 크며(남>여), 3차 성비는 연령이 증가함에 따라 균형을 이루다 고령에 이를수록 100미만으로 작어짐(여>남)
중위연령	• 전체 인구가 연령별로 분포되어 있을 때 양분되는 점(가운데 지점)의 연령으로 **인구의 연령구조**를 보는 데 흔히 활용됨 • 출생률과 사망률이 낮아지면 중위연령이 높아지고, 출생률과 사망률이 높아지면 중위연령이 낮아짐 • 2021년 중위연령: 44.3세

부양비	$$총부양비 = \frac{15세\ 미만\ 인구(0\sim14) + 65세\ 이상\ 인구}{15\sim64세\ 인구} \times 100$$ $$유소년부양비 = \frac{0\sim14세\ 인구}{15 \sim 64세\ 인구} \times 100$$ $$노년부양비 = \frac{65세\ 이상\ 인구}{15 \sim 64세\ 인구} \times 100$$ • 경제활동(15~64세) 100명에 대한 비경제활동연령(15세 미만, 65세 이상) 인구의 비 • 인구의 **사회경제적 구성**을 나타내는 지표로, 부양비가 높을수록 그 사회의 경제발전에 부정적 영향을 미침 • 우리나라의 경우 경제활동 인구(청장년층)의 도시 유입으로 농촌의 부양비가 도시의 부양비보다 높음 • 2021년 총부양비 39.6명=유소년부양비 16.6명+노년부양비 23명
노령화지수	$$노령화지수 = \frac{65세\ 이상\ 인구(노년인구)}{0\sim14세\ 인구(유년인구)} \times 100$$ • **유소년층 인구(0~14세) 100명**에 대한 **노년층 인구(65세 이상)**의 비율로 **노령화 정도**를 나타냄('21년 138.8명) • 노령화지수가 높을수록 노년부양비 또한 증가하므로 경제활동의 활성화에 저해가 됨 • 우리나라의 경우 2018년 노인인구가 전체 인구의 14%를 초과하여 **고령사회**에 진입하였으며 2026년에 20%를 초과하여 초고령사회로 진입할 것으로 예상됨
인구피라미드	[인구피라미드] • **성별, 연령별 인구구조**를 동시에 나타내는 것으로 남자를 왼쪽, 여자를 오른쪽에 표시하고 나이가 어린 사람부터 아래쪽에 표시하여 인구수를 나타냄 • 보통 **5살 간격**으로 표시하며, **인구구성**과 그 지역의 **사회경제적 특성**과 **인구학적 특성**을 **개괄적으로 파악 가능**한 것이 특징임 [인구피라미드 유형] **피라미드형**: • 저개발국가의 인구구조유형 • **다산다사형**으로 출생률과 사망률 모두 높아, 유소년인구(0~14세)가 노년인구(65세~)의 2배 이상을 차지함 **종형**: • 선진국의 인구구조유형 • 유소년인구(0~14세)가 노년인구(65세~)의 2배이며 정체인구가 되는 단계로 **인구정지형** • 인구의 노령화 현상이 나타남 **항아리형**: • 인구가 감소하는 유형으로 출생률이 사망률보다 매우 낮음 • 유소년인구(0~14세)가 노년인구(65세~)의 2배에 미치지 못하여 국가경쟁력 약화가 우려됨 • **현재 우리나라**의 인구분포는 30~50대가 두터운 항아리형 **별형**: • 생산연령 인구의 비율이 높은 **도시형** 인구구조 • 청장년층의 비율이 높아 유소년층의 비율이 높고 15~49세 인구가 전체인구의 50%를 넘음 **호로형**: • 생산연령 인구의 유출이 큰 **농촌형** 인구구조 • 청장년층 유출에 의한 출산력 저하로 유소년층 비율이 낮고 15세~49세인구가 전체인구의 50% 미만을 차지함

인구정책

<table>
<tr><td rowspan="5">인구정책</td><td rowspan="4">인구조정정책</td><td colspan="2">• 국가가 인위적으로 개입하여 현재의 출생, 사망, 인구이동과 인구상태를 바람직한 방향으로 유도함</td></tr>
<tr><td>출산조절정책</td><td>• 인구증가로 인한 불균형해소를 위해 피임교육과 기구보급 등 가족계획 사업을 통해 인구를 통제함
-우리나라 1962-1995년: 출산억제 정책기</td></tr>
<tr><td>인구자질 향상정책</td><td>• 인구의 질적 향상을 위한 보건의료(복지정책)와 인력개발 등을 위한 정책
-우리나라 1996-2003년: 인구자질 향상 정책기</td></tr>
<tr><td>인구분산정책</td><td>• 지역 간 균형적 인구분포를 위해 국내 혹은 국외로 인구를 이동시키는 것</td></tr>
<tr><td>인구대응정책</td><td colspan="2">• 현재의 인구변동에 따른 식량, 주택, 고용복지, 보건의료, 교육 및 사회보장 등에 대한 사회경제시책</td></tr>
<tr><td>저출산 고령사회 기본계획</td><td colspan="3">㉠ 2006-2010 제1차 저출산 고령사회 기본계획(새로마지플랜 2010): 출산·양육에 유리한 환경 조성 및 고령사회 대응기반 구축
㉡ 2011-2015 제2차 저출산 고령사회 기본계획(새로마지플랜 2015): 점진적 출산율 회복 및 고령사회 대응체계 확립
㉢ 2016-2020 제3차 저출산 고령사회 기본계획(브릿지플랜): OECD국가 평균수준 출산율 회복 및 고령사회 효과적 대응
㉣ 2021-2025 제4차 저출산 고령사회 기본계획

[제4차 저출산 고령사회 기본계획 정책체계도]
<table>
<tr><td>비전</td><td colspan="2">모든 세대가 함께 행복한 지속 가능 사회</td></tr>
<tr><td>목표</td><td colspan="2">개인의 삶의 질 향상, 성평등하고 공정한 사회, 인구변화 대응 사회 혁신</td></tr>
<tr><td rowspan="4">추진전략</td><td>함께 일하고 함께 돌보는 사회 조성</td><td>모두의 역량이 고루 발휘되는 사회</td></tr>
<tr><td>• 모두가 누리는 워라밸
• 성평등하게 일할 수 있는 사회
• 아동돌봄의 사회적 책임 강화
• 아동기본권의 보편적 보장</td><td>• 미래 역량을 갖춘 창의적 인재 육성
• 평생교육 및 직업훈련 강화
• 청년기 삶의 기반 강화
• 여성의 경력 유지 및 성장기반 강화
• 신중년의 품격있고 활기찬 일과 사회 참여</td></tr>
<tr><td>건강하고 능동적인 고령사회 구축</td><td>인구구조 변화에 대한 적응</td></tr>
<tr><td>• 소득공백 없는 노후생활 보장체계
• 예방적 보건·의료서비스 확충
• 지역사회 계속 거주를 위한 통합적 돌봄
• 고령친화적 주거환경 조성
• 존엄한 삶의 마무리 지원</td><td>• 다양한 가족의 제도적 수용
• 연령통합적 사회 준비
• 전 국민 사회안전망 강화
• 지역상생 기반 구축
• 고령친화경제로의 도약</td></tr>
</table></td></tr>
</table>

02 가족계획

피임법

<table>
<tr><td rowspan="3">자연피임법</td><td>월경
주기법</td><td>• 월경주기에 따른 가임기(배란 전후 3일간)에 금욕하는 방법으로 월경주기가 불규칙적이면 사용할 수 없음
• 배란기: 다음 월경시작일 약 14일(12~16일) 전</td></tr>
<tr><td>기초
체온법</td><td>• 프로게스테론 분비에 의해 배란 하루 전 체온이 약간 떨어졌다 배란 후 상승하여 배란기를 예측하여 피임함
• 기상 전 구강체온으로 측정하며 배란 전후 3일간 금욕함</td></tr>
<tr><td>경관점액관
찰법</td><td>• 배란 24시간 전 달걀 흰자위 같은 투명하고 미끈거리는 점액이 나오고 배란 후 분비가 중단되거나 약해지는 것을 관찰하여 투명한 점액이 분비되는 날 다음 3일정도 금욕함</td></tr>
<tr><td>호르몬 사용</td><td>경구
피임약</td><td>• 체내 호르몬(프로게스테론 또는 그 유사물질)을 일정수준으로 유지시켜 FSH와 LH호르몬 분비를 억제시켜 배란 억제함
-프로게스테론: 자궁경부를 비후하게 하고 점액농도를 증가시켜 정자의 운동을 방해하고 수정을 억제하는 역할의 호르몬
• 복용 주의점
㉠ 복용 중단 시 그 주기복용까지 마친 후 중단
㉡ 복용시간 놓친 경우 즉시 당일분 복용, 다음날부터 제시간에 복용
<table>
<tr><th>장 점</th><th>단 점</th></tr>
<tr><td>• 지속적으로 복용 시 피임효과 100%
• 월경주기 조절 가능
• 성생활과 무관하게 사용 가능</td><td>• 체내 호르몬의 평형 유지를 위하여 하루도 빠짐없이 매일 같은 시간에 복용해야 분명한 효과를 보임</td></tr>
</table>
<table>
<tr><th>절대적 금기</th><th>상대적 금기</th></tr>
<tr><td>• 혈전성 질환자 또는 그 가족력
• 심혈관 합병증 질환자(뇌혈관 또는 관상동맥 질환)
• 간 질환자
• 유방암, 자궁암, 난소암 병력
• 산욕기 여성(혈전증 유발 가능)
• 35세 이상 흡연자(심혈관질환 위험증가)
• 수술 후 또는 움직일 수 없는 상태(혈전 발생가능성)</td><td>• 고혈압, 당뇨
• 원인불명의 자궁출혈
• 간질, 우울증, 편두통
• 지나친 비만자
• 담낭 질환자</td></tr>
</table>
</td></tr>
<tr><td rowspan="2">차단피임법</td><td>살정제</td><td>• 질내 정자의 운동력을 화학적으로 약화시켜 정자가 자궁 경관내로 진입하는 것을 막아줌
• 살정제를 성교 전 질 깊숙이 자궁 경부 가까이 넣음</td></tr>
<tr><td>콘돔</td><td>• 콘돔을 성관계 전 음경에 씌워 정자가 질내로 들어가는 것을 차단함
<table>
<tr><th>장 점</th><th>단 점</th></tr>
<tr><td>• 높은 피임효과(90%)
• 인체에 해가 없고 간편한 사용법
• 성병 예방 가능</td><td>• 관계 시 벗겨지거나 콘돔 자체의 결함 가능성
• 관계 시 성감 자극 어려움이나 불편감 호소</td></tr>
</table>
</td></tr>
</table>

<table>
<tr><td rowspan="3">차단피임법</td><td>다이아프램</td><td>• 자궁 경부를 볼록한 고무마개로 덮어 고정시켜 정자가 자궁 내로 진입하지 못하게 함
• 단점: 고정 시 압박으로 자궁 경부 자극, 삽입과 고정의 어려움, 악취 나는 분비물, 요로감염 유발 가능</td></tr>
<tr><td>성교중절
(질외사정법)</td><td>• 사정 전 음경을 질 밖으로 빼내 질 밖에서 사정하는 것으로 남성의 절제가 필요하며 피임효과가 낮음</td></tr>
<tr><td>자궁내장치
(IUD)</td><td>• 자궁강 기구를 삽입하여 수정란의 착상 방지와 정자의 난관으로의 이동을 방해함
<table><tr><th>장 점</th><th>단 점</th></tr><tr><td>• 일회성이 아닌 지속적 피임법
• 임신을 원할 때 언제든지 제거 가능</td><td>• 전문가에 의한 삽입
• 시술 후 빠질 수 있음
• 하복부 불편감, 자궁출혈, 골반염증성질환, 세균성 질염, 요통, 질 분비물 발생 등</td></tr></table></td></tr>
<tr><td rowspan="2">영구피임법</td><td>난관결찰술</td><td>• 전신마취 후 난관을 절단하고 결찰(묶음)하므로 정자의 난관 통과를 막아 수정이 되지 않도록 함
<table><tr><th>장 점</th><th>단 점</th></tr><tr><td>• 수술시간이 짧고(약 20분), 10일 이내 치유됨
• 수술 후 바로 피임효과 나타냄
• 적은 부작용</td><td>• 수술 후 복원이 어려워 영구적인 피임법임</td></tr></table></td></tr>
<tr><td>정관절제술</td><td>• 양쪽 정관을 절개하여 결찰하는 방법으로 정자가 음경 밖으로 배출되지 않도록 함
<table><tr><th>장 점</th><th>단 점</th></tr><tr><td>• 간단한 수술방법
• 짧은 회복기간(수술 후 24시간 이후 정상활동 가능)
• 남성에게 적용하는 피임법으로 여성에게 아무 해가 없음</td><td>• 수술 후 1~2일간 음낭부종과 통증
• 수술 후 복원이 어려워 영구적인 피임법임
• 수술 전 정관 내 정자가 1~3달간 남아있으므로 수술 후 즉각적인 피임효과가 있다고 보기 어려움
※연속 2회 정액검사에서 정자가 발견되지 않을 때까지 다른 피임법을 사용해야 함</td></tr></table></td></tr>
<tr><td>응급피임법</td><td>사후피임약</td><td>• 고용량의 호르몬(시중 경구피임약의 10-15배 프로게스테론 또는 그 유사물질) 작용으로 자궁 점막을 탈락시켜 수정란의 착상을 막음
• 성관계 후 72시간 내 복용하며 12시간 이내 복용 시 95%의 피임효과를 보임
• 1년에 4번까지만 복약을 권장하며 의사의 처방이 있어야 구매 가능함</td></tr>
</table>

필수 학습 주제 셀프 점검표

주제를 읽고 학습한 내용이 머릿속에 정확히 떠오르는지 셀프 점검해봅시다.

점검 주제	학습 완료	학습 미흡
인구의 정의		
맬서스주의와 신맬서스주의		
인구의 종류(이론적 인구 및 실제적 인구)		
인구변천 이론(Thompson의 분류 및 Blacker의 분류)		
인구정태 및 인구동태		
인구통계지표-출생		
인구통계지표-사망		
성비, 부양비, 중위연령 및 노령화지수		
인구피라미드 유형(피라미드형, 종형, 항아리형, 별형, 호로형)		
인구구조정책과 인구대응정책		
제4차 저출산 고령사회 기본계획의 비전, 목표 및 추진전략		
피임법의 종류 및 장단점